Wie finde ich das passende Arzneimittel?

Von Fritz Gauß †

8. Auflage

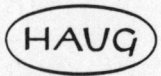

Karl F. Haug Verlag GmbH · Heidelberg

CIP-Titelaufnahme der Deutschen Bibliothek

Gauß, Fritz:
Wie finde ich das passende Arzneimittel? / Von Fritz Gauss. – 8. Aufl. – Heidelberg : Haug, 1988

ISBN 3-7760-0469-X

© 1969 Karl F. Haug Verlag GmbH & Co., Heidelberg

3. Auflage 1974
4. Auflage 1977
5. Auflage 1980
6. Auflage 1983
7. Auflage 1985
8. Auflage 1988

Verlags-Nr. 8884 · Titel-Nr. 1469 · ISBN 3-7760-0469-X

Gesamtherstellung: Pilger-Druckerei GmbH, 6720 Speyer

INHALT

ZUM GELEIT

von G. A. Bass (Heidenheim-Schnaitheim)

Alles was im Herz geboren
Ist ein ewig schönes Blatt:
Nimmer geht es uns verloren,
Da die Zeit gesandt es hat!

Diese Blätter schlicht gefaltet,
Weisen Dich auf gute Bahn:
Sind zum Büchlein Dir gestaltet —
Nimm's in allen Tagen an!

Lese, suche und Du findest,
Daß die Zeit es für Dich schrieb:
Homöopathen! habt dies Büchlein
Darum auch von Herzen lieb!

VORWORT ZUR 1. AUFLAGE

Mit dem vorliegenden Büchlein hat der Verfasser etwas geleistet, was weit über den Rahmen der Arbeit der homöopathischen Vereine hinausgeht, wenn es auch auf diesem Boden entstand. Dem Verfasser ging es, wie es wohl jedem geht, der die Homöopathie erlernen will: man findet keinen Wegweiser. Man sieht den Wald vor Bäumen nicht. Dabei sind die ersten Schritte doch so entscheidend, ob man falsch oder richtig geht. Nun fand er in Nash, einem amerikanischen Homöopathen, einen Wegweiser, der ihm einen Teil seines Weges zeigte. Daß der Verfasser nun nicht auf seinem Glück sitzen blieb, für sich einen Weg in die Homöopathie gefunden zu haben, sondern daß er in mühevoller Arbeit dies Büchlein schrieb, um auch andern den rechten Weg zu zeigen, ihnen bei gutem Willen jeden Irrweg zu ersparen, das ist über jedes Lob erhaben.

Wer die Homöopathie als Behandler oder Behandelter als eine „königliche" Behandlungsmethode kennen gelernt hat, wird an dieser Schrift seine Freude haben. Wer Anfänger ist und sich erst einarbeiten will in die gewiß nicht leichte aber lohnende Materie, der wird nach einigen Schweißtropfen, die jedem Anfang ziemen, dieselbe Freude haben. So kann man dieser Schrift nur eine recht große Verbreitung wünschen — zum Segen der Menschen.

Dr. med. E. Rehm

Die Vereine des Bezirks „Brenz" sind erfreut, daß diese hochinteressante Artikelserie stark erweitert nun in Buchform erschienen ist. Neben dem Dank an den Verfasser empfehlen wir die Schrift allen Homöopathen auf das wärmste.

Hans Stäudle † (1. Bezirksvorsitzender)
Bezirksleitung „Brenz"

VORWORT ZUR 2. AUFLAGE

Im Schlußwort zur 1. Auflage dieses Buches schrieb ich:

„Wenn es mir Zeit und Gesundheit und vor allem auch die finanziellen Verhältnisse erlauben, dann werde ich zu diesem Buch ein Repertorium folgen lassen, doch bis dahin wird noch viel Wasser die Brenz hinabfließen."

Nun ist es soweit. Das Büchlein ist aus seinem schüchternen Anfang herausgetreten und zu einem ansehnlichen Buch geworden. Der Karl F. Haug Verlag, Heidelberg, dem ich für seine große Bereitwilligkeit und sein freundliches Verständnis für die Verbreitung dieses Buches herzlich danke, hat keine Mühe gescheut, das „Buch eines Laien für Laien" in einer sehr ansprechenden Aufmachung dem Leser in die Hand zu geben. Zum Repertorium selbst wäre noch zu sagen, daß es natürlich unmöglich ist, in einer solchen beschränkten Ausgabe allen Ansprüchen zu genügen. Der Besitzer dieses Buches wird aber zweifellos viele Bedürfnisse mit Hilfe des Repertoriums befriedigen können. Die Richtlinien, die den einzelnen Mittelgruppen beigegeben sind, stellen eine weitere nützliche Hilfe im Sinne eines Repertoriums dar.

Die Handhabung des Repertoriums habe ich durch ein Beispiel aufzuzeigen versucht und ich bin überzeugt, daß es Ihnen mit einiger Mühe und Übung gelingen wird, das passende Arzneimittel zu finden.

Ich hoffe und wünsche, daß dieses vorliegende Buch allen die es benützen, Freude und Gewinn bringen, und insbesondere unter den Laien die Sache HAHNEMANNS fördern und erhalten möge.

Im Februar 1969   Der Verfasser

VORWORT ZUR 4. AUFLAGE

Dem Karl F. Haug Verlag bin ich sehr zu Dank verpflichtet, daß er sich entschlossen hat, nach so kurzer Zeit der 3. Auflage, nunmehr die vierte folgen zu lassen.

Diese 4. Auflage ist nun wesentlich erweitert worden durch die als Anhang zu diesem Buch aufgeführten BURNETTS „50 Gründe, Homöopath zu sein".

Diese „50 Gründe, Homöopath zu sein", stellen einen Briefwechsel dar, den BURNETT — ein englischer Arzt und aufrechter Kämpfer für die Lehre HAHNEMANNS — mit einem allopathischen Kollegen geführt hat.

Man glaubt bei diesem Disput, der vor über 100 Jahren geführt wurde, sich mitten in unserer Gegenwart zu befinden und man wird sich dankbar bewußt, daß die Homöopathie eine Heilweise darstellt, die sich bis heute bestens bewährt und erhalten hat.

Gerade in unserer Zeit ist besonders hervorzuheben, daß die Homöopathischen Arzneimittel keinerlei sogenannte Nebenwirkungen haben, die mehr krank als gesund machen. Die Homöopathie taugt auch heute noch, auch in schweren Fällen etwas, sofern der Homöopath selbst etwas taugt, was aber leider gar nicht so selbstverständlich ist.

Im Juli 1977

Der Verfasser

VORWORT ZUR 5. AUFLAGE

Daß schon nach so kurzer Zeit die 5. Auflage folgen kann, hat mich selbst überrascht.

Offensichtlich wird dieses „kleine Werk eines Laien" für Laien gerne und mit Interesse erworben.

Seit dem Bestehen dieses Buches ist mir schon von vielen Seiten (Laien und Ärzten) Anerkennung zuteil geworden. Inzwischen ist das Buch auch ins Ausland, Amerika, Schweiz und Norwegen, gedrungen. Ich wäre glücklich, wenn auch die 5. Auflage mit dem gleichen Interesse und der gleichen Liebe und Sympathie für die unsterbliche Sache der Homöopathie Hahnemanns viele Freunde der naturgemäßen homöopathischen Heilweise zuführen würde.

Gerade in unserer heutigen Zeit, in der die Umweltbelastungen und arzneilichen Nebenwirkungen die Menschen ängstigen, ist die homöopathische Heilweise eine wieder neu entdeckte Möglichkeit, diesen vielfachen Umweltbelastungen wirkungsvoll zu begegnen.

Im Mai 1980

Der Verfasser

EINLEITUNG

Ein Weg, Laien in das Verständnis des homöopathischen Arzneischatzes einzuführen

Mit vorliegendem Thema möchte ein begeisterter Laienanhänger der Homöopathie, seit Jahren eifriges Mitglied eines unserer bekannten schwäbischen Vereine, versuchen, die Laienanhänger der Homöopathie auf eine bisher ungewohnte Art in die Kenntnis des homöopathischen Arzneischatzes einzuführen und ihn dadurch für unsere Selbsthilfezwecke verständlich und nutzbar zu machen.

Aus eigener persönlicher Lebenserfahrung wissen wir alle, daß aller Anfang schwer ist, insbesondere auch auf dem Gebiet der gesundheitlichen Vorsorge und Fürsorge. Man muß eine große Liebe zur Sache haben, wenn man es im Laufe der Zeit zu einer einigermaßen zuverlässigen Kenntnis der homöopathischen Arzneimittellehre bringen will. Nicht jedem ist es gegeben, über bescheidene schüchterne Anfänge hinauszukommen. Man muß sehr viel Begeisterung, viel Fleiß und viel ernsten Willen aufwenden. Aber die Mühe lohnt sich, und darf man dann — wir denken an die Selbsthilfe in der eigenen Familie bei drohenden gesundheitlichen Störungen — Erfolge seines Mühens sehen, so gibt dies immer wieder neuen Auftrieb zum Weiterschreiten auf dem eingeschlagenen Weg.

Der Sinn dieser Aufsatzreihe soll und kann keineswegs sein, den Arzt zu ersetzen. Das wollen und können wir nicht. Aber was wir wollen und können das wollen wir tun und uns von niemandem nehmen lassen. Wir können in vielen Fällen auf die Hilfe des Arztes verzichten, wenn wir gleich zu Anfang einer Störung das richtige Mittel zur Hand haben und es richtig anzuwenden verstehen. Niemand wird uns ob dieser Selbsthilfe böse sein, auch der verständige Arzt nicht, denn er hat gerade genug zu tun und wird eine kleine Erleichterung, die ihm dadurch wird, nicht als Konkurrenz empfinden.

Es gibt, wie jeder Laie und auch jeder Arzt weiß, verschiedene Wege, sich in die Wirkungsbilder der einzelnen Arzneimittel einzuarbeiten. Aber die meisten der Arzneimittellehren sind für den Laien mehr oder weniger trockene Angelegenheiten und schwer zu erfassen und festzuhalten. Auf der Suche nach einem entsprechenden Weg, diesem Mangel für uns Laien abzuhelfen, bin ich auf den Namen und das Werk eines hochangesehenen amerikanischen homöopathischen Arztes gestoßen, des Dr. med. E. B. NASH, außerdem auf den deutschen homöopathischen Arzt, Dr. med. E. REHM in Geislingen/Steige. Diese beiden Ärzte (und neuerdings auch Dr. med. Werner QUILISCH) haben nach meinem Dafürhalten den für Laien und alle Anhänger in der Homöopathie besten Weg gefunden, die Arzneimittellehre zu begreifen und die sich ähnlich scheinenden Mittel voneinander zu unterscheiden und sie gegenseitig abzugrenzen.

Auf der Grundlage dieser beiden Autoren fußen die Darstellungen der nun zu behandelnden Arzneimittelbilder.

Dr. med REHM schreibt im Vorwort zu seiner „Fibel der Homöopathie" unter anderem: „Eine Fibel bleibt eben ein Buch, um lesen zu lernen. Dieses Büchlein soll auch nicht mehr sein als eine solche homöopathische Lesefibel. Wer lesen kann, greife zu größeren Büchern. Aber: Ohne Fleiß kein Preis! Der Städter sieht in einer Schafherde eine Menge Schafe, die er nicht unterscheiden kann. Der Schäfer dagegen kennt jedes einzelne Schaf. Dem Anfänger ist die homöopathische Arzneimittellehre auch eine solche Schafherde, die er mit den Augen des Städters sieht, d. h. alle Mittel sind sich so ähnlich, daß er sie kaum voneinander unterscheiden kann. Ich möchte aus dem Leser einen Schäfer machen, der seine Schafe u. ihren Charakter kennt."

Genauso ist es auch mir ergangen und genauso geht es allen Laien und Ärzten, die sich zum erstenmal mit der homöopathischen Arzneimittellehre befassen. Auch ich konnte die einzelnen „Schafe" in der Herde nicht unterscheiden, ich sah vor lauter Bäumen den Wald nicht. Um so mehr ist es mein Bemühen und mein Wunsch, den Anfängern unter uns, aus meiner eigenen Erfahrung heraus, behilflich zu sein und aus ihnen, um nochmals mit Dr. REHM zu sprechen, einen „Schäfer" zu machen.

Drum: „Glückauf zum Schäferlauf"

Wenn nun die vor Ihnen liegende Schrift in gedruckter Form erschienen ist, so hat mich nur das Drängen von seiten meiner Gesinnungsfreunde, insbesondere meines Freundes Georg HAUBER (2. Vorsitzender des Vereins Schnaitheim und gleichzeitig zweiter Vorsitzender des Bezirks Brenz[1]) sowie ein der homöopathischen Sache sehr aufgeschlossener Freund und Mitglied, ebenfalls aus dem Schnaitheimer Verein, G. A. BASS, ferner nicht zuletzt aus den Reihen des eigenen Heidenheimer Vereins und viele andere aus dem Leserkreis der „Homöopathischen Monatsblätter" aus nah und fern, dazu bewogen, den Druck unter erheblichen finanziellen Überlegungen, und auf Risiko, zu wagen. Begeisterte Zuschriften sogar von Ärzten und Heilpraktikern, ermutigten mich zu dem Schritt.

Die Drucklegung war zu Anfang ganz und gar nicht meine Absicht, aber bald nach Veröffentlichung der ersten Artikel und als ich noch im Winter 1957/58 im hiesigen Verein darüber Vorträge hielt, meldeten sich bereits die ersten Stimmen zu einer Drucklegung. Darüber ist nun ein ganzes Jahr verstrichen und es ist jetzt soweit, daß die Vorträge gedruckt im Taschenformat vorliegen, und ich hoffe und wünsche nur, daß diese in unseren homöopathischen Vereinen zu weiterem und ernsthaftem Studium anregen mögen und daß, um nochmals Dr. REHM zu zitieren, aus manchem der „Studierenden" ein „Schäfer" werden möge, der seine „Schafe" (=Arzneimittel) kennt und sie voneinander zu unterscheiden vermag.

Die vorliegende Schrift wurde durch zahlreiche Beispiele aus der täglichen Praxis wesentlich erweitert und mit einem Anhang[2] versehen. So möge dieselbe im Segen fortwirken zum Wohle unserer Laien-Vereine und zum Wohle der immer noch nicht mit der „Schule" gleichrangigen Homöopathie.

Heidenheim, im Oktober 1958. Der Verfasser

---

[1] Heute 1. Bezirksvorsitzender

[2] Anhang entfällt in der 2. Auflage zugunsten des Repertoriums

Wie finde ich das passende Arzneimittel

Der eingangs in der Einleitung genannte amerikanische, homöopathische Arzt Dr. med. E. B. Nash schrieb das Buch: „Leitsymptome in der homöopathischen Therapie", 5. Auflage, Ulm/Do. 1959. Karl F. Haug Verlag. Das Studium dieses Buches hat mich seinerzeit ganz enorm befruchtet und angeregt. Ich habe kaum ein zweites Buch dieser Art gefunden, das gerade für Anfänger so lehrreich wäre wie dieses Werk Dr. Nashs. Die Einteilung der Arzneimittel, wie sie gerade Nash durchführt, hat mir die Unterscheidung der „Schafe" voneinander erstmals begreiflich gemacht.

Er führt folgende charakteristische Merkmale auf:

I. Angst- und Schreck-Mittel	X. Schmerz-Mittel
II. Brenner-Mittel	XI. Schwäche-Mittel
III. Blähungs-Mittel	XII. Schwindel-Mittel
IV. Deliriums-Mittel	XIII. Stimmungs-Mittel
V. Hunger-Mittel	XIV. Unruh-Mittel
VI. Krampf-Mittel	XV. Wetter-Mittel
VII. Krümmer(Kolik)-Mittel	XVI. Zitter-Mittel
VIII. Lähmungs-Mittel	XVII. Zorn- und Ärger-Mittel
IX. Nerven-Mittel	

Solche Stichworte, auf die Charaktereigenschaft der Mittel hinweisend, gehen dem Anfänger leicht ein, sind daher hilf- und lehrreich! Jedes dieser Stichworte umfaßt ein „Trio", eine Dreiheit, das heißt jeweils 3 Mittel, die von Nash besonders und in erster Linie in Betracht gezogen werden.

Genau in diesem Sinn und in dieser Reihenfolge sollen nun die Charaktereigenschaften der einzelnen „Schafe" herausgeschält werden.
Zunächst aber noch einige andere wichtige Punkte:

1. Wie viele Arzneimittel soll man gleichzeitig beziehungsweise im Wechsel geben?

Erfahrungsgemäß genügt es am Krankenbett nicht, die Mittelwahl nur nach dem „Leitsymptom" eines Mittels zu richten. So sehr oft nur ein einziges, ganz besonders charakteristisches Leitsymptom für die Mittelwahl ausschlaggebend sein kann, ebensosehr ist es wahr, daß das nicht der einzige Weg der Mittelwahl ist. Entsprechend dem menschlichen Typus, um den es im Einzelfall geht, können sich 3 Möglichkeiten der Mittelwahl ergeben:
a) Die Krankheit läßt kein charakteristisches Symptom erkennen, aber der Kranke weist eine ausgesprochene Konstitution auf, die schon von sich aus den Weg für die richtige Mittelwahl weist.
b) Im Gegensatz hierzu weisen die Symptome auf ein Mittel hin, das der Konstitution des Kranken in keiner Weise entspricht. In diesem Fall ist das durch die Symptomatik angezeigte „organotrope" (auf ein bestimmtes Organ bezügliches) Mittel zu geben, ohne daß man sich um die konstitutionellen Verhältnisse kümmert.

c) Die Krankheit zeigt sehr charakteristische Symptome für die Wahl eines Mittels, der konstitutionelle Typ des Kranken weist aber auf ein anderes Mittel hin. Dann ist das durch die Symptome angezeigte Mittel zu verordnen, und zwar zusammen mit dem konstitutionell angezeigten in hoher Verdünnung.

2. Noch etwas über „Potenzen"

Über die Potenzen kann man folgende Regeln gelten lassen: Im Allgemeinen kann man sagen, daß niedere Potenzen direkt auf die Organe und Gewebe wirken, regulierend auf die Zelltätigkeit, aufbauend und resorbierend (aufsaugend). Ihre Wirkung ist nutritiv, das heißt im Sinne einer Ernährung, und organfunktionell, das heißt auf die Funktion, die Aufgabe des einzelnen Organs gerichtet. Die Hochpotenzen wirken viel tiefer, sie greifen in die geheimsten Lebensvorgänge ein, sie wirken konstitutionell, ganz allgemein, indem sie den Organismus anregen, umstimmen, wo nötig heilsame Ausscheidungen veranlassen — kurz, die normale Funktion wiederherstellen. Dabei wirkt das Konstitutionsmittel nicht unmittelbar auf die Krankheit oder gar auf die Krankheitsprodukte ein, sondern der Organismus selbst — durch die Arznei angeregt — führt die Genesung herbei: es kommt zu einer Naturheilung, Selbstheilung — und ist doch eine — Kunstheilung!
Als n i e d e r e Potenzen bezeichnet man D 1 bis D 6
m i t t l e r e Potenzen sind D 6 bis D 12
h ö h e r e Potenzen D 12 bis D 30 und
H o c h p o t e n z e n sind D 30 , D 60, D 100, D 200, D 500, D 1000 und
höher! D = Dezimalpotenzen. C = Centesimalpotenzen. LM = 50 000er Potenzreihen.

3. Nun noch einiges über Fieber

Bevor wir uns unserer Aufgabe im engeren Sinne zuwenden, sei noch etwas über Fieber eingeflochten — aus zweierlei Gründen: 1., weil hier oft recht viel verkehrt gemacht wird und 2., weil das jetzt folgende sehr zur Anregung unseres eigentlichen Themas beiträgt.

1. Aconit-Fieber

Acon. paßt nur dann, wenn das Fieber plötzlich wie ein Blitz aus heiterem Himmel hereinbricht. Der Puls ist sehr kräftig, voll und rasch. Der Aconit-Kranke ist nervös, aufgeregt, wirft die Decke von sich, weil es ihm überall zu warm ist. Seine Haut ist trocken, heiß und ohne Schweiß. Tritt Schweiß ein, so hat *Acon.* ausgewirkt.

2. Gelsemium-Fieber

Der Puls ist rasch, aber kaum fühlbar. Der Gelsemium-Patient fröstelt, nirgends ist es ihm warm genug, er verkriecht sich hinter den Ofen oder vergräbt sich in sein Bett. Auf Fragen, die man an ihn richtet, gibt er keine Antwort. Er regt sich nicht, er liegt ein Loch ins Bett hinein; im ganzen: das Gegenteil der Aconit-Unruhe.

3. Ferrum-phosphoricum-Fieber

Liegen die Fiebererscheinungen in der Mitte zwischen dem Aconit- und dem Gelsemium-Fieber, dann ist *Fer.-p.* am Platz. Besonders, wenn es sich um eine beginnende Lungen-, Brustfell- oder Luftröhrenentzündung handelt. — Hier fehlt die Aconit-Unruhe und die Gelsemium-Ruhe.

4. Belladonna-Fieber

Wenn Kongestionen (Blutandrang nach dem Kopf) das Fieber begleiten, ist *Bell.* das Heilmittel. Die Haut ist heiß, wie bei *Acon.*, strömt Hitze aus, der Kopf ist gerötet und die Sinne sind überreizt. (Delirien, Lichtscheu der Augen, Pupillen weit geöffnet, Puls rasch und kräftig, an den Halsschlagadern deutlich sichtbar.) Schweiß nur an bedeckten Körperstellen. (Nochmals der grundsätzliche Unterschied: *Acon.* hat keinen Schweiß!)

5. Ignatia-Fieber

4 Symptome fordern gegebenenfalls die Wahl von *Ign.*:
a) Durst während des Frostes, aber in keinem anderen Stadium.
b) Frostgefühl durch äußere Wärme gebessert.
c) Hitze durch äußere Wärme (das heißt äußerliche Bedeckung) verschlimmert.
d) Rotes Gesicht während des Frostes, sonst nicht.

Das sind „vier Beine zum Stuhl, auf den man sich mit völligem Vertrauen setzen kann". — Kein anderes Mittel hat Durst n u r während des Frostes. Man könnte die Liste von Fiebermitteln wohl fortsetzen, und jedes Mittel hat seinen besonderen Fall. — Es gibt kein Fiebermittel schlechthin in der Homöopathie, auch kein auf jeden Fall passendes Hustenmittel oder Schnupfenmittel und so weiter, sondern jedes Fieber, jeder Husten, jeder Schnupfen und so weiter hat und braucht sein besonderes Mittel, und jedes Mittel hat sein besonderes Fieber, seinen besonderen Husten oder Schnupfen und so weiter.

I. Angst- und Schreck-Mittel

Trio: Aconitum — Arsenicum — Phosphorus

1. Aconit-Angst

L e i t s y m p t o m e : „Angst" ist geradezu das Leitsymptom von *Acon.*, besonders „Todesangst". Angst, über die Straße zu gehen, Angst, in Gesellschaft zu gehen, Angst, daß sich etwas Übles ereignen könnte und anderes mehr. Stets ist eine unbeschreibliche, grundlose Angst vorhanden. Kein Mittel hat dieses Merkmal so wie *Acon.* Dem Mittel eigen ist ferner eine ängstliche, nicht zu beruhigende Ungeduld, der Kranke ist außer sich, wirft sich in Todesangst hin und her mit großer Aufregung. Ohne starkes Delirium (dagegen: *Bell.* hat Angst vor eingebildeten Dingen mit starkem Delirium). Aconit-Schmerzen sind stets von Unruhe, Angst und Furcht begleitet.

2. Arsenicum-Angst

L e i t s y m p t o m e : Der Arsenicum-Patient ist zu schwach, sich hin und her zu werfen, wozu ihn jedoch Angst und Unruhe treiben. Er kann sich nicht umherbewegen wie er möchte und wie es der Aconit-Kranke tut. Er verlangt, von einer Stelle zur anderen, von einem Bett zum anderen gebracht zu werden, dabei schwächt und erschöpft ihn die leichteste Anstrengung furchtbar. Auch der Arsen-Kranke hat Todesfurcht, aber nicht die erregende Angst wie bei *Acon.*, sondern mehr eine Besorgnis und ein Gefühl, es sei nutzlos, Arznei zu nehmen, denn es gehe doch zum Sterben und er sei unheilbar. — Die geistige Unruhe ist dabei ebenso stark wie die körperliche. Angstanfälle treiben nachts aus dem Bett.

3. Phosphor-Angst

L e i t s y m p t o m e : Während die Aconit- und die Arsenicum-Angst sich im Falle oder im Laufe einer Erkrankung einstellen, geht die Phosphor-Angst und -Unruhe aus einem andern Zustand hervor: einem Reizzustand des Gehirns und des Nervensystems, der, wenn er nicht behoben wird, organische Veränderungen herbeiführen kann.

Phos. hat Angst vor dem Alleinsein, Angst im Dunkeln, Angst bei Gewittern.

Als weitere „Angstmittel" können in Frage kommen: *Cimic., Stroph., Kali-p., Calc-carb., Brom., Glon., Kali-br., Hep., Arn., Ant-c., Tub., Chin., Hyos., Mag-p., Ferr-p.*

Z u s a m m e n f a s s e n d zu dem Angst-Trio *Aconitum — Arsenicum — Phosphorus*: Aconit-Angst ist leitend im akuten Krankheitsfall: Angst, Todesangst, Unruhe, große Ungeduld, starke Schmerzen, schwache Delirien. Wirft sich umher.

Auf *Ars.* weist „Angst" im mehr chronischen Fall hin: Todesfurcht ohne besondere Angst, möchte sich auch, wie der Aconit-Kranke, hin- und herwerfen, kann es jedoch wegen großer Schwäche und Erschöpfung nicht, will aber hin und her bewegt werden, was ebenfalls erschöpft und schwächt.

„Angst", die *Phos.* verlangt, entspringt einem Reizzustand in Gehirn und Nervensystem, der schon v o r der Erkrankung bestand — „Angst", die Folge der Krankheit ist, erfordert (siehe oben) *Acon.* oder *Ars.*

Ia) Schreck-Mittel

Die hervorragendsten Schreckmittel sind: *Acon., Op., Ign., Verat.*

Weitere Mittel sind: *Plat-m., Lach., Dig., Kali-br., Hyos., Samb., Arg-n., Coff., Glon., Bell., Merc., Plat., Ars., Gels., Puls., Calc., Kali-c., Lil-t., Spig., Stram.*

Aconit-Schreck

Acon. ist eines der vielen Mittel gegen Leiden, die durch Schreck entstanden sind, sich entweder sofort zeigen oder erst später offenbar werden. Hat ein Mensch im Dunkeln einen Schreck erlitten und ist darnach f u r c h t s a m i m D u n k e l n , so ist *Acon.* das gegebene Mittel. Schreck kann auch Schwindel, Ohnmacht, Zittern, Fehlgeburt oder das Ausbleiben der Menstruation verursachen. Gelbsucht kann herbeigeführt und nach und nach chronisch werden.

Allgemeines

Schon allein auf das Stichwort „Angst" oder „Schreck" hin, sind wir in der Lage, eine Mittelwahl zu treffen. Trotzdem muß aber darauf geachtet werden, daß immer auch, soweit es irgend möglich ist, die Besonderheiten des gerade vorliegenden Falles in Betracht gezogen werden. Wenn also zum Beispiel *Acon.* als Schreckmittel nach dem Ähnlichkeitsgedanken gebraucht werden soll, so muß das ganze Aconit-Wirkungsbild berücksichtigt werden.

Es wird lehrreich sein, zu diesem Gedanken ein Beispiel zu geben:

Ein Schreck-Fall (von Dr. Arthur Lutze mitgeteilt): Antonie D. 2¹/₄ Jahre alt, wurde von einer auf sie zuspringenden Katze dermaßen umgerissen, daß sie mit dem Kopf gegen einen Stuhl fiel und vor S c h r e c k zitterte. Eine halbe Stunde darauf fing sie an zu stottern, was von Tag zu Tag schlimmer wurde. Ich gab *Arn.* und *Op.* zusammen in Wasserlösung, 3 Tage lang, abends und morgens je einen Schluck (*Arn.* wegen der Erschütterung beim Fall, *Op.* des Schrecks wegen). Nach einer kleinen Erstverschlimmerung besserte sich der Zustand bedeutend, und nach einigen Wochen war das Kind völlig geheilt und sprach so geläufig wie vorher.
Demnach wäre also zu greifen
nach *Acon.* Bei Schreck, verbunden mit Ärger und großer Aufregung und U n r u h e.
Nach *Op.* als dem Hauptschreckmittel nach Schreck und seinen Folgen, dabei Betäubung und Ohnmacht mit Bewußtlosigkeit.
Nach *Ign.* bei allgemeiner Schreckhaftigkeit nach v e r b i s s e n e m Ärger, in sich h i n e i n g e f r e s s e n e r Kränkung, Herzenskummer, s t i l l e m G r a m , etwa bei unglücklicher Liebe und so weiter oder nach schweren Verlusten lieber Angehöriger, oder überhaupt nach Verlusten, über die man sich grämt, Sorge macht und Kummer hat.
Nach *Verat.*, wenn auf den gehabten Schreck Durchfall folgt und Hände und Füße kalt sind, auf der Stirn kann kalter Schweiß stehen! *Verat.* heilt hier die üblen Folgen von Furcht, die durch Schreck entstanden ist.

Ein 2. Schreck-Fall: Eine Mutter behandelte ihr Kind, welches an Genickstarre litt, und das sie über alles liebte, mit *Bell.* D 3 und *Sulf.* D 3, weil früher ein Ausschlag vertrieben worden war und woraus dann die Genickstarre entstand. Das Kind wurde gesund, aber die Mutter hatte sich einmal in den Gläsern vergriffen und einen Teelöffel *Bell.* D 3 unverdünnt dem Kind gegeben. Es hatte dem Kind zwar nichts geschadet, die Mutter war aber so e r s c h r o c k e n darüber, daß sie von Stund an den Verstand verlor. Sie glaubte, sie hätte ihr eigenes Kind vergiftet. Bald saß sie dumpf brütend auf dem Stuhl, ins Leere schauend und unverständliche Worte murmelnd, Fragen nur widerwillig beantwortend, bald fiel sie über das ruhig schlummernde Kind her, laut wehklagend, ihr Liebling sei tot, bald sah sie die Katze für einen Geist an oder einen vorüberziehenden Handwerksburschen für ihren Feind, der sie vernichten wollte und so weiter. Mit Rücksicht auf den S c h r e c k a l s U r s a c h e erhielt sie den ersten Tag 3mal 5 Tropfen *Op.* D 2 und die folgenden Tage wegen des Gespenstersehens 3mal täglich 5 Tropfen *Stram.* D 3 und war in 3 Tagen völlig gesund.

Ein 3. Schreck-Fall: Wunderbare Heilung von sehr schwerem Veitstanz. Ein 11jähriger Junge hatte n a c h S c h r e c k Veitstanz bekommen. 15 Wochen hatte das arme Kind bereits gelitten, als es in die Behandlung des homöopathischen Arztes kam. Es war dem Kind unmöglich, ohne fremde Hilfe in gerader Richtung zu gehen.

Der Kopf war in den Nacken gezogen, Hände und Füße und alle Muskeln waren in fortwährender zitternder Bewegung. Das Kind konnte sich nicht allein aufrichten. Erst nach mehrfachen Versuchen gelingt es, ein Glas zum Munde zu führen. Es legt den rechten Arm häufig ins Kreuz und beugt sich dann mit schmerzhafter Miene und verzerrtem Mund nach hinten über. Physiognomie dumm und verstörte Augen, stier und tränend, Gedächtnisschwäche. Er redet nur auf wiederholte Fragen und stottert dann unter sichtbarer Anstrengung, wobei die Gesichtsmuskeln sich eigentümlich verzerren und der Mund bald rechts, bald links verzogen wird. Selten klagt es über Kopf- und Leibschmerzen. Appetit und Durst ist vermehrt, der Leib ist hart und gespannt. Verstopfung wechselt mit Durchfall und Brechwürgen. Starre Kälte der Hände und Füße bei ungewöhnlicher Röte des Gesichts, welches gedunsen ist. Unruhiger Schlaf mit Ausstoßen unartikulierter Laute. Der Junge, früher folgsam, ist jetzt störrisch und eigensinnig, F r e m d e n g e g e n ü b e r s e h r f u r c h t s a m. Gerade dieses Symptom führte auf *Stram.* (D 9), die U r s a c h e a b e r w a r S c h r e c k, sowie das gedunsene rote Gesicht führten auf *Op.* (D 2). Hiervon erhielt es eine Gabe 5 Tropfen und dann täglich 5 Tropfen *Stram.* D 9. Schon am 3. Tag sprach das Kind aus eigenem Antrieb und kleidete sich selber an. Am 4. Tag saß es schon bei Tisch und nach weiteren 8 Tagen war es vollständig gesund.

Angst- und Schreck-Richtlinien für die Mittelwahl

a) Angst-Richtlinien

1. Angst vor der Geburt (Entbindung) erfordert *Cimic.* D 30, *Acon.*
2. Angst vor dem Erröten: *Ferr.* D 12, *Stroph.*
3. Prüfungsangst-Lampenfieber: *Stroph.* D 6, *Ph-ac.*, *Gels.*
4. Angst vor Gewittern: *Phos.* D 8.
5. Angst vor Schlaganfall: *Brom.* D 6, *Glon.* D 12, *Kali-br.* D 6, *Op.*
6. Angst vor dem Alleinsein: *Phos.* D 8, *Ars.* D 30 bis D 200, *Calc.*, *Stram.*
7. Angst vor dem Tod: *Acon.*, *Ars.*
8. Angst vor Hunden: *Tub.* D 1000.
9. Angst vor Verfolgung: *Hyos.* D 6—12 China.
10. Angst verrückt zu werden: *Cimic.* D 30.
11. Angst verrückt zu werden: mit Selbstmordgedanken v o r der Periode: *Cimic.* D 30, *Calc.* D 30.
12. Übermäßige Angst und sehr schreckhaft: *Bor.*
13. Angst, es könne etwas aus der Ecke hervorkommen: *Phos.* D 6.
14. Angst vor Berührung bei entzündlichen Vorgängen: *Hep.*
15. Angst vor Berührung bei Fall: *Arn.*
16. Angst vor Berührung bei großer Traurigkeit und jammervoller Stimmung: *Ant-c.*
17. Allgemeine Angst: *Kali-p.* D 6.
18. Angstträume und Aufschrecken: *Calc.*, *Hyper.*, *Bell.*
19. Angst im Dunkeln: *Calc.*, *Phos.*
20. Kann nicht mehr einkaufen, denn sie hat Angst unter den vielen Leuten: *Sep.* D 12.
21. Angst(furcht) zu fallen bei Bewegung nach unten: *Borax Gels.*, *Sanic.*
22. Angst und Bangen mit Zittern: *Melisse*, *Mag-p.*
23. Angst vor der Zukunft und vor geistiger Anstrengung: *Phos.*
24. Angst vor spitzen Gegenständen (Messer, Gabel usw.): *Stroph.* D 6, *Spig.*

b) Angst- und Schreck-Richtlinien

Angst und Schreck mit:

1. nachbleibender Angst und Geistesverwirrung: *Bell.*
2. freudiger Überraschung: *Coff.*
3. nachfolgender Niedergeschlagenheit, Gram oder Krämpfen: *Ign.*
4. mit nachfolgenden Zuckungen und Auffahren im Schlaf: *Hyos. (Bell.)*
5. Ängstlichkeit und Nachtbeschwerden: *Merc., Acon.*
6. Furcht und Hitze im Kopf und Krämpfen: *Op., Bell.*
7. nachfolgender Geistesverwirrung: *Plat.*
8. nachfolgendem Durchfall: *Puls., Verat., Gels.*
9. Erstickungsanfällen und bläulichem Gesicht: *Samb.*
10. unwillkürlichem Stuhlabgang und eisiger Körperkälte: *Verat.*
11. Ärger und Zorn: *Cham.*
12. Ärger und großer Unruhe: *Acon.*

II. Brenner-Mittel

Trio: Arsenicum — Sulfur — Phosphorus

Weitere Mittel sind: *Canth., Caust., Acon., Apis, Agar., Bell., Caps., Carb-an., Ph-ac., Sec., Staph., Colch., Lyc., Phyt., Zinc., Iris, Kreos., Sars., Eup-per., Urt-u.*

Die folgenden Betrachtungen stützen sich auf die symptomatischen, organotropen und konstitutionellen Gesichtspunkte, eingedenk der auf Seite 13 aufgeführten 3 Möglichkeiten — a — c —

1. Arsenicum — Brennen

A) Symptomatisch (Leitsymptome)

Ars. ist ein Fürst unter den Giften, aber auch ein Fürst unter den Arzneien. Es steht an der Spitze aller Mittel die die Empfindung „Brennen" haben, besonders bei akuten Krankheiten. Es gibt kaum ein Organ oder Gewebe, in dem das Brennen von *Ars.* nicht zu finden ist. Dieses Brennen wird, so befremdlich dies auch erscheinen mag, d u r c h H i t z e bedeutend g e b e s - s e r t, im geraden Gegenteil von *Sec. Ars.* ist ein Polychrest, das heißt ein sehr vielseitig gebrauchtes Mittel, und trotzdem ist es kein Allheilmittel! Es muß, wo es richtig angewandt sein soll, in seinen Leitsymptomen mit dem jeweiligen Krankheitsbild übereinstimmen. Leitende Symptome sind: Angst, Unruhe, brennende Schmerzen, starke Erschöpfung, große allgemeine Schwäche, mitternächtliche Verschlimmerung, großer Durst auf kleine Mengen kalten Wassers, regelmäßige Wiederkehr der Schmerzanfälle. Brennen, als koche das Blut in den Adern.

Ars. ist der homöopathische Notanker!

B) Organotrop

Der Krankheitsname spielt keine Rolle. *Ars.* kann bei allen Organen, Geweben oder Schleimhäuten verwendet werden, wo das Leitsymptom „Brennen" vorherrscht: in allen diesen Fällen wird es, sofern die Ähnlichkeitsregel beachtet wird, nützlich sein.

C) Arsenicum-Konstitution

Hagere Typen mit neurasthenischen Zügen. Genauer ausgedrückt: Endokrine Typen (Typen mit über das Normale hinaus gesteigerter Tätigkeit der inneren Drüsen mit Steigerung des Grundumsatzes). Im Kindesalter ist der Arsenicum-Typus körperlich zart, aufgeweckten Geistes, ängstlich, bei Erwachsenen Schutz suchend. Dabei Angst, große Unruhe, Aufschreien. — Neuralgien mit Schwäche. Brennen, schlimmer kurz nach Mitternacht. Allergische Ekzeme (Hautausschläge auf Grund von Überempfindlichkeit gegen gewisse Reize von außen her), dabei Brennen und Jucken. Wärme bessert — auch das Brennen! Nässe, Kälte, Wetter-Tiefdruck verschlimmert, nur Kopfschmerz bessert durch Kälte. Neigung zu Gangrän (Brand) und zu Sepsis (allgemeine Blutvergiftung).

Was versteht man unter Konstitution?

Dr. REHM (Geislingen) schreibt:

Konstitution ist die Summe aller hervorstechenden körperlichen und seelischen Merkmale; es ist das Charakteristische eines Menschen, seine Haltung, Größe, Dicke, Haut- und Haarfarbe, Temperament, kurz: S e i n e P e r - s ö n l i c h k e i t .

Dr. REHM fährt fort:

Zur Erklärung, wann man ein Konstitutionsmittel gibt, bringe ich am besten ein Beispiel:

Eines Tages kam eine Frau zu mir, mit leichtem, chronischen Gelenkrheumatismus, den sie seit vielen Jahren hatte. Ich fand leichte Schwellung einiger Gelenke, mit geringfügigen Versteifungen. Für die Gelenke, das heißt, wenn ich für die kranken Organe etwas verordnet hätte, wären Mittel wie *Benz-ac.*, *Calc.*, *Colch.* oder ähnliches in Frage gekommen. Die Frau war aber sehr schlank, hatte eine dreckig aussehende Haut und roch unsauber. Ich gab ihr deshalb i h r Konstitutionsmittel, nämlich 8 Tage lang jeden morgen 7 Tropfen *Sulf.* D 30! Darauf verschwanden die Gelenkbeschwerden für Monate. Später erfuhr ich, daß sie in ihrer 30jährigen Leidenszeit durch einen Kuraufenthalt in einem Schwefelbad für einige Wochen Erleichterung fand.

Ich darf jetzt einige andere Konstitutionen mit wenigen Strichen charakterisieren oder besser karrikieren:

Sep.: Die keifende Xanthippe in den Wechseljahren mit gelben Flecken im Gesicht.

Das heulerische, weiche, rundliche P u l s a t i l l a - Mädchen, das zu spät kommt und bei dem alles zu spät kommt.

Die hochmütige P l a t i n a -Frau mit starkem Egoismus und wollüstigem Jucken an der Scham.

Das träge, schwammige Calcium-Carbonicum-Kind, mit kalter Haut und Neigung zu Rachitis, das wegen vielem Kopfschweiß dauernd ein feuchtes Kopfkissen hat.

Ein weiteres Charakterbild:

Stellen Sie sich einen Gastwirt oder Metzger vor, der ein sehr rotes Gesicht hat mit einem Stich ins Blaue. Der Hals ist kurz und dick, die ganze Person rundlich. Er klagt über Herzbeschwerden. Bangigkeit und über eine Angst, die am Herzen sitzt. Der Blutdruck ist hoch, es besteht Neigung zu Schlaganfall und Aortenerweiterung. Nächtliche Knochenschmerzen, Nasengestank oder Mundgestank können dazu kommen. So stelle ich mir den A u r u m -Typ vor. Einem solchen Menschen kann man mit seinem Konstitutionsmittel *(Aur.)* sehr viel helfen.

Soviel zum Kapitel Konstitution!

Weitere Konstitutionstypen siehe Seite 77
Endlich das zweite Brenner-Mittel — Sulfur.

2. Sulfur — Brennen

A) Symptomatisch (Leitsymptome)

Sulf. ist das h o m ö o p a t i s c h e M e s s e r und hat eine besondere Beziehung zur Haut. Es ist ein Kreislaufmittel und steht wie *Ars.* an der Spitze der „Brenner". *Sulf.* entspricht mehr c h r o n i s c h e n Krankheitszuständen. während *Ars.* in a k u t e n Fällen leitend ist. Bei *Sulf.* müssen also c h r o n i s c h e L e i d e n s z u s t ä n d e v o r h e r r s c h e n. Es gibt natürlich auch andere Mittel, die das Symptom „Brennen" in hohem Grade haben und gewählt werden müssen, wenn andere dem Ähnlichkeitsbild entsprechende Symptome hinzutreten.

(Zum Beispiel *Acon., Agar., Apis, Bell., Canth., Caps.* und so weiter.)

Den Wert der p e r s ö n l i c h e n E m p f i n d u n g e n u n d G e -f ü h l e können wir Homöopathen gar nicht hoch genug einschätzen. Die Symptome haben ihren Wert, ganz gleich, ob wir eine pathologische Erklärung für sie geben können oder nicht. Dr. NASH sagt: Entweder stimmt das, oder die Homöopathie ist Humbug! Folgende 18 Symptome sind nur einige wenige aus dem Wirkungsbild von *Sulf.*:

1. *Sulf.* ist besonders wirksam bei mageren Leuten mit Hängeschultern, die gebückt gehen oder sitzen. Stehen ist für sie die allerunbequemste Stellung.
2. Schmutzige unreinliche Leute, zu Hautleiden geneigt.
3. Kinder können das Waschen und Baden nicht vertragen, sie sind wasserscheu.
4. Wollüstiges Jucken am Körper — Kratzen lindert, hernach aber Brennen.
5. Beständig wiederkehrende Beschwerden.
6. Blutüberfüllung einzelner Körperstellen (Kongestionen), Hitzeüberlaufen.
7. Herzschmerzen die sich nach dem Rücken ausbreiten.
8. Chronische (psorische) skrofulöse Krankheiten als Folge unterdrückter Ausschläge.
9. Ausflüsse aus jeder Körperöffnung sind scharf, wundmachend und rötend.
10. Widerlicher Körpergeruch, trotz häufigen Badens und Waschens.
11. Heiße Wallungen.
12. Brennend rote Lippen, als wenn das Blut heraustreten wollte.
13. Brennen an den Fußsohlen und an den Füßen.

14. Hitze auf dem Scheitel, kalte Füße, häufiges Erröten.
15. Rote Ohren, alle Körperöffnungen sind rot (hochrot!), (Lippen, Augenlider, Afterausgang, Harnröhre, Zungenspitze).
16. Vorliebe für saure Sachen (Speisen und so weiter).
17. Brennen im Gesicht, aber o h n e Röte.
18. Großes Reaktionsmittel.

B) Organotrop

Sulf. organotrop kommt in Frage genau wie bei *Ars.* Für alle Gewebe, Organe und Schleimhäute. Es ist ein Kreislaufmittel.

C) Konstitution

Stubenhocker mit gebücktem Gang. Kreislauftypen mit fehlerhafter Blutverteilung und venöser Stase. Unreine faltige Haut mit Hitze, Jucken und Brennen. Egozentrischer Hypochonder (ein nur auf das Wohl und Wehe des eigenen Ichs eingestellter Mensch mit düsterer und ängstlicher Gemütsverfassung). Große Ermüdbarkeit. Erwachen nachts 3 Uhr. Arbeitsscheu. Mager, gebeugt, schnell, sehnig, lebhaft, nervös. Ungesunde gelbliche Hautfarbe. Nase oft gerötet. Flauheitsgefühl im Magen vormittags gegen 11 Uhr. Sulfur-Kinder sehen alt aus infolge ihrer welken Haut und sind wasserscheu.

Ein Sulfur-Fall: Mann, 78 Jahre alt, klagt seit einiger Zeit an sehr müden Beinen und Erwachen nachts mit starken Schmerzen an den Versen, die zu den kleinen Zehen hin ausstrahlen. Die Versen seien kribbelig und unempfindlich (Ameisenlaufen). Die Erscheinungen sind Zeichen von Altersbrand beziehungsweise können dazu führen. Empfehlung: *Ars.* und *Sec.* und *Sulf. Ars.* D 4, das Patient gerade zu Hause hat, bringt jedesmal starke Verschlimmerung der Schmerzen. Die Potenz war zu tief. D 12 wird empfohlen, aber nicht genommen. Die Füße waren bisher eiskalt, wie ein Eisklotz, sagte der Patient. Durch *Sulf.* wurden die Füße warm und die Müdigkeit bedeutend besser. Es war ein Sulfur-Fall!

Gegen Fußpilz gebe man längere Zeit *Sulf.* D 12 und *Sil.* D 6.

3. Phosphor — Brennen

A) Symptomatisch (Leitsymptome)

Das allgemeine Symptom ist auch hier „ B r e n n e n " und fast so stark, wie bei *Ars.* Es hat eine starke Wirkung auf das Nervensystem. Überempfindlichkeit gegen Licht, Geräusche, Gerüche, Berührung.

Fettige Entartung des Herzens, der Leber und der Nieren mit anämischem Zustand. *Phos.* hat überall U n r u h e. Der Posphor-Patient kann nicht einen Augenblick ruhig sitzen oder stehen. Teigige Schwellungen um das ganze Auge (Ödeme). Gegensatz: *Apis* hat Ödeme nur an den unteren Augenlidern, während *Calc.* und *Kali-bi.* Ödeme der Oberlider haben.

Kleine Wunden bluten stark. Schwindel alter Leute! Aufsteigende Hitze nach dem Kopf vom Rückgrat aus. Nasenkatarrh mit Blutschneuzen (das Taschentuch ist immer blutig). Durst nach kalten Sachen, die aber immer wieder gleich erbrochen werden *(Ars.* hat Durst nach kleinen Mengen kalten Wassers). Muß oft essen oder wird schwach. Körper zittert beim Husten. Hitzeüberlaufen an den Händen beginnend. (Bei *Sulf.* an den Füßen.) Angst vor Alleinsein, im Dunkeln und vor Gewittern. *Phos.* ist mit Bluten verknüpft! Besserung durch Essen und nach Schlaf. (*Lach.* hat Verschlimmerung nach Schlaf) Schwäche im Unterleib.

B) Organotrop

Phos. kommt organotrop in Betracht bei Herz, Leber, Nieren, Atmungsorgane, Nerven und Darm.

C) Konstitution

Die Phosphor-Typen gehören zu den asthenischen (kraftlosen) Gestalten mit körperlicher und seelischer Schwäche. Blonde, geistig regsame Jugendliche, engbrüstig, hochgeschossen. Er möchte gern und kann nicht. Ohnmachts- und Blutungsneigung. Z i t t r i g e S c h w ä c h e u n d r e i z b a r e S c h w ä c h e. Schmerzlose Durchfälle, reichliche Schweiße, schlanke „(Schwindsuchts)-Erscheinungen" mit feinen Augenwimpern und weichen Haaren. Große schlanke Leute, die zum Krummgehen neigen. Junge Leute, die schnell wachsen und daher zum Krummgehen neigen. Große schlanke Menschen, die gern und viel in höheren Regionen schweben. Schüler-Kopfschmerz.

Wir fassen zusammen

Alle 3 Mittel leiten im Brennen! *Ars.* leitet jedoch mehr in akuten, *Sulf.* mehr in chronischen und *Phos.* in akuten und chronischen Fällen.

Der Arsenicum-Patient hat Angst und Unruhe, ist aber zu schwach sich im Bett hin und her zu werfen, verlangt aber hin und her gelegt zu werden. Beständige körperliche und geistige U n r u h e mit g r o ß e r a l l g e m e i n e r S c h w ä c h e!

Sulf. hat dieselben Indikationen, für die Wahl entscheidet jedoch: Alle Körperöffnungen sind hochrot und hat Brennen an den Füßen zuerst.

Phos. hat besonders intensives Hitzegefühl, das den Rücken hinaufläuft. (Kann auch nur an einzelnen Stellen des Rückens sein.) Brennen der Hände zuerst. (*Sulf.*, Brennen der Füße zuerst.) Das Hitzeüberlaufen des ganzen Körpers beginnt an den Händen und geht von hier aus auf das Gesicht über. *Phos.* ist mit Blut verknüpft!

1. Phosphor-Fall: Patientin, 51 Jahre alt, hat seit 15 Jahren an zu starker menstrueller Blutung gelitten. Periode noch regelmäßig. Ursache war eine Fehlgeburt. Bei den Entbindungen hatte sie immer nur so im Blute geschwommen. *Phos.* D 200 heilte sie.

2. Phosphor-Fall: Kind M. J., 12 Jahre alt, ist lang aufgeschossen, hager und blond mit glänzenden Augen. Es bestand viel Kopfschmerz, besonders beim Lernen (Schulkopfschmerz). Empfehlung: *Phos.* D 12 1mal täglich. E r f o l g : Kopfschmerz verschwunden und seitdem viel weniger anfällig gegen Erkältungen.

III. Blähungs-Mittel

Trio: China — Carbo vegetabilis — Lycopodium

W e i t e r e M i t t e l s i n d : *Lach., Kali-c., Cham., Cocc., Nux-m., Colch., Asaf., Nat-s., Ars., Iber., Puls.* und so weiter.

1. China-Blähung

A) Symptomatisch (Leitsymptome)

Als Blähungsmittel hat *Chin.* sein Anwendungsgebiet bei Störungen des Verdauungskanals. H e i ß h u n g e r ist charakteristisch. Es ist ein wichtiges Mittel bei Flatulenz (Aufblähung der Därme) und man muß oft die Wahl treffen zwischen *Carb-v.* und *Lyc.* China-Blähung hat unbehagliche Auftreibung des Bauches m i t d e m V e r l a n g e n A u f z u s t o ß e n , oder hat ein Gefühl, als ob der Bauch vollgepackt wäre, durch Aufstoßen nicht im geringsten erleichtert *(Lyc.* erleichtert). Solche Menschen leiden an langsamer Verdauung und an Zuständen, daß es ihnen scheint, als ob der Bauch voll Gas wäre. Sie fühlen sich so voll und beklemmt, daß sie kaum atmen können, und doch werden sie zur Essenszeit hungrig. Der Stuhl ist wässrig, gelb, bräunlich oder hell gefärbt und unverdaut, vor allem schmerzlos!

China-Kinder sind schwach, blaß und haben dunkle Ringe unter den Augen. Winde sind sehr stinkend.

B) Organotrop

Chin. hat organotrop besondere Beziehungen zur Leber und ist bei chronischen Leberleiden, Milz- und Gallenleiden eines der besten Mittel, wobei natürlich die symptomatischen Zeichen übereinstimmen müssen.

Charakteristisch ist für *Chin.* als Lebermittel ein S c h m e r z i m r e c h t e n H y p o c h o n d r i u m . Die Haut ist gelb, der Urin dunkel gefärbt. Stühle hell. Es ist gleich gut bei Milzleiden, welche den Milzbeschwerden nach Chinin-Mißbrauch genau gleichen. D 200 ist besser als tiefe Potenzen nach NASH. *Chin.* hat ferner Beziehung zum N e r v e n s y s t e m . Charakteristisch ist hierbei die außerordentliche Empfindlichkeit gegen Berührung. *(Asaf., Hep., Lach., Plb., Caps.)* Es erregt die Haut am ganzen Körper, selbst die Haare tun weh! L e i c h t e s t e B e r ü h r u n g s c h m e r z t , aber s t a r k e r D r u c k b e s s e r t .

C) Konstitution

Die China-Konstitution zählt zu den Lebertypen mit blassem gelblichem Gesicht, eingesunkenen Augen mit dunklen Ringen. Klopfende Kopfschmerzen, Nachtschweiße. Leichtes Schwitzen nach der geringsten Bewegung oder Anstrengung. Völlegefühl im Leib. Venöse Stase, viele Gase. Sehr stinkende Winde! Findet man diese Typen, dann denke man an China.

2. Carbo-vegetabilis-Blähung

A) Symptomatisch (Leitsymptome)

Carb-v., rangiert neben *Chin.* bei S c h w ä c h e z u s t ä n d e n . Die Carbo-Schwäche wird von k e i n e m anderen Mittel übertroffen! (Schwäche-Trio: *Carbo vegetabilis-Arsenicum-Acidum muriaticum) Carb-v.* wirkt auf den ganzen Verdauungsweg in hohem Grade ein. Den wertvollsten Dienst leistet *Carb-v.* bei „ B e s c h w e r d e n v o n ü b e r m ä ß i g e n B l ä h u n g e n i m M a g e n “ . D e r M a g e n i s t v o l l u n d g e s p a n n t v o n G a s e n .

Heftiger Magenschmerz mit Gasauftreibung, schlimmer beim Niederlegen. Brennen im Magen. Carbo-Flatulenz entwickelt sich auch im Bauch, aber bei *Carb-v.* ist sie in den oberen Teilen (Magengegend) am lästigsten. Es kann aber auch Meteorismus entstehen. *Chin.* und *Carb-v.* ergänzen sich und folgen gut aufeinander.

B) Organotrop

Carb-v. kann organotrop als Bauchmittel bei Blähungszuständen eingesetzt werden. Ein spezielles Organ steht nicht unter seiner Wirkung. Der Wirkungskreis von *Carb-v.* ist besonders auf Zustände von Schwäche bei akuten Krankheiten wertvoll. Es paßt insbesondere für Menschen, deren Lebenskraft geschwächt ist. Das „Lebensfeuer" s c h w e l t nur langsam, statt hell zu brennen.

Es sei hier ein Beispiel erlaubt:

Carb-v. ist aus einer Holzkohle aus Birkenholz oder Rotbuche hergestellt. Das Holz kommt unter einen sogenannten Köhlerhügel und wird unter Luftabschluß langsam verkohlt, (verbrannt). Es kommt hier darauf an, daß das Feuer nur langsam s c h w e l t ! Diesen Vorgang übertragen wir als einen ähnlichen auf den menschlichen Organismus. Auch hier schwelt das Lebensfeuer nur langsam, anstatt hell zu lodern! Für einen solchen Zustand ist *Carb-v.* d a s M i t t e l !

C) Konstitution

Bei *Carb-v.* handelt es sich um K r e i s l a u f - T y p e n mit fehlerhafter Blutverteilung und venöser Stase. Blaßbläulich, fahles Gesicht mit Lufthunger (Sauerstoff der zum Hellbrennen erforderlich ist!) Hautkälte, kalte Schweiße. Der gealterte Carbo-Typ hat bläuliches Gesicht und Nase und wegen Engbrüstigkeit offenen Mund und vollen Leib.

Gastro-Cardialer-Symptomenkomplex (man versteht darunter die Verdauungsorgane und deren Beziehung zum Herz), ranziges Aufstoßen. Kollapsneigung. Carcinom. Venöse Stase. Ein wertvolles Mittel für alte Leute mit ihrem schwachen Kreislauf. Bei alten Leuten mit kalten Füßen bewährt. Bei Herrn H . . . half D 6 nicht, jedoch D 30 und zwar bei Luftaufstoßen.

Ein Krebsfall (mit Arsenicum und Carbo animalis): Frau O., 77 Jahre alt, leidet an Uterus-Krebs. Patientin wird vom Krankenhaus als unheilbar und zum Sterben nach Hause geschickt. Im Krankenhaus wurde *Morph.* gegeben für die großen Schmerzen. In dieser letzten Not findet man den Weg zum Homöopathen. Dieser empfiehlt: *Ars.* D 4 im stündlichen Wechsel mit *Carb-an.* D 2. E r f o l g : Von Stund an ließen die Schmerzen völlig nach, *Morph.* wird nicht mehr nötig. Nach einer Woche stellen sich starke Blutungen ein und zwar in 4 dicken Klumpen! Neue Einlieferung ins Krankenhaus. (Die Blutung war eine im guten Sinne erfolgte Arzneiwirkung und sah aus wie zersetzte Zellen!) Nach Rückkehr aus dem Krankenhaus werden die Mittel weiter genommen. Wegen der großen Schwäche wird noch *Chin-a.* D 4 gegeben. Patient fühlt sich verhältnismäßig wohl und steht jeden Tag ein wenig auf. Befinden wird zusehends besser, der Appetit ist sehr gut und es besteht völlige Schmerzfreiheit. Arzt erkundigt sich gelegentlich nach der Patientin und ist sehr erstaunt über ihren Zustand und sagt: „Das kann doch nicht sein." Inzwischen sind

3—4 Monate vergangen. Patientin ißt und trinkt was ihr schmeckt und ist jeden Tag auf. Nach weiteren 4¹/₂ Monaten kommt eine Aufforderung von Stuttgart wegen einer Bestrahlung. Patientin geht ins Krankenhaus zu ihrem Arzt wegen einer Untersuchung. Nach Aussage des Arztes ist der Befund ein s e h r g u t e r — Krebs wurde nicht mehr konstatiert! Das ist eine homöopathische Leistung, die nicht vereinzelt dasteht! (Inzwischen sind 11 Jahre vergangen.)

3. Lycopodium-Blähung

A) Symptomatisch (Leitsymptome)

Bei *Lyc.* scheint eine fast f o r t w ä h r e n d e g a s i g e G ä r u n g i m U n t e r l e i b vor sich zu gehen, wodurch ein lautes K n u r r e n und P o l t e r n hervorgerufen wird.

Man merke:

Bei *Chin.* ist der ganze Bauch aufgebläht,

bei *Lyc.* die u n t e r e n Bauchteile und

bei *Carb.-v.* vorzüglich die oberen Teile (Magengegend).

Bei *Lyc.* pflegt der Blähungszustand in Verbindung mit c h r o n i s c h e n L e b e r l e i d e n vorzukommen. Aufstoßen erleichtert! (Bei *Chin.* erleichtert das Aufstoßen nicht.)

Lyc. hat einen auffallenden Wechsel v o n H u n g e r u n d S a t t h e i t. Setzt sich hungrig zu Tisch, ist aber nach wenigen Bissen u n b e h a g l i c h v o l l! Dies hat k e i n Mittel in diesem Maße! Winde r i e c h e n n i c h t! (China-Winde riechen stark, sie sind sehr stinkend!)

B) Organotrop

Lyc. kommt organotrop hauptsächlich für die r e c h t e Körperseite in Frage. Es wirkt in jedem Alter günstig, besonders aber für alte Leute und Kinder. Man soll es nicht unter D 12 geben. *Lyc.* ist auch ein Aftermittel und ist bei r e c h t s seitigen Brüchen von Nutzen. Es ist aber zuerst ein Lebermittel und ist hilfreich bei Impotenz.

R e c h t e Mandelanschwellung und Eiterung, sowie Entzündung. Schmerzen r e c h t s beginnend, in welchem Organ,, spielt hierbei k e i n e R o l l e! Lungenentzündung r e c h t s. Nasenkatarrh chronisch und trokken rechts beginnend!

C) Konstitution

Lyc. gehört zu den Lebertypen mit gelblicher Gesichtsfarbe (wie *Chin.*). Dunkle Augenschatten, Oberkörper abgemagert, Unterkörper gedunsen. Liebt Schleckereien. Völlegefühl. Venöse Stase. Offener Mund *(Carb-v.).* Menschen mit schwachen Muskeln und scharfem Verstand. Hagere Menschen mit pessimistischer Lebensauffassung, und die sich gerne zurückziehen. *Lyc.* D 30 im Wechsel mit *Sulf.* D 30 und *Calc.* D 30 vermag tiefgreifend umzustimmen!

Wir fassen zusammen

Alle 3 Mittel *(Chin., Carb-v., Lyc.)* leiten i m B l ä h e n!

Man merke:

Bei *Chin.* ist der g a n z e Bauch aufgebläht,

bei *Carb-v.* vorzüglich die o b e r e n Bauchteile,
bei *Lyc.* die u n t e r e n Bauchteile.

Chin. u n d *Lyc.* haben Blähungszustände in Verbindung mit chronischen Leberleiden. *Carb-v.* hat übermäßige Blähungen i m M a g e n mit Magenbrennen. Bei China-Blähung ist der Bauch so voll, daß ein Verlangen nach Aufstoßen besteht, das Aufstoßen erleichtert aber nicht.

Carbo-Blähung hat außer dem bereits erwähnten, wie *Chin.*, große S c h w ä c h e z u s t ä n d e. Das Aufstoßen bei Lycopodium-Blähung erleichtert!

Chin. steht in Beziehung zur Leber und hat mit *Lyc.* die blaßgelbliche Gesichtsfarbe und die dunklen Augenringe gemeinsam. Ebenso gemeinsam haben alle drei Mittel: Venöse Stase, das heißt Stauungszustände.

Carb-v. hat blaßbläuliches Gesicht und Nase, infolge fehlerhaften Sauerstoffwechsels, deshalb die Verdauung einem schwelenden Feuer gleichend!

Ein Blähungsfall: Junger Mann von 22 Jahren klagt seit einem $^1/_2$ Jahr über ein Gefühl von Schwere unter den kurzen Rippen, und zwar besonders linksseitig; oft stellt sich auch direkt ein schmerzhaftes Gefühl an derselben Stelle ein. Verschlimmerung der Beschwerden b e i u n d n a c h d e m E s s e n ; Trockenheit im Munde, schlechter, nicht näher zu bezeichnender Geschmack, B l ä h u n g e n und Rumpeln in den Därmen. Es besteht Mattigkeit und n i e d e r g e s c h l a g e n e Stimm u n g. Äußerlich am After schmerzhafte Hämorrhoidalknoten. Verschlimmerung der Magenbeschwerden nach Fettessen und kalten Speisen. *Puls.* 3mal täglich 5—6 Tropfen gegeben, wirkt in kurzer Zeit lindernd und heilend.

Blähungs-Richtlinien

Voller Winde die nicht gehen: *Carb-v.*
Blähungen schmerzhaft, drücken nach oben, Aufstoßen erleichtert: *Lyc.*
Blähungen schmerzhaft, wie roh und wund in den Gedärmen: *Bell.*
Blähungen schmerzhaft, heftige Kolik um den Nabel, Auftreibung: *Bapt.*, *Haem.*
Blähungen schmerzhaft, Krampf, starke Ansammlung: *Valer.*
Blähungen schmerzhaft bei geringem Druck, Völle und sitzende Lebensweise: *Nux-v.*
Blähungen schmerzhaft nach allen Richtungen, heftig reißend: *Dios.*
Blähungen schmerzhaft mit Empfindlichkeit gegen Berührung: *Puls.*
Blähungen schmerzhaft mit Stechen in der Lebergegend: *Magn. carb.*
Blähungen schmerzhaft stechend, schneidend, von Erkältung: *Coloc.*
Blähungen schmerzhaft zum Zusammenkrümmen zwingend, Lauftaufstoßen: *Nat-m., Coloc.*
Blähungen schmerzhaft, große Blähungen, Bauch sehr hart: *Magn.-m.*
Blähungen schmerzhaft im Unterleib, Bewegung bessert, Liegen verschlimmert: *Phos.*
Blähungen schmerzhaft, versetzt, mit Drücken, Reißen, Schneiden: *Ambr.*
Blähungen mit Kollern im Leib: *Agn., Lyc.*
Blähungen, starke, sehr stinkende heiße Winde: *Sulf. (Chin., Asaf.).*
Blähungen mit Kollern und Brennen im Leib: *Ph-ac.*
Blähungen faulig und ranzig riechend. *Graph.*

Blähungen übelriechend, mit Durchfall, Stuhl hellgelb: *Gent-lut., Chin.*
Blähungen mit Auftreibung, sehr stinkende Winde: *Ferr-p., Chin., Olnd.*
Blähungen infolge Leberleiden: *Card-m., Podo., Chelon glabra, Raph.*
Blähungen mit Ohnmachten: *Mosch., Nigella sativa.*
Blähungen mit sehr stinkenden Winden: *Echi.*
Blähungen morgens und bei Bewegung schlimmer: *Nat-s., Rhod.*

IV. Deliriums-Mittel

Trio: Belladonna — Stramonium — Hyoscyamus niger

W e i t e r e M i t t e l s i n d : *Plat., Rhus-t., Lach., Verat., Thuj., Glon., Meli.*

1. Belladonna-Delirien

A) Symptomatisch (Leitsymptome)

Dr. REHM sagte von *Belladonna:* „Leider Gottes ist *Belladonna* ein Fiebermittel geworden."

Liebe Leser! Das ist es zwar immer noch, aber bei weitem nicht nur das! Es ist vielmehr ein Deliriumsmittel — ein Entzündungsmittel — ein Krampfmittel!

Viele andere Mittel haben Delirien, aber die drei oben genannten verdienen an die Spitze gestellt zu werden.

Belladonna hat h e f t i g e D e l i r i e n , mit und ohne Schmerzen. Dabei bildet sich der Patient ein, er sehe: G e i s t e r , s c h r e c k l i c h e G e - s i c h t e r , T i e r e u n d I n s e k t e n. Er fürchtet allerhand e i n g e b i l - d e t e D i n g e und will ihnen entfliehen, bricht in G e l ä c h t e r aus oder s c h r e i t u n d k n i r r s c h t m i t d e n Z ä h n e n , b e i ß t u n d s c h l ä g t u m s i c h , er führt allerlei G e w a l t a k t e a u s und ist nur schwer zu bändigen. K e i n M i t t e l hat so ausgesprochen heftiges Delirium wie *Bell.*

Ein charakteristisches Symptom von *Bell.* bei Delirium im Vergleich zu den anderen beiden Mitteln ist: Die augenscheinliche Blutüberfüllung des Gehirns.

B) Organotrop

Bell. kann organotrop. überall dort eingesetzt werden, wo es sich um lokalisierte Entzündungen im ersten Stadium handelt. Das kann sein: Am Kopf, am Hals, an den Brüsten, oder ein Furunkel irgendwo am Körper.

C) Konstitution

Eine Belladonna-Konstitution gibt es nicht.

Ein Belladonna-Fall

Dr. BURNETT sagt:

Wenn du es unternimmst, eine sogenannte unheilbare Krankheit zu heilen und es gelingt dir nicht, so wirst du ausgelacht, wenn es dir aber gelingt, so wirst du gehaßt. — Nämlich nicht immer nur von den Gegnern.

Aber andere Gesichtspunkte als die in der heutigen Homöopathie meist noch herrschenden, muß der Arzt haben, der so weit kommen will: Für mich ist, sagt Burnett, ein Arzt, der sich i m m e r n u r a n d i e S y m p t o m e hält, gleich dem Leser, welcher um zu Lesen jedes Wort buchstabieren muß. Es sei nicht genug, das Gesamtbild der vorhandenen Krankheitserscheinungen (Symptome) mit d e n e n t s p r e c h e n d e n M i t t e l n z u d e c k e n. Wenn dies geschehen sei, sei man erst h a l b w e g s, und der Arzt habe sich folgende Fragen vorzulegen:

Welches ist die wirkliche Natur, die Entstehungsgeschichte der Krankheit? Wodurch ist sie entstanden? Wirkt die Krankheitsursache noch fort oder ist sie beseitigt? Ist das gewählte Mittel tatsächlich im Stande, ein der Krankheit ähnliches Bild (Übelbefinden) zu erzeugen? Ist das Mittel vollständig dem Krankheitsfall entsprechend, so daß es nur palliativ (vorübergehend beschwichtigend) wirkt? — Dr. Burnett führt zum Beleg für das Gesagte e i n e n F a l l a u s s e i n e r e i g e n e n f r ü h e r e n P r a x i s a n:

Ein Belladonna-Fall: Er hatte einst ein junges Mädchen durch eine Reihe von Jahren an wiederholten Anfällen von B l u t a n d r a n g z u m K o p f, n a c h d e m G e h i r n, zu behandeln. Plötzlich rötete sich ihr Gesicht und wurde heiß. Ihre P u p i l l e n waren b e d e u t e n d v e r g r ö ß e r t. Sie war ruhelos, sie w a r f s i c h h i n u n d h e r u n d s c h w a t z t e U n s i n n (Unruhe mit Delirien). Diese Symptome stimmten zu einer Belladonna-Vergiftung, deshalb wurde auch *Bell.* jedesmal gegeben, u n d e s h e i l t e j e d e s m a l (und war doch keine Heilung). Zuletzt aber versagte *Bell.* bei solch einem Anfall und Patientin starb. Es stellte sich heraus, daß die Anfälle F o l g e g e w e s e n w a r e n v o n T u b e r k e l n, die *Bell.* hatte die S y m p t o m e b e s e i t i g t, a b e r d i e K r a n k h e i t u n g e h e i l t g e l a s s e n. Burnett sagt weiter, daß er in solchen Fällen bei Tuberkeln der Gehirnhäute mit *Glon.* D 3 im Wechsel mit *Jod.* D 3 gute Resultate gehabt habe, aber noch besser sei es in solchen Fällen, die s c h w e r s t e n G e s c h ü t z e zu gebrauchen und das seien i s o p a t h i s c h e[1]) Mittel, in diesem Fall also *Tub.* aber n i c h t u n t e r d e r C 30 i n k l e i n s t e n, s e l t e n e n G a b e n!

Ein anderer Fall: Frau J. G., 47 Jahre alt, ist seit einigen Jahren in den Wechseljahren. Nach 3 Monaten kam erstmals wieder die Regel. Statt 4 Tage dauerte sie 12 Tage lang. Die Blutung war normal, also nicht stark, aber 3mal länger anhaltend als normal. N a c h u n d s c h o n w ä h r e n d dieser Zeit erwachte die Frau jeden morgen nach dem Schlaf mit Kopfweh und Schwindel. Es war ein Gefühl von Leere im Kopf vorhanden. Alle Anzeichen sprachen für *Lach.*, weil das Leitsymptom vorhanden war: Schläft sich in die Krankheit hinein, oder in die Verschlimmerung hinein! Und doch half *Lach.* nicht! Warum? Antwort: Es war die Ursache nicht berücksichtigt worden! Die Ursache war: Säfteverlust! Dadurch entstand ein Schwächezustand mit Herzbeschwerden, Zittern der Knie und Kopfschmerz mit Schwindel und Appetitmangel und teilweiser Übelkeit. Kurz K r e i s l a u f s t ö r u n g! Das paßte alles zu *Lach.* und doch half es nicht!

Ich gab *Chin.* D 2 mit *Chin-a.* D 4 und am ersten Tag trat durch *Chin.* allein auffallende Besserung ein. Am zweiten Tag Verschlechterung, dann entgültige Besserung. Während der Regelblutung gegen das Ende zu, trat das Gefühl auf, als ob der Uterus

---

[1]) Das sind g l e i c h s i n n i g e Mittel, während homöopathische Mittel, ä h n l i c h e Mittel sind, das heißt der Gesamtheit der Symptome entsprechende ähnliche Mittel

nach unten herausfallen wollte und es bestand sehr häufiges Wasserlassen dabei *Lil-t.* D 6 einmal 5 Tropfen genügten um den Zustand zu beseitigen.

Das sind 2 Fälle die zeigen wollen, daß es nicht immer auf die Symptome allein ankommt, so wichtig sie sind, sondern v i e l m e h r   n o c h   a u f   d i e   U r s a c h e n !

2. Stramonium-Delirien

A) Symptomatisch (Leitsymptome)

Stram. hat h o c h g r a d i g e s   D e l i r i u m , welches sich von *Bell.* und *Hyos.* hauptsächlich durch den Grad der Heftigkeit unterscheidet. Die Raserei ist manchmal furchtbar: S i n g e n ,   L a c h e n ,   G r i n s e n ,   P f e i f e n , S c h r e i e n ,   k l ä g l i c h e s   B e t e n   o d e r   g r ä ß l i c h   F l u c h e n u n d   g r o ß e   G e s c h w ä t z i g k e i t .

Ferner wirft sich der Patient in alle möglichen Lagen, die seinem veränderlichen Delirium entsprechen: kreuzweise, lang ausgestreckt, rollt sich wie eine Kugel zusammen oder macht sich steif oder fährt plötzlich mit dem Kopf aus den Kissen in die Höhe. Die Gegenstände scheinen ihm verkehrt und schief... Der Tod ist der Abschluß dieser Szene, w e n n   *Stram.* n i c h t h i l f t !

Von allen Mitteln hat *Stram.* am meisten G e s c h w ä t z i g k e i t .

Hyos. hat am meisten g e f ü h l l o s e   B e t ä u b u n g .

Bell. steht in dieser Hinsicht in der Mitte zwischen beiden Mitteln.

Stram. wirft sich umher, fährt mit dem Kopf aus den Kissen.

Hyos. zuckt, zupft, langt in die Luft, liegt sonst aber ziemlich still.

Bell. fährt hoch oder springt auf beim Einschlafen oder beim Erwachen. Alle 3 haben zeitweise das Verlangen zu entfliehen.

B) Organotrop

Man könnte alle 3 Deliriums-Mittel am treffendsten als Kopfmittel bezeichnen.

C) Konstitution

Eine Belladonna-, Stramonium- und Hyocyamus-Konstitution gibt es nicht!

3. Hyoscyamus-Delirien

A) Symptomatisch (Leitsymptome)

Hyoc. hat ebenfalls hochgradiges Delirium, jedoch mit geringerem wechselnd. Bei *Bell.* herrscht die heftige Form vor, während die ruhige oder benommene Art, die Ausnahme ist. Bei *Hyoc.* ist es gerade umgekehrt. Hier herrscht die Benommenheit vor, mit gelegentlichen Ausbrüchen der heftigen Form. Das Gesicht des Belladonna-Patienten ist rot, das des Hyocyamus-Patienten b l e i c h   u n d   e i n g e f a l l e n . Der Hyocyamus-Patient ist schwach und die Schwäche nimmt zu. Seine heftigen Deliriumsausbrüche können wegen der S c h w ä c h e nicht lange anhalten. Dies ist weder bei *Bell.* noch bei *Stram.* der Fall. Die Hyocyamus-Patienten können mit heftigen Deliriumsausbrüchen beginnen, diese werden jedoch milder und weniger häufig und die B e t ä u b u n g nimmt zu, bis völlige B e w u ß t l o s i g k e i t eintritt, so daß es manchmal schwierig ist, zwischen diesem Mittel und *Op.* zu wählen. Der Patient sieht F l o c k e n vor den Augen, nach denen er greift, zupft am Bettzeug, murmelt undeutlich, oder sagt stundenlang kein Wort. Die Zähne sind mit Unreinigkeiten überzogen, der Unterkiefer sinkt herab, Stuhl und Urin gehen unwillkürlich ab, also das völlige Bild g r o ß e r E r s c h ö p f u n g d e s G e i s t e s u n d d e s K ö r p e r s ! *Hyoc.* ist nicht nur ein wichtiges Mittel bei a k u t e m Delirium, sondern eines der brauchbarsten bei c h r o n i s c h e n Manien. Wenn das akute Delirium in die ruhige Form, Manie genannt, übergeht, ist dieses Mittel w e i t a u s a m z u v e r l ä s s i g s t e n. Wenn die Manie nach einer a k u t e n K r a n k - h e i t auftritt, ist es eines unserer Hauptmittel.

In diesen Formen der Manie gibt es sehr bestimmte Symptome, die es er- fordern: zum Beispiel der Patient ist s e h r a r g w ö h n i s c h, will die Arznei nicht nehmen, weil er meint oder glaubt, m a n w o l l e i h n v e r - g i f t e n o d e r e i n A n s c h l a g s e i g e g e n i h n g e p l a n t. Oder der Patient d e c k t s i c h a u f u n d e n t b l ö ß t s i c h, s i n g t u n d s c h w a t z t v e r l i e b t e s Z e u g. M u s k e l z u c k e n v o n d e n A u g e n b i s z u d e n Z e h e n i s t e i n H a u p t s y m p t o m.

B) Organotrop

Es ist organotrop ebenfalls ein Kopfmittel (Gehirn).

C) Konstitution

Eine Hyocyamus-Konstitution gibt es nicht.

1. Stramonium-Fall: Ein bildhübsches 18jähriges Mädchen wurde von dem be- kümmerten Vater aus Berlin nach Hause geholt, da ihr Geist völlig umnachtet war. Sie riß sich, wenn unbewacht, die Kleider vom Leib, sprang durchs Fenster, wollte zum Pastor und den heiraten, sang, weinte, lachte, betete, alles durcheinander. Sie schlief 6 Wochen lang fast gar nicht und mußte Tag und Nacht bewacht werden. Dabei war der Puls ruhig, keine Kopfhitze, scheinbar völlig gesund. Ich gab ihr *Stram.* D 3, täglich 3mal 5 Tropfen. Die Kranke fiel sehr bald in unruhigen Schlaf, erhielt nach dem Erwachen gleich wieder das Mittel und bekam nun lichte Augen- blicke, in denen sie sich nicht besinnen konnte, was sie in ihrem Wahn getan. Es folg- ten zwar wieder kurze Anfälle, aber nach 8 Tagen war sie völlig gesund und ist jetzt lange verheiratet. Von dem, was in den 6 Wochen mit ihr vorgegangen, weiß sie keine Spur.

2. Fall: Eine schon nervenschwache Frau hatte sich allerlei Schicksalsschläge, die aufeinander trafen, so zu Herzen genommen, daß sie ebenfalls in Manie [1]) verfiel. Namentlich weinte sie viel, schalt die Leute aus, die sie nach ihrer Meinung umbrin- gen wollten, glaubte Gespenster zu sehen, war schlaflos, hatte aber auch lichte Augen- blicke zwischen den Anfällen. Sie erhielt *Stram.* D 3 täglich 3mal 5 Tropfen, worauf alsbald Besserung eintrat. Die Anfälle wurden sichtlich seltener, kürzer aber schwerer, wenn ein paar Tage das Mittel fehlen blieb. Oft blieben die Anfälle 8 Tage lang aus dann wurde auch nicht eingenommen. Endlich nach 3 Monaten konnte das Mittel ganz fortfallen, denn die Frau war und blieb gesund.

[1]) tobsüchtig, wahnsinnig

3. Fall: Wutanfälle und Gespenstersehen. Eine 45jährige Frau hatte in den letzten Jahren öfter Wutanfälle bekommen, welche jedesmal $^1/_4$ Jahr anhielten. Sie schimpfte dann entsetzlich über ihre Umgebung, sah auch im Dunkeln allerlei Gestalten und Tiere, welche sie packen wollten und vor welchen sie sich fürchtete. Die Frau war stets in ärztlicher Behandlung gewesen und es waren bereits Anstalten getroffen, sie in ein Irrenhaus zu bringen. Dr. MAU gab dieser Frau, weil sie glaubte Gespenster zu sehen und sich im Dunkeln fürchtete, *Stram.* D 6 täglich fünf Tropfen. In 14 Tagen war sie bedeutend besser und nach 4 Wochen gesund, ohne daß ein Rückfall eingetreten ist.

4. Fall: Lange bestandener Irrsinn. Ein Mann, 36 Jahre alt, war seit mehreren Monaten vollständig irrsinnig. Er glaubte in der Gruft zu liegen, beichtete, betete und verlangte erschlagen zu werden. Dann schlug er wieder rasend um sich, daß die Wächter ihn nicht halten konnten. Diese hielt er für Hunde und bellte, um sich ihnen verständlich zu machen. Er sprach auch jüdisch, was er sonst nicht konnte, und glaubte das Haus sei von Wagen, Juden und Gänsen umstellt, die ihn hänselten, was ihn wütend machte. Er war bleich, aß wenig und schnitt beständig Grimassen, war ohne Erfolg allopathisch behandelt und bekam jetzt täglich 2mal *Stram.* D 9 (je länger die Krankheit, je höher muß die Potenz gewählt werden). Sehr bald stellte sich Schlaf ein und in wenigen Tagen war er völlig geheilt.

Delirium-Richtlinien

Furcht und Gefühl, als falle er in die Tiefe: *Bell.*
Glaubt verrückt zu werden, dabei Schwindel: *Cann-i.*
Religiöse Manien, Verzweiflung am Seelenheil: *Sulf., Bapt., Lil-t., Nux-v.*
Wütend, schlägt seine Umgebung, zerreißt und vernichtet alles: *Verat.*
Lacht viel, oft ganz grundlos, sehr albern, schwerfällig: *Apis.*
Geil, hoffärtig, Tobsucht, Raserei, Zähne knirschen, geschwätzig: *Stram.*
Glaubt verfolgt, verraten, vergiftet zu werden: *Hyoc., Dros., Lach., Agar.*
Große Wut, Sprachverlust, Mordlust, blödes Lachen: *Hyoc.*
Wahn mit Sinnestäuschungen: *Bell, Calc.*
Religiöser Wahn. Melancholisch, Selbstmordgedanken: *Psor., Aur.*
Schamlos, entblößt die Geschlechtsteile: *Hyoc., Phos.,* Rana bufo, *Verat., Ph-ac.*
Größenwahn: *Sulf., Stram.*

Säufer-Delirien-Richtlinien

Roter Kopf, Schlafsucht, röchelt, spricht im Schlaf, Verstopfung: *Op.*
Schlaflosigkeit und Tobsucht der Säufer: *Gels.*
Mit Unruhe und Schlaflosigkeit: *Cimic.*
Mit Zuckungen, Zittern, Sehen wirrer Bilder: *Agar.*
Nervöse Schlaflosigkeit, Neuralgien innerer Organe und Glieder: Passiflora.
Anfälle, Wutanfälle mit Zittern: *Ran-b.*
Mit Anfällen von Raserei, Tobsucht, sieht Tiere: *Stram., Bell.*
Sieht Schreckgestalten, Ratten, Mäuse, Mord, Feuer usw.: *Calc., Bell.* Außerdem: *Lup., Arn. . . .*

Fälle von heftigem Delirium tremens [2])

Diese wurden durch *Sulf-ac.* wohltätig beeinflußt. In allen Fällen handelte es sich um gewohnheitsmäßige Schnapstrinker, die folgende Symptome aufwiesen: Delirium, bisweilen so heftig, daß mehrere Personen nötig waren, um die Betreffende im Bett zu halten. Gelegentliche Konvulsionen und viel Gottlosigkeit (gottloses Reden und Fluchen). Die meisten Symptome waren in allen 3 Fällen so, wie sie für akute Manie (Wahnsinn) charakteristisch sind. Es wurde *Ran-b.*, 5 Tropfen der Tinktur stündlich, verordnet, worauf sich bald Besserung bemerkbar machte. Die Anwendung eines Schlafmittels oder eines Beruhigungsmittels war nicht erforderlich.

V. Hunger-Mittel

Trio: Natrium muriaticum — Jodum — Ferrum metallicum

W e i t e r e M i t t e l s i n d : *Abrot., Sanic., Tub., Lyc., Chin., Petr., Nux-v., Kali-c., Phos., Anac., Chel., Graph* ...

1. Natrium muriaticum-Hunger

A) Symptomatisch (Leitsymptome)

Nat-m. hat s t a r k e n H u n g e r, dennoch magert der Patient ab bei reichlichem Essen. Er sitzt gewissermaßen im Schmalzhafen und wird doch nicht fett! *Acid-ac., Abrot., Jod., Sanic., Tub.*) Fühlt sich n a c h dem Essen matt und schläfrig. (Jod-Patient fühlt sich wohler.) Ist nach dem Essen auch verdrießlich mit drückendem Schmerz, Vollheitsgefühl und Unbehagen in der Magen- und Lebergegend, das sich bei fortschreitender Verdauung bessert. Schnell voll, Völlegefühl, Blähungen und Unbehagen bis der Verdauungsprozeß gut vorgeschritten ist, worauf dann Besserung eintritt.
(Gegenstück von *Anac.*)

A b n o r m a l e B e g i e r d e n a c h S a l z, Abmagerung, Hunger und Durst sind bei *Natr-m.* vorhanden. (Abmagerung am stärksten bemerkbar am Hals!) D 200 und höher sind angezeigt!

B) Organotrop

Natr-m. organotrop hat Beziehungen zu: Herz- und Kopfschmerzen, Verdauungsorgane vom Mund bis zum After. (Landkartenzunge.) Zahnfleisch, Bauch (Blähungen), Harnorgane, Blut, Sehnen, Haut.

C) Konstitution

Natr-m. gehört zu den asthenischen (kraftlosen) Typen mit körperlicher und seelischer Schwäche. Menschen mit müdem Rücken, Kissendruck bessert. Halsabmagerung. (Schilddrüse.) Verschlossen, aufbrausend bei Zuspruch, Durst. Salzgier. Abwehrgeschrei der Kinder.

---

[2]) Säuferwahnsinn

2. Jodum-Hunger

A) Symptomatisch (Leitsymptome)

Eines der Leitsymptome für *Jod.* ist:

H e i ß h u n g e r, i ß t   o f t   u n d   v i e l,   m a g e r t   a b e r   f o r t -
w ä h r e n d   a b. Fühlt sich nach dem Essen oder während des Essens wohler.
Der a u ß e r o r d e n t l i c h e   H u n g e r durch Essen gebessert, mit fortschreitender A b m a g e r u n g ist in erster Linie von Wichtigkeit und
L e i t s y m p t o m   v o n   *Jod.* Die Besserung durch Essen betrifft nicht nur
das H u n g e r g e f ü h l, sondern seine Leiden im allgemeinen, er fühlt sich
nur wohl beim Essen, oder er fühlt sich stets beim Essen a m   w o h l s t e n.
Dies Symptom, wenn es scharf ausgeprägt ist, s c h l i e ß t   a l l e   a n d e -
r e n   M i t t e l   a u s, ganz gleich, ob es sich um Schwindsucht der Lungen, des
Dünndarmgekröses oder allgemeinen Marasmus (= Verfall-Schwund) handelt und hat zu vielen bemerkenswerten Kuren geführt. NASH sagt:

Ich habe viele Fälle von Kropf mit *Jod.* D 100 000, wenn es indiziert war,
geheilt, indem ich für 4 Abende n a c h   V o l l m o n d, je ein Pulver abends
verordnete. Die örtliche Anwendung gegen Drüsenvergrößerung ist töricht
und gefährlich.

B) Organotrop

Jod. organotrop ist ein Kropfmittel, es wird auch gegen Uterus-Blutungen
und Krebs eingesetzt. Auch andere Drüsen werden davon beeinflußt, besonders die Gekrösedrüsen und die Schilddrüse. Verschlimmerung aller Symptome im warmen Zimmer.

C) Konstitution

Der Jod-Patient gehört zu den Endokrinen Typen mit Grundumsatzstei-
gerung (= Drüsen mit innerer Sekretion). Der Jod-Typ h a t e w i g   H u n -
g e r! Trotz Essens keine Gewichtszunahme. Ungeduld, wenn Tisch nicht
gleich gedeckt ist. Z i t t r i g e   S c h w ä c h e. Trotz Frostigkeit wird Wärme
nicht vertragen! Unruhe bis Angst, fahrig. Drüsenkinder mit Husten, schlimmer im warmen Zimmer und bei Rückenlage.

3. Ferrum-metallicum-Hunger

A) Symptomatisch (Leitsymptome)

Ferr. hat bei Magen- und Darmstörungen einige eigentümliche und charakteristische Symptome:

H e i ß h u n g e r *(Chin.),* d e r   m i t   v ö l l i g e m   A p p e t i t m a n -
g e l   w e c h s e l t. Erbrechen der Nahrung, oder A u f s t o ß e n   n a c h
d e m   E s s e n. Verlangen nach Brot und Butter. Verträgt nicht Bier oder
Tee. Die Speisen l i e g e n   d e n   g a n z e n   T a g im Magen und werden
nachts erbrochen. Schmerzgefühl in den Eingeweiden, als wären sie gequetscht
oder als wären Abführmittel genommen worden, unverdaute, schmerzlose
Stühle *(Chin.)* nachts oder während des Essens oder Trinkens. *Chin.* hat
Ähnlichkeit, doch es hat mehr Flatulenz als *Ferr.*

B) Organotrop

Eisen ist organotrop für alle Organe und Gewebe des Körpers am Platz, wenn sie den Leitsymptomen von Eisen entsprechen.

C) Konstitution

Ferr. gehört zu den Kreislauftypen mit fehlerhafter Blutverteilung und venöser Stase. Es sind blutarme Kinder (oder Erwachsene) mit blassem, aschfahlem, bleichem oder grünlichem Gesicht, mit großen Augen und sichtbaren Venen. J ä h e G e s i c h t s r ö t u n g. Übernehmen sich beim Spiel. Kollaps, Nasenbluten. Anämisch, chlorotische (= bleichsüchtige) Mädchen mit heißem Kopf und kalten Händen und Füßen. Hellrote Blutungen aus der Nase, Niere, Blase, Uterus. Ohrensausen, Ohnmacht, Verdauungsstörungen. Winde nach faulen Eiern riechend. Durchfall gleich nach dem Essen oder nachts. Reizblase. B l a s s e S c h l e i m h ä u t e, besonders im Mund. Besserung bei langsamem Umhergehen.

3a) Anacardium-Hunger

A) Symptomatisch (Leitsymptome)

Anac. hat einen Magenschmerz, welcher nur auftritt, wenn der Magen leer ist und wird durch Essen gebessert. *Nux-v.* bessert, wenn der Verdauungsprozeß vorüber ist, also Schmerz während der Verdauung hat. Nux-vomica-Schmerz 2—3 Stunden nach dem Essen am schlimmsten. Nach Beendigung der Verdauung tritt Besserung ein. Bei *Anac.* sind die Schmerzen n a c h der Verdauung am schlimmsten und breiten sich nach dem Rückgrat aus. D 200 ist nach NASH wirksamer als niedere Potenzen.

B) Organotrop

Anac. ist organotrop ein Magenmittel. Es hat das Gefühl eines Reifens um einzelne Körperteile und hat Pflockgefühl im After und anderen Teilen. Es hat ein sonderbares Symptom: Unwiderstehliche Neigung zum Fluchen! Es ist auch ein gutes Mittel bei Schwund des Namensgedächtnisses.

C) Konstitution nach Dr. QUILISCH

Der Ulcus-duodeni-Patient. Enorme Reizbarkeit: Fluchen und Schwören. Agressiver Neurotiker. Grausam, deprimiert. Meist mager. Pflockgefühl. Besserung durch Essen. Obstiert [1]). Mächtiges Hautmittel.

Dr. REHM sagt: Mit *Anac.* und *Chel.* lassen sich 60—70 Prozent aller Magengeschwüre heilen. Der Rest braucht andere Mittel. Ein Beispiel:

Herr Fr. G. in H., 78 Jahre alt, n a h m wegen Namensgedächtnisschwäche *Anac.* und *Bar-c.* und er konnte lange gesuchte Erinnerungen aus Zeiten, die in den ersten Weltkrieg fallen, wieder finden, die Namen fielen ihm wieder ein!

Ein anderes Beispiel:

Frau A. S., 78 Jahre alt. Als ich nachstehende Verordnung empfahl, lag Patientin schon 5 Monate krank. Es gingen 2 Ärzte aus und ein. Die körperlichen Beschwerden schienen soweit normalisiert zu sein, doch ein schweres seelisches Leiden (Gemüt)

---

[1]) Verstopfung

stellte sich ein und war nach meiner Ansicht zuallererst zu behandeln. Der Hausarzt verordnete in dieser langen Zeit sehr viele Arzneien. Es mußten 4—5 Mittel, von denen 1—2 davon Komplexmittel waren, genommen werden. Außerdem abends 3 Spritzen noch dazu! Die Verordnungen wurden fast wöchentlich gewechselt und neue Mittel gegeben. Ich vermute, daß dieses Vielerlei das seelische Leiden mit verursachte! Krankheitsname war unbekannt.

Leitsymptome: Drang zum Fluchen ohne Willen des Patienten, der sich dagegen mit aller Macht stemmte. Ein anderes Symptom: Möchte immer beten. Weiter: Gefühl sehr heißer Hände, Gesicht und Mund beziehungsweise Gefühl von Brennen wie von Feuer. Örtlich war keine Hitze spürbar.

Ich empfahl absetzen der bisherigen Arznei und neue Verordnung: *Anac.* D 6 und *Phos.* D 30 und eine Gabe *Sulf.* D 200. Erfolg: Erst-Verschlimmerung aller Symptome! Absetzen der Mittel 2 Tage lang, dann wieder *Anac.* D 6 und *Phos.* D 30. *Anac* D 6 bringt jedesmal Verschlimmerung — nämlich die Neigung beziehungsweise Zwang zum Fluchen. *Anac.* D 30 brachte deutliche Besserung! *Lil-t.* D 6 verschlimmerte ebenfalls. Es wurde wieder abgesetzt. Die Verordnung von *Lil-t.* wurde empfohlen wegen dem Symptom: „Zweifelt an ihrer Seligkeit und weil ein Uterusvorfall vorlag. 3 Wochen gleichbleibende aber etwas schwankende Besserung. Wegen der sehr großen allgemeinen Schwäche Verordnung: *Chin-a.* D 4, eine Gabe am selben Abend brachte sehr auffallende Besserung, die aber nur 2 Tage anhielt. Man konnte einen deutlichen Einschnitt durch *Chin-a.* jedoch von da ab beobachten. Patient war eben sehr stark geschwächt und bei dem hohen Alter ist eine langsame Besserung schon viel. Wetter-Tief brachte vorübergehend Verschlechterung, dann erfolgte auffallende und anhaltende Besserung. Patient ist sehr glücklich und dankbar. Brennen fast weg. Patient glaubte in der Hölle gewesen zu sein, sah Gespenster und Schreckgestalten.

3b) Chelidonium-Hunger

A) Symptomatisch (Leitsymptome)

Bei Appetitverlust, Ekel und Übelkeit oder Erbrechen galliger Massen, besonders wenn der Patient außer heißen Getränken nichts im Magen behalten kann, haben wir einen deutlichen Hinweis für *Chel.* Essen bessert, wie bei *Anac.* und *Petr.*

B) Organotrop

Chel. ist organotrop ein Lebermittel. Es hat auch Lungenentzündung verbunden mit Leberleiden mit einem eigentümlichen Schmerz im rechten unteren Schulterblattwinkel (kann auch fehlen).

C) Konstitution

Dr. W. QUILISCH sagt: Blaßgelber Leberkranker (akut dunkelrot). Vorwiegend Durchfallneigung. Ikterus [1]). Frösteln. Rote Knötchen und Pusteln im Gesicht. Erstklassiges Lebermittel. Rechtsseitigkeit ausgesprochen Schmerz am rechten Schulterblattwinkel. D 2 — D 4.

Herr M. hat ein Magengeschwür und klagt über Beschwerden und Sodbrennen. Verordnung beziehungsweise Empfehlung: *Anac.* D 12 und *Chel.* D 2 und *Nux-v.* D 4 und Heilerde. E r f o l g : Ausgezeichnet, Patient ißt, raucht und trinkt wieder was kommt!

---

[1]) Gelbsucht

Ein Graphit-Fall: Die hauptsächlichsten in der Homöopathie gebräuchlichsten Kohlepräparate *Carb-v., Carb-a.* und *Graph.* zeigen in ihren Beziehungen zu Magen und Darm manche Ähnlichkeiten. Frau S., 25 Jahre alt, leidet seit einem Jahr an häufig auftretenden Magenbeschwerden, die sich besonders durch M a g e n - k r ä m p f e, welche allerdings nicht gerade sehr heftig sind, kundgeben. Die Schmerzen bezeichnet sie als greifende und nagende; sie gehen bis in den Unterleib und ziehen auch vom Magen nach beiden Seiten bis in die Mitte des Rückens. Die Zunge ist rein; Appetitlosigkeit nicht vorhanden. Bei den Schmerzanfällen häufig Wasserzusammen- laufen im Munde, das aber ohne Geschmack ist. S o b a l d   s i e   e t w a s   g e n i e ß t, l e g e n   s i c h   d i e s e   S c h m e r z e n. Es besteht Abneigung gegen Bouillon und Fleisch; etwas mehr gesalzene und süße Speisen werden schlecht vertragen. Häufig ranziges Aufstoßen. Anämisches Aussehen, Gesicht sehr blaß. Ihr Gemütszustand zeigt Niedergeschlagenheit und Bangigkeit, als stehe irgendein Unglück bevor. Da *Bism.*, welches ich zunächst gegeben, keinen Erfolg hatte, ging ich zu *Graph.* in 4. Dezimalpotenz über, morgens und abends eine kleine Messerspitze. 3 Wochen nach Verabreichung der ersten Graphit-Gabe war Patientin geheilt.

Hunger-Richtlinien

Heißhunger (oder Hunger) wechselt mit Appetitmangel: *Ferr., Lup.*
Heißhunger und großer Durst. Nach dem Essen Unbehagen: *Con.*
Stets Hungergefühl mit Magendrücken nach dem Essen: *Bov.*
Steter förmlicher Heißhunger mit Schwitzen und Zittern: *Agar.*
Heißhunger, Gefräßigkeit mit großer Verdauungsschwäche: *Sep.*
Heißhunger oder mangelnder Appetit, schnell satt: *Petr., Chin., Lyc.*
Nagender Heißhunger, doch nach dem ersten Bissen satt: *Adonis vernalis*
Heißhunger bei und trotz Erbrechen: *Ferr.*
Heißhunger, Verlangen nach Kühlem. Nach Essen Übelkeit: *Ant-t.*
Heißhunger mit Abneigung gegen Essen, aber Leeregefühl: *Arn.*
Heißhunger und Durst, Völle und Drücken nach dem Essen: *Phos.*
Heißhunger, Gefräßigkeit bei Magen- und Darmstörungen: *Bism.*
Heißhunger aber mehr Durst: *Sulf.*
Heißhunger aber auch Appetitmangel, Flatulenz, Schwäche: *Chin.*
Heißhunger, nach einigen Bissen satt und voll. Sattheit wechselt: *Lyc.*
Heißhunger mit Abmagerung, nach dem Essen wohler: *Jod.*
Heißhunger mit Abmagerung, nach dem Essen matt, schläfrig: *Nat-m.*
Heißhunger, andauernder: *Gins.*

VI. Krampf-Mittel

Trio: Cuprum — Magnesium phosphoricum — Ignatia
    W e i t e r e   M i t t e l   s i n d : *Cham., Verat., Anserina Cimic., Op., Calc., Sil., Bell., Hyos., Stram., Tarant., Zinc., Gels., Verat-v., Cic., Caust., Mag-m., Cina., Aeth., Puls.* und so weiter.

1. Cuprum-Krampf

A) Symptomatisch (Leitsymptome)
    Wenn bei Gehirnaffektionen, Kongestionen, Meningitis (Entzündung der Gehirn- und Rückenmarkhäute) oder Apoplexie (Schlaganfall) *Cupr.* etwas

nützen soll, so muß K r a m p f zumindest in irgendeinem Grade vorhanden sein, vom einfachen Zucken der Finger und Zehen bis zu allgemeinen Konvulsionen (Schüttelkrämpfe).

Bei *Camph.* zum Beispiel leitet K o l l a p s , bei *Verat.* leitet Stuhlgang (Durchfall und Erbrechen) und bei *Cupr.* leiten die Krämpfe. Hierbei ist für *Cupr.* leitend: „Der Krampf fängt mit Zuckungen in den Fingern und Zehen an und verbreitet sich von da aus und wird allgemein. Ein weiteres Leitsymptom für *Cupr.* ist: Geistige und körperliche Erschöpfung durch geistige Überanstrengung oder Schlaflosigkeit. Für Wadenkrämpfe ist *Cupr-ac.* besser. Auch *Verat.* und *Sec.* sind für Wadenkrämpfe angezeigt.

Dr. REHM: *Cupr.:* Krampft die Fäuste zusammen, wobei die Daumen innen liegen. *Bell.:* Krampft die Fäuste zusammen, wobei die Daumen außen sind!

B) Organotrop

Cupr. ist organotrop überall da am Platze, wo irgendwelche Leiden mit Krämpfen verbunden sind und den oben genannten Leitsymptomen entsprechen.

C) Konstitutionell

Hellhaariger Neurotiker. Krampf- und Zyanose-Neigung [2]). Keuchhustenmittel ersten Ranges. Gewaltsamkeit der Erscheinungen.

2. Magnesium-phosphoricum-Krampf

A) Symptomatisch (Leitsymptome)

Mag-p. nimmt unter den Schmerzmitteln (neuralgischen Schmerzen) den 1. Platz ein. Keines hat eine größere Mannigfaltigkeit von Schmerzen. Sie sind heftig, schneidend, durchdringend, bohrend wie mit Messern, schießend, stechend, blitzartig kommend und vergehend *(Bell.)*, intermittierend, in Anfällen, die fast unerträglich werden, oft die Stelle wechselnd und k r a m p f a r t i g.

Dies K r a m p f a r t i g e ist charakteristisch für *Mag-p.* und findet sich am häufigsten im Magen, Bauch und Becken. Mag-p. hat neben den charakteristischen, k r a m p f a r t i g e n S c h m e r z e n auch eine charakteristische Modalität, nämlich: „Besserung durch heiße Aufschläge." *(Ars.)* *Mag-p.* hat keine „ b r e n n e n d e S c h m e r z e n " wie es *Ars.* hat. D a r i n unterscheidet es sich von *Ars.*

Wenn ein derartiges Symptom: „Krampfhafte Schmerzen" so bedeutend hervorragt, so ist es ein wichtiges Leitsymptom und begrenzt die Wahl auf Mittel, die dasselbe haben. Zum Beispiel:

Krampfhafte Schmerzen: Magn. phos., Anserina, *Cupr.*, Colocynthis.
Brennende Schmerzen: *Ars., Sulf., Phos., Canth., Caps., Sulf-ac., Carb-an.*
Gefühl von Kälte: *Calc., Ars., Cist., Helo., Champh., Sec., Verat.*

---

[2]) Blausucht

Vollheitsgefühl: *Chin., Carb-v., Lyc., Aesc.*

Leerheitsgefühl: *Coc., Phos., Sep.*

Herabdrängen: *Bell., Lil-t., Sep.*

Zerschlagenheitsgefühl: *Arn., Bapt., Eup-per., Pyrog., Ruta, Gels.*

Zusammenschnürungsgefühl: *Cact., Coloc., Anac., Bell., Lach.*

Erschöpfung oder Abgespanntheit: *Gels., Pic-ac., Ph-ac.* (alle Säuren), *Kali-c., Sil.*

Betäubung: *Acon., Cham., Plat., Rhus-t., Op.*

Wandernde Schmerzen: *Lac-c., Puls., Tub.*

Schmerzempfindlichkeit: *Acon., Cham., Coff.*

Empfindlich gegen Berührung: *Chin., Hep., Lach., Sil.*

Knochenschmerzen: *Aur., Asaf., Eup-per., Merc., Me., Sil.*

Stechende Schmerzen: *Apis, Bry., Scil., Kali-c.*

Pulsierende (klopfende) Schmerzen: *Bell., Glon., Meli., Ferr.*

Abmagerung: *Jod., Nat-m., Lyc., Sars., Calc., Sil., Ars., Sel., Phos., Plb., Abrot.*

Wassersüchtige Schwellungen: *Calc., Graph., Caps., Apis.*

Blaue Geschwülste: *Lach., Puls., Tarant.*

Auf diese Weise könnte man fortfahren und auf 1—3 Mittel hinweisen, die ähnliche charakteristische Wirkung und Leitsymptome oder Zustände haben. Es ist gut diese im Gedächtnis zu behalten, denn mit einer solchen Anfangsgrundlage sind wir befähigt, den diagnostischen Unterschied zwischen ihnen zu erkennen oder herauszufinden. Solches Wissen wappnet, bereitet auf alle Fälle vor und setzt den Arzt (und Laien) in den Stand, jene verblüffenden Kuren zu machen, die den Kranken und alle Beobachter in Erstaunen setzen.

B) Organotrop

Mag-p. wird organotrop überall da eingesetzt, wo, wie bereits erwähnt, krampfartige Schmerzen auftreten, hauptsächlich im Magen, Bauch und Becken.

C) Konstitutionell

Mag-p. gehört konstitutionell zu den hageren Typen mit neurasthenischen Zügen. Es sind neurotische Typen mit reizbarer Nervenschwäche. Es ist ein Neuralgie- und Krampfmittel. Schmerzen kommen und vergehen rasch. Migräne in Hinterkopf und Stirn mit Sehstörungen. Nabelkoliken. Ovarialneuralgie rechts. Kinderkrämpfe.

3. Ignatia-Krampf

A) Symptomatisch (Leitsymptome)

Ign. ist eins unserer besten Mittel gegen Krämpfe und Konvulsionen und paßt besonders bei solchen krampfhaften Affektionen, die seelischen Ursachen entspringen wie: Furcht, Züchtigung bei Kindern oder anderen heftigen Gemütsbewegungen wie zum Beispiel Schreck, Kummer, Sorgen, Gram.

Ein bemerkenswertes Symptom ist: „Kommt aus den Krämpfen mit hintereinanderfolgenden langgezogenen Seufzern heraus."

B) Organotrop

Ign. ist organotrop ein Nervenmittel. Man hat *Ign.* deshalb auch ein Stimmungsmittel genannt. Es hat Kopfschmerzen, als wenn ein Nagel aus der Seite des Kopfes herausgetrieben würde, durch Liegen auf derselben Seite gebessert. Halssymptome: Hat das Gefühl, als ob ein Klumpen vom Magen zum Hals stiege (Kugel). Äußerster Widerwille gegen Tabakrauch ist ein weiteres sehr zuverlässiges Syptom. Neigung zu Seufzen und tief Atem zu holen. Mastdarmvorfall.

C) Konstitutionell

Ign. gehört konstitutionell wie *Mag-p.* zu den hageren Typen mit neurasthenischen Zügen. Neurotische Typen mit reizbarer Nervenschwäche. Launische Frauen und Kinder. Affektwechsel. (Himmelhoch jauchzend und zu Tode betrübt!) K l a g t n i c h t, aber seufzt und weint tagelang. Zornig bei Widerspruch. Migränepatient mit clavus hystericus (Hühneraugen mit auf Hysterie bezogene Erscheinungen). Massenhaft entleerter heller Harn nach hysterischen Krämpfen. Kinderkrämpfe nach Züchtigung.

Ein Ignatia-Fall: Vater von Frau W. kann nicht mehr schlucken. Beim Essen will nichts hinunter. Muß vom Tisch und das Essen wieder von sich geben. Patient hat das Gefühl, als ob alles im Hals stecken bleibe. Empfehlung: *Ign.* D 12. E r f o l g : Kann wieder essen.

VII. Krümmer(Kolik)-Mittel

Trio: Colocynthis — Stannum — Veratrum album
W e i t e r e M i t t e l s i n d : *Cham., Zinc., Nux-v., Staph., Bov., Plb., Jal., Atro., Sulf., Dios., Mag-p.*

1. Colocynthis-Kolik (Krümmen)

A) Symptomatisch (Leitsymptome)

Die Krümmermittel können auch Kolikmittel genannt werden. Es sind Mittel, die bei Kolikschmerzen zum Krümmen zwingen um Erleichterung zu finden! Kein Mittel erzeugt heftigere Kolik als *Coloc.* Die Kolik von *Coloc.* ist fürchterlich und nur erträglich durch Zusammenkrümmen oder durch drücken von etwas Hartem gegen den Bauch! Er lehnt sich über Stühle, über den Tisch oder Bettpfosten, um sich Linderung zu verschaffen. *Mag-p.* kommt *Coloc.* in dieser Hinsicht am nächsten. Wir haben dies bei den Krampfmitteln besonders besprochen. Wir wollen daher *Mag-p.* als Kolikmittel nicht noch einmal besprechen, sondern haben dafür *Stann.* vorgesehen. *Cham.*, das auch ein Kolikmittel ist, kommt aber nur in Frage bei Koliken, die durch Zorn und Ärger entstanden sind! (Zorn- und Ärgermittel XVII.) Bei *Cham.* krümmt sich der Patient (meist Kinder) nicht, sondern windet sich im Bett vor Schmerzen.

Bov. hat Kolik n a c h dem Essen und wird durch Zusammenkrümmen gebessert. D i o s c o r e a - Blähungskolik beginnt um den Nabel *(Plb.* rechts vom Nabel) und strahlt über den ganzen Bauch aus bis zu den Extremitäten und wird durch Zusammendrücken v e r s c h l i m m e r t ! (Gegenstück *Coloc.*) *Plb.* hat eingezogenen Bauch bis zum Rückgrat oder nur das Gefühl, als ob der Bauch bis zum Rückgrat eingezogen wäre. *Staph.* hat Kinderkolik wie bei *Cham.* und *Coloc.*, doch werden bei *Staph.* die Zähne zeitig schwarz und hohl. Bei V e r a t r u m -Kolik krümmt sich der Patient ebenfalls zusammen, jedoch der Kranke geht umher um Linderung zu finden (Unruhe), oder er ist sehr schwach und erschöpft und hat kalte Schweiße, besonders auf der Stirn.

Stann. ist ebenfalls ein Kolikmittel, bei dem die einzige Art, dem Kinde Linderung zu verschaffen, darin besteht, daß es mit dem Bauch über die Schulter der Mutter gelegt und umhergetragen wird.

Coloc. heilt nicht nur Kolikschmerzen, sondern auch neuralgische Leiden (in Gesicht und Ischias), die mit krampfartigen Schmerzen verbunden sind.

B) Organotrop

Coloc. könnte man organotrop ein Bauchmittel nennen, weil die Koliken vom Bauch ausgehen. Es gilt nicht nur für Kinder, sondern auch für Erwachsene.

C) Konstitutionell

Es kommt konstitutionell nicht in Betracht, es ist für alle Typen brauchbar.

2. Stannum-Kolik

Die Stannum-Schmerzen werden wie bei *Coloc.* und *Bry.* durch Druck gebessert. Wenn also *Coloc.*, an das man bei Unterleibsschmerzen (Kolik), die durch Druck (Krümmen) gebessert werden, zuerst denkt, versagt, so kann *Stann.* lindern, und zwar besonders, wenn die Anfälle seit langer Zeit bestehen oder der Patient eine chronische Neigung hierfür zu haben scheint. Bei Kindern wird der Schmerz gelindert, wenn man den Patienten über die Schulter trägt, so daß die Schulter einen Druck auf den Leib ausübt. Der Stannum-Patient ist gewöhnlich sehr niedergeschlagen und mutlos und möchte fortwährend weinen. (*Nat-m., Puls., Sep.*) D 12, 30, 200 oder 500 ist von gleich guter Wirkung befunden worden.

3. Veratrum-album-Kolik

A) Symptomatisch (Leitsymptome)

Der Patient krümmt sich ebenfalls wie bei *Coloc.* zusammen, jedoch der Kranke geht umher, um Linderung zu finden oder aber er ist so erschöpft und hat kalte Schweiße.

Das Hauptsymptom ist: Kalter Schweiß auf der Stirn. Den allgemeinen Zustand des Patienten kann man treffend mit Kollaps bezeichnen: schnelles Sinken der Kräfte, vollständige Erschöpfung, kalter Schweiß und kalter Atem. Blaue, bläulichrote, kalte und runzlige Haut, welche nach dem Zusammendrücken die Falten stehen läßt. Der ganze Körper eiskalt, mit kaltem Schweiß bedeckt. Wadenkrämpfe. Das ist ein hoher Grad von Kollaps und zeigt, wie er mit *Verat.* geheilt werden kann.

B) Organotrop

Verat. kommt organotrop überall da in Anwendung, wo sich die erwähnten Symptome vorfinden. Dabei spielt es gar keine Rolle, ob der Zustand von Kollaps durch rasch fortschreitende akute Fälle wie Cholera eintritt, oder bei unterdrückten Hautausschlägen, ferner im Verlauf von Bronchitis, Lungenentzündung, Thyphus oder Wechselfieber.

C) Konstitutionell

Verat. kommt konstitutionell nicht in Frage.

Eine Zusammenfassung erübrigt sich, da unter *Coloc.* eine Differenzialdiagnostische Gegenüberstellung gezeigt wurde. Es ist hier lehrreicher, 3 Fälle aus der Praxis anzuführen:

Dr. REHM schreibt in seiner „Fibel der Homöopathie":

Fall 1: Im Herbst 1950 wurde ich zu einem 56jährigen Mann gerufen, der seit etwa 12 Stunden an einem heftigen Durchfall litt, wobei zwischen den einzelnen Entleerungen nur wenige Minuten verstrichen. Ich kannte den Mann fast nicht mehr, so ein eingefallenes Gesicht hatte er. Die Nase war kalt, die Hände waren kalt, seine Stimme war ganz schwach. Als ich ankam, war kein kalter Schweiß da, die anwesende Schwester versicherte mir jedoch, daß er einen kalten Stirnschweiß gehabt habe. Ich gab eine Gabe *Verat.* D 6. Nach 10 Minuten lebte der Mann wieder auf. Als ich ihn am folgenden Tag besuchen wollte, war er wieder auf seinem Äckerlein.

Fall 2: An einem Sonntag ging ich nach dem Mittagessen über Feld und kehrte so gegen 5—6 Uhr nachmittags wieder heim. Als ich das Zimmer betrat, erkannte ich meinen Schwiegervater kaum mehr. Der Tod hatte sein Gesicht gezeichnet. Das Gesicht war vollständig eingefallen. Er hatte mehrmals Bluterbrechen aus dem Magen und kalter Schweiß stand ihm auf der Stirn. Auf dieses letzte Symptom hin griff ich sofort nach *Ver.* Darauf trat baldige, wesentliche Besserung ein. Der Arzt verordnete am andern Tag gegen das Magenbluten *Geranium robert.* Patient erholte sich und starb dann 10 Jahre später an Krebs.

Fall 3: Kind, 2 Jahre alt, hat Brechdurchfall. Nach 14tägiger erfolgloser Behandlung des allopathischen Kinderarztes sollte das Kind ins Krankenhaus eingeliefert werden. Die Eltern wollten jedoch einen letzten Versuch mit der Homöopathie machen. Verordnung: *Verat.* D 4 und *Ip.* D 4, je 20 Tropfen in 1 Glas Wasser, stündlich im Wechsel genommen. Mit der Verabreichung wurde noch am selben Abend begonnen, und der Vater des Kindes blieb die ganze Nacht über auf, um pünktlich jede Stunde eingeben zu können. Das Erbrechen stand sofort, und der Durchfall war nur noch spärlich am andern Morgen vorhanden. Nach 2 Tagen war die Genesung vollständig! Das Kind war stark abgemagert, war völlig appetitlos, kalte Haut, kalte Extremitäten, kalter Kopfschweiß! Das sind ausgesprochene Veratrum-album-Symptome und mußte darum helfen. Es war das Similimum!

VIII. Lähmungs-Mittel

Trio: Gelsemium — Causticum — Cocculus

Weitere Mittel sind: *Plb., Lach., Ign., Conium, Phos., Sec., Arg-n., Op., Sulf., Rhus-t., Cur.* und so weiter.

1. Gelsemium-Lähmung

A) Symptomatisch (Leitsymptome)

Gels. wirkt vornehmlich auf das ganze Nervensystem. Vollständige Erschlaffung und Erschöpfung des ganzen Muskelsystems mit teilweiser oder völliger Lähmung der motorischen Nerven. Muskeln wollen dem Willen nicht gehorchen. Dieser Zustand tritt allmählich ein, das erste Symptom ist ein Gefühl von Abspannung oder allgemeiner Ermüdung. Der Patient verlangt sich hinzulegen, weil er sich so schwach fühlt. *(Pic-ac.)*, er neigt zu Schläfrigkeit, der Puls wird schwach und langsam, ist jedoch von der geringsten Bewegung beschleunigt. (Gegen schwachen, langsamen Puls im Alter gibt es kein dienlicheres Mittel als *Gels.* D 30 und höher.) Ferner, wenn er zu gehen versucht, zittern die Beine, oder die Hände zittern, wenn er sie zu heben versucht, die Zunge zittert beim Versuch, sie herauszustrecken, alles dies infolge von objektiver und subjektiver Schwäche. Man kann daher *Gels.* auch das Z i t t e r m i t t e l [1]) nennen. Es ist auch vorzüglich ein Nervenmittel, doch die Besprechung dieser beiden Mittelgruppen folgt später unter Zittermittel [1]). Postdiphtherische Lähmungen, Kinderlähmungen und Gedächtnislähmungen gehören in das Gebiet von Gelsemium.

B) Organotrop

Gels. ist organotrop ein Nervenmittel und besonders ein Mittel gegen Lähmung der motorischen Nerven und deren Muskeln. Für den Kopf kommt es in Frage bei Kopfschmerz, der ein höchst charakteristisches Symptom hat: dumpfer, ermüdender Kopfschmerz an der Basis des Gehirns. Ein anderes Symptom, das ebenso charakteristisch ist: der Kopfschmerz fängt im Hinterkopf an und verbreitet sich über den ganzen Kopf.

C) Konstitutionell

Gels. kommt konstitutionell nicht in Betracht.

2. Causticum-Lähmung

A) Symptomatisch (Leitsymptome)

Caust. hat große Schwäche, wie sie im allgemeinen für Kalisalze charakteristisch ist. Die Schwäche schreitet fort bis zur „allmählich erscheinenden Lähmung". Hauptsächlich wird die rechte Seite befallen. *(Lach.* linke Seite.) *Caust.* hat auch örtliche Lähmungen wie zum Beispiel der Stimmorgane, der Schlingmuskeln, der Zunge, der Augenlider, des Gesichts, der Blase und der Extremitäten. *Caust.* hat fast überall Brennen, es hat dies mit *Sulf.* gemeinsam und ist *Sulf.* sehr ähnlich. Es kann, wenn *Sulf.* nicht hilft, gut folgen. Man merke: Sulfur-Brennen ist verbunden mit Jucken. Apis-Brennen ist verbunden mit Stechen. Causticum-Brennen ist verbunden mit Wundheits- und Rohheitsgefühl.

---

[1]) siehe unter Zittermittel (XVI)

B) Organotrop

Caust. ist organotrop überall da am Platze, wo die oben erwähnten Lähmungen auftreten und mit Schwäche, Brennen und Wundheitsgefühl verbunden sind. Auch bei Lähmungen nach Schlaganfall kommt es in Frage.

C) Konstitutionell

Von *Caust.* ist konstitutionell in der Literatur nichts bekannt. Da es aber viel Ähnlichkeit mit *Sulf.* hat, so steht es wohl dem Sulfur-Typus am nächsten.

Halbseitige Gesichtsmuskellähmungen (mit Causticum geheilt): Unlängst besuchte mich eine Frau, die mit der Eisenbahn aus beträchtlicher Entfernung kam und meldete mir mit vielen dankbaren Worten, daß ihre 10jährige Tochter von ihrem Gesichtsleiden vollkommen geheilt sei; es war nämlich im vorigen Herbst, als das Kind mit seinem Vater hier erschien, um bei mir Hilfe zu suchen, da es sich eine rechtsseitige Gesichtsmuskellähmung durch kalten Wind zugezogen hatte; der Mund war schief nach der Seite verzogen, das rechte Auge unbeweglich, die Lider standen offen bei Tag und Nacht und unheimlich war der Anblick des verunstalteten Angesichtes des armen Kindes. Die Patientin bekam von mir *Caust.* D 12, Potenz in Kügerln täglich 2mal je 3 Stück auf die Zunge zu nehmen. Den ganzen Winter hindurch hörte ich nichts mehr von der Kleinen; jetzt aber kam die Mutter derselben in e i g e n e r A n g e l e g e n h e i t und meldete nebenbei, daß ihre kleine Tochter durch das homöopathische Mittel wieder ganz hergestellt sei, nachdem alle anderen Mittel erfolglos waren.

3. Cocculus-Lähmung

A) Symptomatisch (Leitsymptome)

Cocc. wirkt auf das Cerebro-Spinalsystem (Gehirn bezüglich), indem es große Schwäche dieser Organe erzeugt. Es verursacht eine paralitische (Bewegungslähmung) Schwäche des Rückenmarks und besonders der motorischen Nerven. Demnach finden wir es als ein zuverlässiges und häufig anzuwendendes Mittel bei Lähmung, die von Rückenmarksleiden herrührt. Es ist besonders im Anfang des Leidens angezeigt, wenn die Lendengegend des Rückenmarks affiziert ist; es besteht Schwäche im Kreuz, als wäre es gelähmt, das Kreuz versagt beim Gehen. Es zeigt sich Schwäche in den Beinen, die Knie versagen beim Gehen; in den Fußsohlen ein Gefühl, als wären sie eingeschlafen. Die Oberschenkel schmerzen wie zerschlagen; erst schläft die eine Hand ein, dann die andere, zuweilen schläft der ganze Arm ein und die Hand fühlt sich wie geschwollen an. Übelkeit bis zum Erbrechen, mit Schwäche und heftigem Schwindel beim Heben des Kopfes ist ein charakteristisches Symptom. Noch einige Leitsymptome:

1. Schwäche der Nackenmuskeln mit Schwere des Kopfes, die Muskeln scheinen den Kopf nicht tragen zu können.
2. Lähmender Schmerz im Kreuz mit krampfhaftem Ziehen über die Hüften, was am Gehen hindert.
3. Die Knie knicken vor Schwäche zusammen, wankt beim Gehen und droht auf die Seite zu fallen.
4. Bald sind die Hände, bald die Füße eingeschlafen.
5. Die Hand zittert beim Essen und umsomehr, je höher sie gehoben wird.
6. Die Fußsohlen schlafen während des Sitzens ein.

7. Anfälle von allgemeiner lähmiger Schwäche mit Rückenschmerz.

8. Kopfschmerzen mit Übelkeit.

9. Äußerster Widerwille gegen Speisen, selbst schon durch den Geruch der Speisen hervorgerufen *(Colch.)* und dennoch Hunger dabei.

B) Organotrop

Cocc. beherrscht organotrop die unwillkürlichen, vom Verstand und Willen unabhängigen Muskeln, welche vom Gehirn aus auf das Rückenmark über die Organe und die Muskeln wirken.

C) Konstitutionell

Cocc. ist konstitutionell nicht angezeigt.

Einige Lähmungs-Richtlinien

a) Kinderlähmung

mit Eingeschlafenheit der Beine: *Sec.*

bei skrofulösen Kindern: *Kali-j.*

bei beginnender Lähmung: *Plb.*

bei beginnender Lähmung mit Unruhe: *Rhus-t.*

mit Erschöpfung und Abmagerung: *Ars.*

Appetitlosigkeit, lähmige Schwere, große Pupillen, Übelkeit, Speichelfluß, Zuckungen: *Ergotin*

bei vorwiegenden Gehirnsymptomen: *Apis, Gels., Bell., Hell., Zinc.*

mit Krampf und Zuckungen: *Cupr-ac.* und *-m.*

b) Lähmungen bei Schlagfluß

Rechts: Krummziehen der Glieder, stammelnde Sprache: *Caust.*

Links: wie oben, auch Zuckungen: *Lach., Con., Nux-v., Brom.*

ohne Schmerzen, Verhütung weiterer Anfälle: *Op.*

besonders obere Extremitäten: *Plb., Zinc., Brom.*

besonders untere Extremitäten: *Arg-n., Zinc., Echi.*

bei Arteriosklerose, alten Leuten und so weiter: *Arn.*

bei Vollblütigen: *Bell.*

mit rotem, blaurotem, gedunsenem Gesicht: *Con.*

durch Kopf- und Gehirnleiden: *Plb.*

von Arterienverkalkung: *Bar-j.*

halbseitig mit Taubheit der Glieder: *Cocc.*

zur Aufsaugung der Exudate im Gehirn: *Apis, Bry., Hep., Bar-c., Bar-j., Zinc., Arn.*

mit Taubheitsgefühl und Kribbeln: *Sec.*

besonders krampfhaft: *Lath.*

IX. Nerven-Mittel

Trio: Chamomilla — Coffea — Ingnatia

Weitere Mittel sind: *Zinc., Valer., Nux-v., Nux-m., Passiflora, Avena sativa, Anac., Agar., Phos., Bor., Gels., Lach., Cocc., Hyper., Phyt., Aur., Ambr., Pall., Camph., Caust., Op* ...

1. Chamomilla-Nerven

A) Symptomatisch (Leitsymptome)

Cham. paßt besonders für nervöse Leiden bei Kindern, aber auch bei Erwachsenen, wenn es angezeigt ist. Die charakteristischen Leitsymptome werden bei diesem Mittel im Gemüt gefunden:

Der Chamomilla-Patient ist ärgerlich, übelgelaunt, boshaft, schnippisch. Er weiß es, gibt es zu und jedermann bestätigt es. Er gibt seinen besten Freunden gemeine, unhöfliche, boshafte Antworten und bekennt seinen Fehler, aber betont, daß er nicht anders könne. Das Kind (Patient) weiß nicht, was es will, aber der Homöopath weiß es: Es bedarf einer Gabe Chamomilla. Diesen launenhaften Zustand findet man bei allen Altersstufen. Es ist auch passend bei Beschwerden, die ein Zornanfall herbeiführte. (Folgen von Ärger.) Es ist daher das leitende Zorn- und Ärgermittel. Man nimmt es bis zu D 200 *(Acon., Bry., Coloc., Ign., Lyc., Nux-v., Staph.)*

B) Organotrop

Cham. wird organotrop als Zahnschmerzmittel eingesetzt, besonders, wenn eine Backe rot und heiß, die andere blaß und kalt ist. Gefühl als wenn die Zähne zu lang wären. Ohrenschmerzen der Kinder. Magenschmerz bei Kaffeetrinkern, zusammenziehender Schmerz, als ob ein Stein im Magen läge. *(Nux-v.)* Übertriebene Schmerzäußerungen. Stühle grün, wässrig, wie Rührei, heiße Stühle, wie faule Eier riechend. Wärme verschlimmert, Kälte bessert trotzdem nicht, also weder Muh noch Mäh. Nur Zahnschmerz wird durch eiskaltes Wasser gebessert! Besserung durch Umhertragen und Umhergehen. Wirkung nur kurz dauernd, daher in kurzen Abständen (halbstündlich) eingeben.

C) Konstitutionell

Cham. ist konstitutionell nicht angezeigt; wenn es sich jedoch um widerwärtige, bösartige, unhöfliche, keifende, Spektakel machende, hysterische Frauen oder Kinder handelt, so ist *Cham.* sehr wohl am Platz.

2. Coffea-Nerven

A) Symptomatisch (Leitsymptome)

Coff. wirkt wie *Cham.* stark auf das Nervensystem. Wenn der Patient kein gewohnheitsmäßiger Kaffeetrinker ist, nimmt *Coff.* bei Nervenstörungen den Vorrang ein, während bei Kaffeetrinkern *Cham.* das Heilmittel ist. Der Kaffee ist für einen großen Teil der Neuralgien verantwortlich. Der Coffea-Patient ist ein Kranker mit sehr starker, allgemein erhöhter Empfindlichkeit: Alle Sinne sind schärfer, liest feinen Druck leichter, Geruch, Geschmack und Tastsinn scharf, ungewöhnliche geistige und körperliche Lebhaftigkeit. Voller Ideen, schnell im Handeln, daher kein Schlaf. Lebhafte Phantasien, voller Zukunftspläne. *(Acon.* kommt *Coff.* sehr nahe, doch hat *Coff.* keine Todesfurcht wie *Acon.;* die beiden Mittel passen sehr gut im Wechsel aufeinander.) Paßt besonders für seelische Erschütterungen, wie plötzliche Überraschungen, besonders freudiger Natur, ausgelassenes Lachen und Scherzen, unglückliche Liebe, Lärm, starke Geräusche. Veränderliche Stimmung, erst weinen, dann lachen und wieder weinen. Überreizbarkeit ist für *Coff.* bezeichnend, sie verursacht große Schlaflosigkeit. D 200 wirkt am besten.

B) Organotrop
C) Konstitutionell

Coff. kommt organotrop und konstitutionell nicht in Betracht. Es ist eben ein Nerven- oder Stimmungsmittel. Quilisch schreibt: Die große Nervosität und Reizbarkeit des Coffea-Patienten verursacht nicht nur Überempfindlichkeit gegen Gemütseindrücke und läßt Schmerzen unerträglich erscheinen, sondern ist auch der Grund der Ablehnung jeder Berührung. Die Sinnesorgane sind hochgradig überempfindlich, besonders werden Geräusche unangenehm empfunden und können selbst zu einer Verstärkung der Schmerzen führen.

3. Ignatia-Nerven

A) Symptomatisch (Leitsymptome)

Ign. ist ein weiteres aus der langen Reihe unserer N e r v e n m i t t e l. Seine Gemütssymptome sind wie bei *Cham., Acon., Nux-v.* und viele andere sehr charakteristisch.

Es erhöht ebenfalls die Eindrucksfähigkeit aller Sinne, jedoch besteht im Unterschied zu den anderen, ausgesprochene Traurigkeit und Hang zu stillem Kummer. Für jeden, der an unterdrücktem, tiefem Kummer mit langezogenen Seufzern, viel Schluchzen und so weiter leidet, und besonders wenn Neigung dazu vorhanden ist, diesen Kummer vor Anderen zu beschönigen und zu verbergen, paßt dieses Mittel. Der Patient will mit seinem Kummer allein sein. Seufzt viel, ist niedergeschlagen und schwach. Charakteristisch ist auch die Veränderlichkeit in der Stimmung. *(Acon., Coff., Nux-m.)* Kein Mittel hat dies so ausgeprägt. Es ist eines der besten Mittel zur Behandlung hysterischer Leiden. Der Patient ist jetzt voller Freude und Heiterkeit, um plötzlich in das andere Extrem zu verfallen, in melancholische Traurigkeit und Tränen, und so wechselt die Gemütslage fortwährend. Ferner haben wir bei *Ign.* zuweilen eine unduldsame, streitsüchtige, ärgerliche Stimmung, jedoch nicht in dem Maße wie bei *Cham.* Der Ignatia-Patient ist leicht erschreckbar, darum wird *Ign.* auch gegen die Wirkungen von Schreck mit Vorteil angewendet. (Schreck-Trio: Aconitum — Opium — Veratrum album.) *Ign.* wird kurz mit vollem Recht das „Stimmungsmittel" genannt. Hitze und Röte einer Wange wie bei *Cham.* Starke Abneigung gegen Tabakrauch. Als Nervenmittel wirkt es auf das Rückenmark *(Nux-v.)* und beeinflußt die motorischen und die sensorischen Nerven.

B) Organotrop

Ign. kommt organotrop in Frage bei nervösen Magenstörungen mit dem Gefühl von Schwäche und Leere und mit dem Gefühl einer aufsteigenden Kugel im Hals. *(Hydr., Sep.)* Es ist auch ein Mastdarm und Aftermittel und ist dienlich bei Mastdarmvorfall *(Ruta)* mit dem charakteristischen Symptom:

Heftig stechende Schmerzen aufwärts in den Mastdarm hinein. (*Sep.* für den Uterus.)

C) Konstitutionell

Siehe unter Ignatia-Krampf. Die Nervenmittel teilen sich in Lähmungs-Schwäche-Krampf-Schmerz-Angst- und Schreck-Unruh-Stimmungs-Schwindel- und Zittermittel.

Nerven-Richtlinien

Für Sympathikus: *Nux-v., Cocc., Cedr., Bapt., Asaf., Camph., Con., Echi., Gels., Mosch., Sabad., Sec., Sel., Stann., Verat.*

Für Nervus vagus (anregend): *Cic., Chin., Cocc., Cupr., Kali-p., Kalm., Laur., Sep., Zinc., Blatta, Ip., Lob., Ars.*

Nervus vagus (hemmend): *Atro., Canth., Aesc., Cham., Coff., Crot-h., Mag-p., Mosch., Passiflora, Stram.*

Für motor. Nerven (anregend): *Arn., Ars., Berb., Brom., Camph., Caustic., Chin., Con., Crot-h., Cupr., Euph., Hydr-ac., Kali-p., Olnd., Phos., Plb., Sil.*

Für motor. Nerven (hemmend): *Bell., Bry., Carb-v., Rhus-t.*

Für sensible Nerven (anregend): *Aur., Kali-c., Nat-ac., Op., Phos., Spig.*

Für sensible Nerven (hemmend): *Asar., Atro., Bapt., Coff., Coloc., Dios., Gnaph., Mag-p., Plat., Sang., Zinc.*

Für Ganglien-Nervenknoten: *Ant-t., Arg-n., Asaf., Benz-ac., Berb., Bism., Cact., Chin., Dig., Hyos., Ign., Ip., Lyc., Nux-m., Nux-v., Phos., Puls., Rhus-t., Valer., Verat.*

Nervenmittel besonders für alte Leute: *Ambr., Am-m., Aur., Bar-c., Crataegus, Ign., Phos., Sep.*

Nervenmittel besonders für junge Leute: *Anac., Calc., Caps., Cham., Helon., Hep., Ip., Ph-ac.* und so weiter.

Diese Mittelangaben sind nicht erschöpfend, sie sollen zur Unterscheidung und weiteren Anregung zum Studium dienen.

X. Schmerz-Mittel

Trio: Aconitum — Chamomilla — Coffea

Weitere Mittel sind: *Sulf-ac., Carb-v., Bry., Kali-c., Atro., Op., Kali-s., Puls., Lac-c., Mag., Mag-p., Aur., Camph., Hydr., Cupr., Ars., Sulf., Canth., Phos., Caps., Coloc.* und so weiter.

Jedes Mittel hat seine besondere Art von Schmerz, seine besonderen Angriffspunkte, seine besonderen Verschlimmerungszeiten und seine Besserungen durch Kälte oder Wärme!

1. Aconit-Schmerzen

A) Symptomatisch (Leitsymptome)

Acon. ist ein großes Schmerzmittel. Die 3 leitenden Mittel sind: *Acon., Cham., Coff.*

Die Aconit-Schmerzen sind stets von der diesem Mittel eigentümlichen äußersten U n r u h e , A n g s t (T o d e s a n g s t) und F u r c h t begleitet, wie unter Aconit-Angst besprochen. Der Patient wirft sich vor Schmerzen umher, kann die Schmerzen nicht ertragen, verträgt weder berührt zu werden noch unbedeckt zu sein. Nun gut, wird mancher sagen, alle Mittel haben Schmerzen! Nicht alle und nicht viele so i n t e n s i v e Schmerzen wie *Acon.*, *Op.* und *Stram.* haben häufiger S c h m e r z l o s i g k e i t und meist s c h l i m m e r a b e n d s u n d n a c h t s . In Verbindung mit den Aconit-Schmerzen findet man oft T a u b h e i t s g e f ü h l , K r i b b e l n u n d A m e i s e n l a u f e n . Aconit-Schmerzen sind: r e i ß e n d , s c h n e i -d e n d und treiben den Patienten zur V e r z w e i f l u n g . Das Leitsymptom ist hierbei: A n g s t , besonders T o d e s a n g s t !

B) Organotrop

Acon. ist organotrop weniger angezeigt.

C) Konstitutionell

Acon. sieht konstitutionell nach Dr. KENTs Arzneimittelbilder, wie folgt aus:

Wenn wir aus Erfahrungen und Beobachtungen der Arzneibilder folgern, sehen wir, daß kräftige, vollblütige Menschen, wenn sie sich erkälten, schnell und schwer erkranken, während schwächliche, anfällige, kränkliche Menschen herunterkommen und nur langsam von akuten Leiden genesen, aber nicht so heftig und plötzlich erkranken. Hieraus und aus der plötzlichen Wirkung von *Acon.*, ist leicht zu folgern, daß Menschen, die an Aconit-Erscheinungen leiden, v o l l b l ü t i g sind. (Das schließt aber nicht aus, daß, wenn sich ein nicht vollblütiger Mensch erkältet, *Acon.* nicht angezeigt wäre.) Starke, robuste Typen und abgehärtete, derbe Kinder erkranken selten an leichten Erkältungen nach Einwirkungen starker Temperaturschwankungen. Wenn solche vollblütigen und robusten Patienten mit einem starken Herzen, lebhaften Geist, kräftiger Zirkulation nun plötzlich erkranken, nachdem sie sich starken Witterungseinflüssen ausgesetzt haben, ist *Acon.* angezeigt! Der S t u r m geht s o s c h n e l l vorüber, daß der frühere Zustand bald wieder eintritt. Bei diesen kräftigen Patienten werden plötzliche K o n g e s t i o -n e n durch k r ä f t i g e R e a k t i o n e n wieder ausgeglichen. Der Patient scheint von einem plötzlichen gewaltsamen Tod bedroht, gesundet aber schnell wieder. Es ist ein g e w a l t i g e r S t u r m , d e r s c h n e l l v o r ü b e r -b r a u s t . Das ist die Aconit-Konstitution!

Ein Aconit-Schmerz und Unruhe-Fall siehe Seite 64

2. Chamomilla-Schmerzen

A) Symptomatisch (Leitsymptome)

Cham. ist ein Hauptmittel gegen Schmerz und hierbei besteht die Eigentümlichkeit, daß der Schmerz n i c h t i m m e r i m V e r h ä l t n i s z u r S c h w e r e d e s F a l l e s s t e h t . Der Chamomilla-Patient ist außerordentlich empfindlich und j a m m e r t f o r t w ä h r e n d : „Oh, ich kann den

Schmerz nicht aushalten." Der Gemütszustand ist hierbei oft eigensinnig, launisch, schnippisch. Man kann mit *Cham.* D 200 (oder D 30, D 12, D 3 . . .) den Zustand des Patienten in einen s a n f t e n, n i c h t m e h r k l a g e n den, geduldigen sich verwandeln sehen. Ob der Schmerz bei Geburtswehen, Ohrenschmerzen, Rheumatismus und so weiter auftritt, spielt keine Rolle, wenn der Chamomilla-Gemütszustand vorhanden ist, gibt es k e i n b e s s e r e s M i t t e l. Charakteristisch ist bei Chamomilla-Schmerzen die B e n o m m e n h e i t.

B) Organotrop und C) Konstitutionell

Siehe unter Chamomilla-Nerven, IX., 1 B).

3. Coffea-Schmerzen

A) Symptomatisch (Leitsymptome)

Coff. wirkt, wie *Cham.* stark auf das Nervensystem. Für Kaffeetrinker paßt *Cham.* besser als *Coff.!* *Coff.* wetteifert mit *Cham.* und *Acon.* als Schmerzmittel. Die Schmerzen sind unerträglich und treiben zur Verzweiflung *(Acon.)*. Erbitterung, Tränen, wirft sich in heftiger Angst hin und her. Die bevorzugten Stellen, an denen diese Schmerzen meist auftreten, sind im Kopf. Der Schmerz ist gewöhnlich einseitig, mit einem Gefühl, als ob ein Nagel in den Kopf getrieben würde. *(Ign.)* Gesichtsschmerz, der häufig auf schlechte Zähne zurückzuführen ist. *Coff.* hat einen Zahnschmerz mit dem eigentümlichen Symptom, daß kaltes Wasser den Zahnschmerz bessert *(Cham.* eiskaltes Wasser). Chamomilla-Zahnschmerz wird durch w a r m e Flüssigkeiten hervorgerufen und verschlimmert. Wenn bei Regelbeschwerden mit äußerst schmerzhafter Kolik große, schwarze Klumpen abgehen und Coff. keine Linderung bringt, so läßt man *Cham.* D 200 folgen. Kurz, bei Schmerzen an irgend einer Stelle, die u n e r t r ä g l i c h s c h e i n e n und bei denen keine anderen besonderen Leitsymptome vorhanden sind, ist an *Coff.* zu denken.

Die Überreizbarkeit, die für *Coff.* so bezeichnend ist, verursacht große S c h l a f l o s i g k e i t und hier hat *Coff.* als Schlafmittel einen großen Ruf gewonnen. Es wirkt am besten in D 200. Husten und Schlaflosigkeit n a c h M a s e r n (kommt häufig vor) werden dadurch g r o ß a r t i g g e b e s s e r t und es verleiht Schlaf, n i c h t a b e r N a r k o s e und schadet niemals, entkräftet den Patienten auch nicht wie die Betäubung durch Opium-Präparate.

B) Organotrop und C) Konstitutionell

Siehe Bemerkung unter Nerven-Mittel IX.

Zusammenfassung

Aconit-Schmerzen: Reißend, schneidend, zur Verzweiflung treibend. Leitsymptom: Unruhe, Angst, besonders Todesangst.

Chamomilla-Schmerzen: Sie stehen nicht immer im Verhältnis zur Schwere des Falles. Der Chamomilla-Patient ist außerordentlich empfindlich und jammert fortwährend: oh, ich kann den Schmerz nicht aushalten.

Gemütszustand: Eigensinnig, launisch, schnippisch.

Leitsymptom: Benommenheit bei den Schmerzen.

Coffea-Schmerzen: Sie sind unerträglich, treiben wie bei *Acon.* zur Verzweiflung, dazu kommt noch Verbitterung, Tränen, wirft sich in heftiger Angst (keine Todesangst!) hin und her. Alle Sinne sind schärfer, das heißt sind überreizt, ist als Leitsymptom anzusehen.

Schmerz-Richtlinien

A) Brennende Schmerzen

Brennende, intensive innere und äußere Schmerzen: *Ars.*

Brennende, auch stechend, kaltes Wasser bessert: *Apis.*

Brennende Hände, Kopf, Gesicht, besonders im Mund: *Cic., Phos.*

Brennende und ziehende Schmerzen: *Caust., Carb-an., Sulf., Cann-i., Phos., Verat.*

Brennende Schmerzen im Hals, Magen, Bronchien, Blase: *Canth.*

Brennende Schmerzen in Augen, Brust, Magen, Darm, After: *Caps.*

Brennende Schmerzen nach den Schenkeln gehend: *Carb-an., Carb-v.*

Brennende Schmerzen bei brandiger Natur: *Sec., Carb-v., Ars., Lach.*

B) Stechende Schmerzen

Bei Entzündungen: *Bry.*

Wenn Kälte bessert: *Apis.*

Bei Verletzungen und Kreislaufstörungen: *Arn.*

Stechend, reißend von innen nach außen: *Asaf.*

Stechend in der Brust durch Säfteverlust: *Chin.*

Stechend in der Brust dem Rücken zu: *Psor.*

Stechend in der rechten Brust dem Rücken zu: *Kali-c.*

Stechend in der linken Brust zum Schulterblatt: *Chel.*

Stechend zwischen den Schulterblättern: *Kali-j., Ran-n., Phos., Calc-p.*

Stechend in den Gelenken: *Bry.*

C) Schneidende Schmerzen

Im Leib: *Coloc.*

Von der Brust zur Achsel: *Crot-t., Par.*

Von der Brust wie ein Strang zur Achsel: *Brom.*

Im Unterleib, wechseln plötzlich auf Zehen und Finger: *Dios.*

Beim Urinieren: *Berb., Canth.*

D) Schießende Schmerzen

Ars., Agar., Coloc., Cimic., Kalm., Lach.

E) Krampfartige Schmerzen

Mag-p., Rhus-t., Rhod., Spig., Bell., Coloc., Dios., Verat.

F) Wechselnde Schmerzen

Puls., Tell., Salix purpurea.

Plötzlich auf andere Organe überspringend: *Mang., Dios.*

Die Seiten wechselnd: *Lac-c., Puls.*

Langsam steigend, plötzlich aufhörend: *Sulf-ac.*
Langsam steigend, langsam fallend: *Stront.*
Langsam abnehmend: *Stann.*
Taktmäßig absetzend und wieder beginnend: *Asaf.*
Regelmäßig, wie mit Stundenschlag eintretend: *Cedr.*
Zusammenschnürend: *Cact., Aur., Lach., Coll., Lil-t.*
Kreuzschmerzen: *Kali-c., Sep.*
Schmerzen, die die Beine hinaufgehen: *Led., Verat.*
Schmerzen, die die Beine hinunterlaufen: *Colch., Kalm.*
Schmerzen zwischen den Schultern bei Schneiderinnen: *Ran-b., Phos.*
Schmerzen zwischen den Schultern nach langem Stillen bei Frauen: *Calc-p.*
Schmerzen, die von der Brustwarze beim Saugen des Kindes durch die Schultern gehen: *Crot-t.*
Schmerzen jeder Art: *Dios., Cham., Betonia, Aristolochia, Anethum graveolens, Cycl.*
Schmerzen beruhigend und schlafbringend: *Amylenum hydratum, Valer., Avenna sativa, Hyper., Lup.*

Die genannten Mittel sind nur Richtlinien. Für die genaue Wahl sind die Symptome (Leitsymptome) maßgebend.

XI. Schwäche-Mittel

Trio: Arsenicum — Carbo vegetabilis — Acidum muriaticum

Weitere Mittel sind: *Cocc., Carb-an., Chin., Stann., Sel., Gels., Lach., Lyc., Caust., Puls.*

1. Arsenicum-Schwäche

A) Symptomatisch (Leitsymptome)

Über *Ars.* als Schwächemittel ist zu sagen: Wenn beständige Unruhe und besonders die große Schwäche ebenfalls vorhanden ist, vergessen Sie *Ars.* nicht. Was es für eine Krankheit ist macht wenig aus. *Ars.* ist in solchen Fällen der homöopathische Notanker! *Ars.* hat als Folge der großen Schwäche auch eine große Erschöpfung. *Carb-v.* und *Mur-ac.* gleichen *Ars.* in der Erschöpfung; sie unterscheiden sich aber dadurch, daß der Arsenicum-Patient sich fortwährend bewegen will oder bewegt sein will, während bei *Carb-v.* und *Mur-ac.* ähnliche Lebenszeichen fast völlig fehlen. Der Arsenicum-Patient ist von der geringsten Anstrengung erschöpft, weil durch akute oder chronische Leiden so schwach, daß er sich legen muß. Es ist eine allgemeine Erschöpfung und keine örtliche wie zum Beispiel das Schwächegefühl in der Brust von *Ph-ac., Stann.* und *Sulf.* oder im Unterleib wie *Phos.* oder im Magen wie *Ign., Hydr.* und *Sep.*

Leitsymptome: Unruhe, Brennen, Schwäche mit Erschöpfung, mitternächtlicher Verschlimmerung.

B) Organotrop und C) Konstitutionell

Siehe unter Brenner-Mittel, II.

NB. Nach langen, erschöpfenden Krankheiten gibt man mit gutem Erfolg: *Chin-a.* D 4, *Ph-ac.*, *Avena sativa*.

Dr. med. REHM schreibt in seiner „Fibel der Homöopathie": Wie wichtig ein kleines Symptom sein kann, zeigt folgender Fall:

Ein Arsenicum-Fall: Ich behandelte eine etwa 70jährige Frau mit sehr heftigem Husten und schleimiger Bronchitis. Auf *Tartarus stibiatus*, *Ip.*, *Con.* und andere Mittel trat wohl eine Besserung ein, der Hustenreiz verschwand jedoch einige Wochen nicht. Eines Tages erwähnte die Patientin, der Husten komme nur im Liegen. Ich gab *Ars.* D 12 und nach zwei Tagen war der Husten weg. Es war wie ein Wunder, sagte die Patientin.

NB. Dieser Fall ist zwar kein „Arsenicum-Schwäche-Fall", er wird hier nur angeführt, um zu zeigen, daß es oftmals auf ganz unscheinbare Symptome ankommt.

Ein anderer Fall: Eine 88jährige Frau litt schon monatelang an Durchfall. Sie war entsprechend geschwächt. *Ars.* D 6 half so prompt, daß eine Verstopfung eintrat, die Potenz war zu tief! Allopathischerseits konnte man dem Durchfall nicht beikommen.

Noch ein Arsenicum-Schwäche-Fall: Ein Mann lag längere Zeit im Krankenhaus. Sein Zustand wurde immer schlechter, so daß der Patient eines Tages ins Sterbezimmer verlegt wurde. Die Angehörigen wurden gerufen und verständigt. Darunter war ein Mann, der sich auf die Homöopathie verstand. Man gab heimlich *Ars.* und nach ganz kurzer Zeit wurde der Patient wieder ins Krankenzimmer zurück verlegt! Der Patient wurde als gesund entlassen und lebt heute noch! Darüber sind viele Jahre vergangen!

2. Carbo-vegetabilis-Schwäche

A) Symptomatisch (Leitsymptome)

Carb-v. steht neben *Chin.* bei S c h w ä c h e z u s t ä n d e n. Die Schwäche von *Carb-v.* wird von keinem anderen Mittel übertroffen. Es bildet mit *Ars.* und *Mur-ac.* ein Trio, welches nach den Indikationen manchen Patienten dem R a c h e n   d e s   T o d e s   e n t r i s s e n   h a t. Leitsymptome sind: Lebenskräfte fast erschöpft, Außenseite des Körpers kalt, besonders von den Knien bis zu den Füßen, liegt regungslos, wie tot da. A t e m   k a l t, Puls aussetzend, fadenförmig kalter Schweiß an den Gliedern. Dies ist wahrlich ein hoffnungsloser Zustand. Hinzu kommt noch: S t a g n a t i o n   d e s   B l u t e s   in den Kapillaren, b l ä u l i c h e s   A u s s e h e n, Kälte und Hautblutungen. Patient ist so schwach, daß er nicht atmen kann, ohne daß ihm fortwährend Luft zugefächelt wird. Er keucht: Luft! Luft! *Carb-v.* hat solche Fälle gerettet! Natürlich kann kein Mittel Tote erwecken und seien die Indikationen bei dem Sterbenden noch so deutlich, a b e r   k e i n   M i t t e l   k o m m t   d e m   n ä h e r   a l s   *Carb-v.*

B) Organotrop und C) Konstitutionell

Siehe unter Blähungs-Mittel, III.

3. Acidum-muriaticum-Schwäche

A) Symptomatisch (Leitsymptome)

Dieses Mittel kommt *Carb-v.* bei Typhus außerordentlich nahe. Seine Symptome sind: Z e r s e t z u n g   d e r   S ä f t e, u n w i l l k ü r l i c h e

Stühle während des Harnlassens. Mund voller d u n k e l b l a u e r Geschwüre *(Plb., Lach.)* bewußtlos. Der Kranke stöhnt und r u t s c h t i m B e t t h e r a b *(Zinc.)* infolge g r o ß e r S c h w ä c h e, der Unterkiefer fällt herab. Zunge trocken, lederartig zu ¹/₈ zusammengeschrumpft und gelähmt. Puls schwach und aussetzend. *Mur-ac.* wird zur Rettung des Lebens alles tun was getan werden kann. Das ist das Bild einer g r o ß e n S c h w ä c h e und v ö l l i g e n E r s c h ö p f u n g.

B) Organotrop

Mur-ac. kann organotrop eingesetzt werden bei Blasenschwäche, Mastdarmvorfall *(Ign., Ruta)* und Hämorrhoiden die blau, geschwollen und äußerst empfindlich gegen Berührung sind.

C) Konstitutionell

Eine Acidum-muriaticum-Konstitution gibt es nicht.

Schwäche-Richtlinien

a) Kräfteverfall (Kachexie)
Als Folge von Säfteverlusten: *Chin., Murx., Ph-ac.*
Als sexuelle Folgen: *Ambr., Ph-ac., Pic-ac., Calc., Sal-n., Staph., Agn.*
Durch Nachtwachen und Schlaflosigkeit: *Cocc., Colch.*
Bei Collaps: *Carb-v.*
Des Körpers und Geistes, kalte Extremitäten, blaue Nägel: *Cupr.*
Angst, kalte Beine, blaue Nägel, klebrige Schweiße: *Jatr., Sec., Verat.*
Bei alten Leuten, ständiges Sinken der Lebenskraft: *Laur., Carb-v., Bar-c.*
Bei alten Leuten zur Vorbeugung gegen Schlagfluß: *Bar-c., Op., Cocc., Sil.*

b) Plötzlicher Kräfteverfall (Kollaps)
Von Zirkulationsstörungen, Herz- und Gehirnleiden: *Glon., Cact.*
Mit Krampfzuständen: *Cupr.*
Schneller Verfall: *Ars., Mosch.*
Mit eiskaltem Schweiß: *Verat., Tab.*
Mit eiskaltem und klebrigem Schweiß: *Sec.*
Körper eiskalt: *Camph., Carb-v.*
Besonders mit plötzlicher allgemeiner Muskelschwäche: *Hell.*

c) Erschöpfungszustände
Bei bösartigen Leiden: *Bapt.*
Bei Magenleiden und Krebs: *Cadm., Ars., Carb-ac., Kreos., Vanadium.*
Besonders mit Niedergeschlagenheit: *Zinc.*
Bei Frauen, nervös, reizbar, die sich nach Krankheiten nicht erholen: *Cast.*
Bei Blutarmut nach Entbindung und Malaria: *Kali-ar., Chin-a.*
Durch Nachtwachen: *Cocc., Colch.*
Von geistiger Überanstrengung: *Ph-ac., Pic-ac., Anac., Arn.*

XII. Schwindel-Mittel

Trio: Conium — Argentum nitricum — Cocculus

Weitere Mittel sind: *Dig., Ambr., Sang., Verat., Bar-c., Coloc., Lyc., Lach., Puls., Bry., Spig., Phos., Sulf., Calc., Grat., Cycl., Nux-v., Stram., Bell., Bor., Ferr., Gels., Sil., Petr., Nat-m., Ther.*

1. Conium-Schwindel

A) Symptomatisch (Leitsymptome)

Con. ist nicht nur ein Rückenmarksmittel das Lähmungen hervorbringt, die von unten nach oben ihren Lauf nehmen, sondern vor allem ein Schwindelmittel! Das wichtigste Symptom von *Con.*, ist ein eigentümlicher Schwindel, welcher durch Seitwärtsdrehen des Kopfes sehr verschlimmert wird. Umdrehen im Bett macht auch Schwindel. Ein Patient hatte nach und nach den Gebrauch der Beine verloren (Rückenmarkschwindsucht), er konnte nicht im Dunkeln stehen. Wenn er auf der Straße ging, mußte seine Frau vor ihm oder hinter ihm gehen, da er beim geringsten Drehen des Kopfes durch heftigen Schwindel gefallen wäre. *Con.* heilte ihn! Anfangs trat Erstverschlimmerung auf, aber nach Aufhören mit dem Mittel besserte sich sein Zustand sehr. Gelegentliche Gaben in Abständen von 1—4 Wochen heilten ihn in einem Jahr vollständig. Es war ein schlimmer Fall, der schon jahrelang bestand, ehe ich ihn bekam, sagt NASH. Dieses Symptom findet man bei Schwindel alter Leute sehr häufig. *(Bar-c.)* Man findet es aber auch bei allen Altersstufen und ist bei Frauen oft verbunden mit Eierstocks- und Uterusleiden. Kein anderes Mittel hat dieses Symptom so stark.

Nebenbei bemerkt ist *Con.* auch sehr brauchbar bei Geschwülsten und Drüsenverhärtungen. (Steinhart: *Con., Sil., Calc-f., Calc.*)

Härte der Brüste. *(Con.* rechts, *Sil.* links.) Auch *Phyt.* ist hier sehr von Nutzen.

B) Organotrop

Con. ist organotrop ein Rückenmarksmittel und ein Mittel bei Drüsenverhärtungen und hat besondere Beziehungen zu den Eierstöcken und der Gebärmutter. Es hat auch Beziehung zur Blase bei Lähmung, wobei unwillkürliche Unterbrechung des Harnstrahls als charakteristisch gilt.

Dies kommt vor bei Prostata-Hypertrophie als Alterserscheinung, es ist dies die sogenannte Altmännerkrankheit.

C) Konstitutionell

Con. kommt konstitutionell nicht in Betracht. Dr. Werner QUILISCH sagt: Es ist die debile, neurophatische alte Jungfer mit welker, fahler Haut. Greisenmittel. Leichter Schweißausbruch. Haut kühl. Harte Drüsentumoren. Schwindel. Widerwille gegen Milch. Schleichende Krankheiten.

Ein Conium-Fall: Patientin kommt sehr deprimiert zu mir und sagt, daß sie der „homöopathische Arzt" zur Brustoperation wegen Krebsverdacht ins Krankenhaus geschickt habe. Am darauffolgenden Tag sollte sie sich bei Chirurgen melden. Sie bat mich um Rat und sagte, daß sie glaube, daß die Geschwulst kleiner geworden sei. Ich riet noch mindestens 8 Tage abzuwarten. In der Zwischenzeit wurde eingenommen: *Phyt.* D 4 und *Con.* D 4 und Conium-Salbe äußerlich. Patientin ging pflichtgemäß zum Chirurgen und sagte ihm, daß sie noch zuwarten wolle. Der Chirurg war sehr ungehalten und fuhr die Patientin sehr grob an und sagte ohne sie zu untersuchen, die Geschwulst ist nicht kleiner geworden und wenn Sie nicht operieren lassen, dann gibts den Krebs! Patientin war ratlos und bat mich erneut um Rat. Ich riet weiter abzuwarten und die Mittel fleißig einzunehmen. Wir zogen noch einen anderen Homöopathen zu Rate, der aber dasselbe sagte. Die Besserung nahm von Tag zu Tag zu und der behandelnde Hausarzt fand keine Geschwulst mehr vor, die hätte operiert werden müssen! Der Hausarzt verordnete noch *Phyt.* D 1!, war aber nicht mehr nötig einzunehmen. Für Laien bleibt es ein unerfindliches Rätsel, daß der homöopathische Arzt zuerst zum Messer riet und hernach, als die Gefahr beseitigt war, dasselbe Mittel verordnete, das der Laie empfahl. Geduld und wahre Homöopathie haben hier gesiegt!

2. Argentum-nitricum-Schwindel

A) Symptomatisch (Leitsymptome)

Der Anblick hoher Häuser macht schwindelig und schwankend. Es scheint als wollten sich die Häuser auf beiden Seiten der Straße ihm nähern und ihn zerquetschen. Beim Gehen auf der Straße scheut sich der Argentum-Patient an einer Straßenecke vorüber zu gehen, weil die Häuserecke hervorzuspringen scheint und er dagegen zu rennen fürchtet. Er ist impulsiv, muß sehr schnell gehen, immer hastig. (*Lil-t.*) *Arg-n.* hat sehr viel Schwindel, welcher oft von Summen in den Ohren, allgemeiner Schwäche und Zittern begleitet wird. Kann nicht mit geschlossenen Augen gehen. Der Anblick hoher Häuser macht schwindelig. (*Gels.*)

B) Organotrop

Arg-n. kommt organotrop in Betracht bei Uterusleiden, wenn das Gefühl der Hast vorhanden ist. (*Lil-t.*) Weiter kommt *Arg-n.* als Kopfmittel in Betracht. Es hat einen Kopfschmerz mit dem eigentümlichen Symptom: „Gefühl von Ausdehnung, als ob der Kopf ungeheuer groß wäre. Besserung durch festes Binden des Kopfes. (*Puls.*, *Apis.*) Dieses Gefühl der Ausdehnung kommt auch allgemein vor, als ob der ganze Körper oder einzelne Teile sich ausdehnten. (*Stram.*)

C) Konstitutionell

Konstitutionell alt aussehender Gastritiker, geborener Neurotiker mit fortschreitender Abmagerung. Wutausbrüche, Lampenfieber mit Durchfall. Ißt gern Zucker, der aber Sodbrennen, Blähungen und Durchfall macht. Vergrößerungsgefühl einzelner Körperteile und Organe, wie Magen, Bauch, linke Ovarien Es sind hagere Typen mit neurasthenischen Zügen, neurotische Typen mit reizbarer Nervenschwäche.

3. Cocculus-Schwindel

A) Symptomatisch (Leitsymptome)

Cocc. hat S c h w i n d e l wie von Vergiftung und Verwirrung des Geistes. D r e h e n d e r Schwindel, beim Aufrichten im Bett, der zwingt sich
wieder niederzulegen. S c h w i n d e l m i t Ü b e l k e i t und Neigung zum
E r b r e c h e n. *(Ip.)* Verschlimmerung aller Symptome durch F a h r e n
mit der Bahn, Auto oder Schiff. (Seekrankheit.) *Bry.* hat ebenfalls Schwindel
beim Aufrichten aus dem Bett, doch bei *Bry.* geht dem Kopfschmerz und
Schwindel Übelkeit v o r a u s, während bei *Cocc.* es umgekehrt ist, also
zuerst Kopfschmerz mit Schwindel vorhanden ist, dann Übelkeit darauf folgt.

B) Organotrop

Cocc. hat organotrop Beziehung zum Rückenmark (wie *Con.*) zum Nervensystem und zu den Nackenmuskeln (die Nackenmuskeln scheinen den Kopf
nicht tragen zu können) und zum Bauch als B l ä h u n g s m i t t e l.
Vier Hauptsymptome von Cocculus sind:
1. Schwäche der Nackenmuskeln mit Schwere des Kopfes.
2. Verschlimmerung durch Fahren oder durch Beschwerden hervorgerufen.
3. Gefühl von Schwäche oder Leere in verschiedenen Organen.
4. Üble Folgen von Schlaflosigkeit, Nachtwachen oder Überarbeitung.
   (Caust., Cupr., Ign., Nit-ac). Es ist das Mittel der Nachtschwestern.

C) Konstitutionell

Eine Cocculus-Konstitution gibt es nicht.

Schwindel-Richtlinien

Schwindel bei Drehen des Kopfes: *Con., Calc., Kali-c., Arg., Coloc.*
Schwindel beim Bewegen des Kopfes: *Bry., Calc., Con.*
Schwindel bei Aufwärtssehen: *Puls., Sil.*
Schwindel beim Hinabsehen: *Phos., Spig., Sulf.*
Schwindel von Blumengeruch: *Nux-v., Phos.*
Schwindel von Nachtwachen oder Schlaflosigkeit: *Cocc., Nux-v.*
Schwindel von geringstem Geräusch: *Ther.*
Schwindel während des Gehens: *Nat-m., Nux-v., Phos., Puls.*
Schwindel bei geistiger Anstrengung: *Nat-m.*
Schwindel während oder nach dem Essen: *Grat., Nux-v., Puls.*
Schwindel als ob man herumgewirbelt würde: *Con., Cycl., Puls.*
Schwindel als ob sich das Bett drehe: *Con.*
Schwindel mit Wanken: Argentum, *Gels., Nux-v., Phos.*
Schwindel bei geschlossenen Augen oder im Dunkeln: *Arg., Stram., Ther.,
Con.*
Schwindel mit Gesichtstrübung: *Cycl., Gels., Nux-v.*
Schwindel beim Erheben vom Sitz: *Bry., Phos.*
Schwindel beim Aufrichten aus gebückter Stellung: *Bell.*
Schwindel beim Aufstehen aus dem Bett: *Bry., Chel. Cocc.*
Schwindel beim Bücken: *Bell., Nux-v., Puls., Sulf.*
Schwindel beim Hinaufsteigen: *Calc.*

Schwindel beim Hinabsteigen: *Bor., Ferr.*

Schwindel beim Liegen: *Con.*

Schwindel, muß sich hinlegen: *Bry., Cocc., Phos., Puls.*

Schwindel im Hinterkopf: *Gels., Sil., Petr.*

Schwindel nach Schlaf: *Lach.*

Schwindel von unterdrückter Regel: *Cycl., Puls.*

XIII. Stimmungs-Mittel

Trio: Ignatia — Nux vomica — Staphisagria

Weitere Mittel sind: *Passiflora, Plat., Croc., Nux-m., Acon., Sep., Puls., Coff., Aur., Cimic., Stann., Cham., Coloc* ...

1. Ignatia-Stimmung

A) Symptomatisch (Leitsymptome)

Ign. ist sowohl ein N e r v e n m i t t e l als auch ein S c h r e c k - u n d S t i m m u n g s m i t t e l. Seine Gemütssymptome sind wie die von *Acon., Cham., Nux-v.* und vieler anderer, sehr charakteristisch. *Ign.* hat a u s g e - s p r o c h e n e T r a u r i g k e i t u n d H a n g z u s t i l l e m K u m m e r, besonders mit Neigung, diesen Kummer vor anderen zu beschönigen und zu verbergen. Sie will m i t i h r e m K u m m e r a l l e i n s e i n. Ein weite- res charakteristisches Symptom ist die V e r ä n d e r l i c h k e i t d e r S t i m m u n g, deshalb auch S t i m m u n g s m i t t e l genannt. Kein Mit- tel kommt hier *Ign.* gleich! *Acon., Coff., Nux-m.* und andere haben es auch, aber *Ign.* im höchsten Grade! Man könnte sagen: „H i m m e l h o c h j a u c h z e n d u n d d a n n z u T o d e b e t r ü b t." — Das ist das Ignatia-Gemüt! J e t z t v o l l e r F r e u d e u n d H e i t e r k e i t und plötzlich das andere Extrem: „M e l a n c h o l i s c h e T r a u r i g k e i t u n d T r ä n e n." *Ign.* hilft übergroßes Leid und Trauer überwinden. Weitere wertvolle Symptome sind:

1. Äußerster Widerwille gegen Tabakrauch.
2. Gefühl von Schwäche und Leere in der Magengrube mit Neigung zu Seuf- zen und tief Atem zu holen.
3. Halssymptom: Globus hystericus, das ist das Gefühl, als ob eine Kugel vom Magen in den Hals aufsteigen wollte. *Ign.* D 30 und höher *(Anac.).*

B) Organotrop

Ign. ist organotrop ein Kopfmittel mit einem Kopfschmerz, als wenn ein Nagel aus der Seite des Kopfes herausgetrieben würde. Wird durch Liegen auf derselben Seite gebessert. *Ign.* ist auch ein Mastdarmmittel bei Vorfall. *(Ruta.)*

C) Konstitutionell

Siehe unter Krampf-Mittel, VI., 3. C).

Ein Coffea-Fall: Patient klagt den Abend vorher und weint, es ist aber nichts aus ihm herauszubringen. Am andern Tag Temperatur 38,1 °. Patient sagt, wenn er weint sei es ihm leichter, er könnte immer weinen und habe so eine Spannung und müsse immer sinnieren. (Es war starker Gedankenzufluß wie beim Trinken von Bohnenkaffee.) Verordnung: *Coff.* D 6 und *Ph-ac.* D 3 und *Kali-p.* D 3 und zum Schlafen Plantival (Schwabe). E r f o l g : (Patient nahm nur *Coff.* und *Plantival.*) Nach ³/₄ Stunde war dem Patienten so leicht, daß er schon wieder eine Illustrierte durchblätterte. Am Abend des andern Tages schaltete Patient schon wieder das Radio ein (auch den Tag über), stand auf, ging spazieren und der Zustand besserte sich zusehends. *Plantival* brachte große Beruhigung und den ersehnten Schlaf. Patient sagte ein paar Tage vorher: Mir kann niemand mehr helfen, auch kein Arzt und war sehr deprimiert. *Coff.* tat alles was hier zu tun war, dem Schöpfer solcher Arznei, sei Lob und Ehre! Es war menschlich für einen Laien gesehen ein schwieriger Fall, aber die gottgeschenkte Homöopathie hat einmal wieder bewiesen was sie kann ohne einen Krankheitsnamen zu wissen! Die Symptome genügten vollkommen — kann man's leichter wollen?!

2. Nux-vomica-Stimmung

A) Symptomatisch (Leitsymptome)

Der Nux-vomica-Patient ist überempfindlich, jedes harmlose Wort beleidigt, jedes geringe Geräusch erschreckt, ist ängstlich und außer sich. Es sind sehr eigene, vorsichtige, hitzige Personen, die leicht erregt und zornig werden, oder sind von gehässiger, boshafter Gemütsart, es ist kurz: „ E i n N e r v ö - s e s T e m p e r a m e n t .“ *(Cham., Ign., Staph.* usw.) Man wird natürlich nicht allein auf das Temperament hin verordnen, sei die Indikation noch so deutlich. D e r g a n z e F a l l m u ß p a s s e n , aber das Temperament und andere Züge leiten in der Mittelwahl. *Nux-v.* hat noch eine andere Art von Nervosität, bei der die Reizbarkeit nicht so hervortritt, nämlich H y p o c h o n d r i e b e i s t u d i e r t e n L e u t e n , die zuviel zu Hause sitzen (sogenannte Stubenhocker), mit Unterleibsbeschwerden und Hartleibigkeit. Schon ein geringfügiger Ä r g e r kann diese Leute aus ihrem hypochondrischen Trübsinn aufrütteln und sie z o r n i g u n d r e i z b a r machen.

Wenn der trübsinnige, hypochondrische Geisteszustand bleibt, werden wir lieber nach Mitteln suchen, wie: *Aur., Nat-m.* und so weiter, um das wahre Simillium zu finden. Die n e r v ö s e n , g e i s t i g e n u n d k ö r p e r - l i c h e n , S y m p t o m e sind v o r t r e f f l i c h e W e g w e i s e r zur Wahl des richtigen Mittels.

Das folgende Leitsymptom bei Stuhlverstopfung ist Gold wert und heißt: „ H ä u f i g e r u n d e r f o l g l o s e r D r a n g a u s z u l e e r e n u n d A b g a n g n u r g e r i n g e r M e n g e n v o n K o t n a c h j e d e m V e r s u c h .“

B) Organotrop

Nux-v. hat organotrop:

1. Beziehungen zu den Därmen bei unregelmäßiger peristaltischer Tätigkeit, daher der erfolglose Drang.
2. Zur Gebärmutter, wenn die Menstruation einige Tage v o r d e r Z e i t und etwas zu stark und mehrere Tage länger dauert, mit Beschwerden beim Eintritt, welche bleiben, nachdem die Menstruation vorüber ist.

Für *Nux-v.* gilt ein dreifaches: a) fühlt sich schlechter morgens bald nach dem Erwachen, auch nach geistiger Anstrengung (*Lach., Natr-m.*), b) nach dem Essen, c) in kalter Luft.

3. *Nux-v.* hat Beziehungen zum Magen: Nach dem Essen saurer Geschmack (*Kali-b., Nux-m.*), 1—2 Stunden danach, Druck im Magen wie von einem Stein (*Bry., Puls.*) mit hypochondrischer Stimmung, Sodbrennen, Gespanntheit um die Taille, m u ß d i e K l e i d e r l o c k e r n (*Lyc., Lach.*).

4. *Nux-v.* hat Beziehungen zum Kopf und Rücken. Die Kopfschmerzen kommen oft in Verbindung mit Magen-, Leber-, Unterleibs- und Hämorrhoidalleiden vor. Hier entscheiden mehr die Modalitäten als der Charakter der Schmerzen die Wahl: Verschlimmerung nach geistiger Anstrengung, Kummer oder Zorn, in der frischen, kalten Luft, morgens beim Erwachen, 1—2 Stunden nach dem Essen, nach Kaffee- oder Alkoholmißbrauch, im Sonnenschein, vom Bücken, durch Licht und Lärm, beim Bewegen oder Öffnen der Augen, durch gutes üppiges Leben, stark gewürzte Speisen und bei stürmischem Wetter. Die Rückenschmerzen treten im Bett auf und der Patient muß sich aufrichten um sich umzudrehen oder er dreht und krümmt sich im Stehen. Der Schmerz sitzt meist in der Kreuzbeingegend oder manchmal auch etwas höher und findet sich oft in Verbindung mit H ä m o r r h o i d e n (*Gaultheria* D 4).

Rückenschmerzen durch Masturbation verursacht, findet in *Nux-v.* eines seiner besten Mittel! (Masturbation = Onanie.)

C) Konstitutionell

Der Nux-vomica-Patient gehört zu den Lebertypen mit gelblicher Gesichtsfarbe. Er ist ein Stubenhocker. Es ist der gehetzte Geschäftsmann mit falscher Lebensweise. Er leidet unter viel Kopfschmerzen (Kater).

Galliges Temperament. 3 Uhr morgens wach. Verstopfung mit vergeblichem Drang und Hämorrhoiden. Wir denken uns also einen dünnen, mageren, Mann, einen Beamten mit sitzender Lebensweise. Morgens ist er müde, abends wird er munter. Er ist herrschsüchtig und duldet keinen Widerspruch, also der typische Haustyrann. Über jede Kleinigkeit regt er sich auf. Bei aller Streitsucht ist er auch ä n g s t l i c h , b e s o n d e r s g e g e n V o r g e s e t z t e . Seine Magenschmerzen kommen 1—2 Stunden n a c h dem Essen, überhaupt verschlimmert sich alles nach dem Essen, morgens und durch Mißbrauch von Alkohol, Tabak und Kaffee, also Katermittel, sowie nach geistiger Anstrengung, Ärger und in kalter Luft.

Bestes Mittel bei Pylorusstenose (= Magenpförtnerverschluß der Säuglinge).

Ein Nux-vomica-Fall: Dr. med REHM schreibt. Eines Tages wurde ich erstmals zu einem Bahnbeamten gerufen, der seit Jahren wegen Ischias jedes Jahr 6 Wochen krank war. Ich verordnete *Rhus-t., Gnaph.* und *Merc.* ohne wesentliche Besserung. Als ich wieder einmal dort war, schrie er seine Frau an: „Weib hol a Wasser für de Doktr." Dieses wurde sehr grob und befehlerisch gesagt. Ich verordnete daraufhin *Nux-v.* und 3 Tage später war der Mann gesund.

3. Staphisagria-Stimmung

A) Symptomatisch (Leitsymptome)

Wir finden: H e f t i g e r U n w i l l e über Dinge, die andere oder er selbst getan haben, g r ä m t s i c h ü b e r d i e F o l g e n , beständige Sorge u m   d i e   Z u k u n f t. Wirft Sachen unwillig weg, oder stößt sie vom Tisch. Kinder (auch Erwachsene) sind übel gelaunt und schreien nach Dingen, die sie ärgerlich wegwerfen, nachdem sie sie erhalten haben, s c h l i m m e r   m o r g e n s. Sehr empfindlich gegen den geringsten Eindruck, das geringste anscheinend unrechte Wort v e r l e t z t   s i e   s t a r k *(Nux-v.).* Hypochondrie, Apathie, Gedächtnisschwäche, verursacht durch unverdiente Kränkungen, geschlechtliche Exzesse oder hartnäckiges Verweilen bei geschlechtlichen Gegenständen. Beschwerden durch Unwillen oder Verdruß, oder verhaltenem Ärger, Schlaflosigkeit. NASH sagt: Ich führe alle diese Symptome an, um dem Leser den Wert von *Staph.* als G e m ü t s -   o d e r   S t i m m u n g s - m i t t e l einzuprägen. *Cham.* wird oft gebraucht, wo *Staph.* besser wäre. Für ärgerliche, mürrische, reizbare Kranke stehen *Cham., Nux-v., Chin., Coloc.* und *Staph.* s e h r   n a h e beieinander und es gibt w e n i g   F ä l l e, wo nicht das eine oder andere Mittel paßt. Für apathische oder hypochondrische Kranke haben wir *Ph-ac., Nat-m., Anac., Aur.* und *Staph.* Ein sehr eigentümliches Symptom von *Staph.* ist: Brennen in der Harnröhre auch o h n e   Wasserlassen. Während des Harnens h ö r t   d a s   B r e n n e n   a u f. Dieses Symptom kommt n u r   b e i   *Staph.* v o r!

Es ist ein Mittel gegen Onanie (ein gutes Mittel und eines der besten gegen P r o s t a t a l e i d e n alter Leute mit häufigem Drang zum Harnen und nachfolgendem Harnträufeln.) Für Schnittwunden ist e s   d a s   b e s t e   M i t t e l, wenn es ein reiner Schnitt ist, wie bei einer Operation.
Für Rißwunden ist *Calend.*,
für Quetschwunden und Beulen *Arn., Ham., Led., Sulf-ac.*,
für Verrenkungen und Verstauchungen *Rhus-t., Calc., Nux-v., Arn.*,
für Knochenbrüche Symphytum, *Calc-p.* angezeigt.

B) Organotrop

Staph. hat organotrop Beziehung zum Magen mit der Empfindung, als hinge der Magen schlaff herunter. *(Ip., Tab.)* Dasselbe Gefühl besteht im Unterleib, als ob er wegfallen wollte, muß ihn mit den Händen festhalten. Kolik der Kinder, wenn sie m a g e r ,   l a u n i s c h   u n d   d i c k b ä u c h i g s i n d, und besonders wenn die Z ä h n e   s c h w a r z   w e r d e n. Weiter hat es Beziehung zur Prostata, der Harnröhre und zum Rücken. (Rückenschmerz) Auch zur Haut hat es Beziehung. Es ist ein gutes H a u t m i t t e l und heilt trockene und feuchte Ausschläge, welche heftig jucken und durch k r a t z e n   g e l i n d e r t   w i r d. Es hat Kondylome, das sind Feigwarzen oder blumenkohlähnliche Auswüchse. D 200 heilte in einem Fall sehr schnell, es war ein 3 cm hoher blumenkohlähnlicher Auswuchs!

C) Konstitutionell

Dr. QUILISCH sagt dazu: Der Staphisagria-Patient ist abgespannt, schwach, anfällig. Dystonie [1]) und Atonie [2]) des vegetativen Nervensystems. Hohläugig. Augenschatten. Gelblichweiße Haut. Onanist [3]) und Sexualneurotiker.

---

[1]) Spannung: anormales Verhalten besonders der Muskeln und Gefäße
[2]) Spannung: Schlaffheit, Erschlaffung
[3]) ein Mensch, der sich sexuell selbstbefriedigt

Frühzeitiger Gebißverfall. Zahnfleisch schwammig. Kopfekzeme, Gersten-körner. Abneigung gegen das andere Geschlecht. Ist immer mit sexuellen Dingen beschäftigt. Reizbar, mürrisch, sensitiv, leutescheu. Folgen von ver-letztem Ehrgeiz und Entrüstung. Konfliktneurosen.

Ein Cypripedium-Fall: Kind, 6 Monate alt, hat seit einiger Zeit Schlafstörun-gen. Kind zahnt zur Zeit und hat rote heiße Wangen. Der Vater gab wegen vermutlichen Zahnkrämpfen *Cham.* und *Bell.* ohne Erfolg. Kind ist am Tag sehr artig, abends und nachts erwacht es mehrmals und will unterhalten sein. Das geht mit Unterbrechungen die ganze Nacht so fort. Kind war artig, also nicht Spielzeug verlangend und wieder wegwerfend wie in diesen Fällen oft vorkommt, daher kam auch *Cham.* oder *Staph.* nicht in Frage. Ich empfahl *Cypr.* D 4. E r f o l g : Am ersten Abend kein Erwachen mehr, nur ein leichtes einmaliges Unterbrechen des Schlafs und aber sofort weiterschlafend. Am nächsten Tag volles Durchschlafen. Der Erfolg war ein prompter! Nach 8 Wochen war noch derselbe gute Erfolg vorhanden. Ohne *Cypr.* hätte ein Gehirnleiden entstehen können.

Ein Sepia-Fall: Die H y p o c h o n d r i e ist in das weite Krankheitsgebiet der Neurasthenie (Nervosität) einzuschließen und bildet häufig den Übergang zu den eigentlichen Geisteskrankheiten. Sie ist ein Zustand, in welchem das leidende Indivi-duum durch die Eindrücke des Gemeingefühls sehr lebhaft affiziert wird, sich meist verkehrte Vorstellungen von der Beschaffenheit seiner körperlichen Verrichtungen macht und dadurch in eine eigentümliche Gemütsstimmung versetzt wird. Die Hei-lung dieser Zustände stellt dem behandelnden Arzt die schwierigsten Aufgaben. Im Gegensatz zur Allopathie gibt uns die Homöopathie viele Mittel an die Hand, um helfend einzugreifen. Selbst Fälle, die manche Jahre lang unverändert bestanden, wurden oft durch unsere Mittel in kürzester Zeit geheilt. Folgender Fall: 22jähriges junges Mädchen war früher stets von vergnügter Stimmung und gerne in Gesellschaft; auch war sie nie unlustig zur Arbeit. Nach Angabe der Mutter ist mit ihr seit 1¼ Jahr infolge Kränkung eine vollkommene Änderung eingetreten. Sie hat jetzt gar keinen Trieb zur Arbeit, meidet jede Geselligkeit, kümmert sich um keine häuslichen Angelegenheiten. Ohne Veranlassung fühlt sie sich unglücklich und ist leicht gekränkt. Fieber nicht vorhanden. Dabei klagt sie über Hitzewallungen im Körper, besonders über Blutandrang im Kopf. Die Verdauungsorgane sind gesund, wie der objektive Befund ergibt. Sie klagt aber über häufiges Unbehagen im Unterleib, ferner auch über saures Aufstoßen. Am 17. Mai vorigen Jahres hat die erste Konsultation statt-gefunden, bei welcher ich *Sep.* D 12 verordnete. Bereits am 29. Mai berichtete die Mutter über Besserung des Zustandes ihrer Tochter, die schon wieder den häuslichen Arbeiten sich zuwendet und nicht mehr so große Menschenscheu an den Tag legte. Nach zweimonatiger Behandlung vollkommene Wiederherstellung.

XIV. Unruh-Mittel

Trio: Aconitum — Arsenicum — Rhus toxicodendron

W e i t e r e M i t t e l s i n d : *Cham., Ferr., Verat., Zinc., Phos., Podo., Mur-ac., Tarant., Anac., Bell., Bry., Calc., Can-s., Carb-v., Ign., Chin., Coff., Croc., Cupr., Hyos., Jod., Kali-c., Lyc., Op., Sulf., Staph., Sep., Stram., Samb., Sil., Merc.* ...

1. Aconit-Unruhe

A) Symptomatisch (Leitsymptome)

Acon. hat U n r u h e bei hochgradigen Entzündungsfiebern. Große Hitze mit Durst. Harter voller Puls. Ängstliche, nicht zu beruhigende Ungeduld, außer sich, wirft sich in großer Todesangst hin und her. Haut sehr heiß und trocken und o h n e S c h w e i ß ! (Schweiß an der Stelle auf der man liegt kann vorkommen!) Bei Schweißausbruch hat *Acon.* ausgewirkt, die Krankheit ist gebrochen, das heißt sie ist in der Krise. Schmerzen sind ebenso stark vorhanden wie die Unruhe und sind reißend, schneidend und zur Verzweiflung treibend, sie sind die Ursache der U n r u h e.

Angst und Todesangst ist L e i t s y m p t o m ! Verschlimmerung durch Schreck und Angst sowie durch trockene, kalte Luft oder Luftzug. Oder Erkrankung durch Angst und Schreck und kalte, trockene Luft oder Zugluft. Verschlimmerung durch trockene Luft: *Acon., Bry., Caust., Hep., Nux-v....* Verschlimmerung durch feuchte Luft: *Dulc., Nux-m., Nat-s., Rhus-t.*

B) Organotrop und C) Konstitutionell

Siehe unter Schmerz-Mittel, X. *(Acon.)*

NB. Es läßt sich hier nicht vermeiden, daß einige Mittel mehrmals erwähnt werden müssen. Es schadet nichts dem Lernenden, wenn er eine Wiederholung des bereits Gesagten zwangsläufig machen muß, Das gehört zum Lernen!

2. Arsenicum-Unruhe

A) Symptomatisch (Leitsymptome)

Kein Mittel hat mehr Unruhe als *Ars.* Die Aconit-Unruhe tritt in den e r s t e n Stadien entzündlicher Erkrankungen mit hohem Fieber ein. Arsenicum-Unruhe erst in den s p ä t e r e n Stadien, nachdem die Kräfte des Patienten s e h r g e s u n k e n s i n d ! Der Arsenicum-Patient ist z u s c h w a c h, um sich hin und her zu werfen, wozu ihn Angst und Unruhe treiben möchten. Leichteste Anstrengung e r s c h ö p f t, hat Todesfurcht, jedoch mehr in dem Sinne, indem er meint, es habe keinen Zweck mehr, Arznei zu nehmen, weil er sterben müsse. Die g e i s t i g e U n r u h e ist ebenso stark wie die k ö r p e r l i c h e. Angstanfälle treiben nachts aus dem Bett. Kann sich nicht ruhig verhalten. Beständige Unruhe, oft mit großer Schwäche verbunden.

Acon., Ars., Rhus-t., alle sind gleich unruhig, doch sind sie so verschieden, d a ß d i e W a h l z w i s c h e n i h n e n n i c h t s c h w e r f ä l l t.

B) Organotrop und C) Konstitutionell

Siehe unter Brenner-Mittel, II.

3. Rhus-toxicodendron-Unruhe

A) Symptomatisch (Leitsymptome)

Die Unruhe von *Rhus-t.* kommt dadurch zustande, daß die Heftigkeit der Schmerzen durch B e w e g u n g u n d W ä r m e z e i t w e i l i g g e l i n d e r t w e r d e n. Es hat auch eine innere Unruhe, die r e i n n e r v ö s ist und die den Patienten treibt, sich fortwährend zu bewegen, auch ohne daß ein besonderer Schmerz vorhanden ist. Diese Unruhe ist jedoch nicht annähernd so hochgradig, wie die von *Acon.* und *Ars.* L e i t s y m p t o m : V e r - s c h l i m m e r u n g   d u r c h   R u h e ,   z u   B e g i n n   d e r   B e w e g u n g   u n d   d u r c h   f e u c h t e s   W e t t e r. Wirft sich ebenfalls von einer Seite auf die andere, wie bei *Acon.* und *Ars.*, doch bei *Rhus-t.* l i n d e r t   d e r   W e c h s e l   d e r   L a g e   d i e   B e s c h w e r d e n , was bei *Acon.* und *Ars.* nicht zutrifft.

Lahmheit und Steifheit, sowie S c h m e r z e n   b e i m   B e g i n n   d e r   B e w e g u n g , nach Ruhe und darauf folgender Bewegung, sind Hauptanzeigen für *Rhus-t.*

Dr. REHM sagt: *Rhus-t.* ist das M i t t e l   d e r   I n f a n t e r i e . Das will sagen, daß es angezeigt ist bei Überforderung durch lange Fußmärsche und Strapazen.

Wir fassen zusammen

Aconit-Unruhe äußert sich in akuten Stadien von plötzlichen hitzigen, fieberhaften, entzündlichen und sehr s t ü r m i s c h verlaufenden Leiden. Wird noch am selben Tag todkrank. Stürmischer Verlauf mit Angst und Todesangst, großer Unruhe und großen Schmerzen.

Arsenicum-Unruhe äußert sich im späteren Stadium von chronischen Leiden mit g r o ß e r   S c h w ä c h e .   S c h l e i c h e n d e r   V e r l a u f . Beide Mittel *Acon.* und *Ars.* haben Angst und Todesangst, doch *Acon.* v i e l   s t ä r k e r . *Acon.* leitet bei A n g s t , *Ars.* bei U n r u h e .

Rhus-tox.-Unruhe äußert sich nicht annähernd so hochgradig wie *Acon.* und *Ars.* Bei *Rhus-t.* l i n d e r t   d e r   L a g e n w e c h s e l   i m   G e g e n s a t z   z u *Acon.* und *Ars.* Also B e w e g u n g   b e s s e r t   b e i   *R h u s - t .*, während bei *Acon.* und *Ars.* B e w e g u n g   v e r s c h l i m m e r t .

Ein Zincum-Unruh-Fall: Dr. REHM schreibt: Die Grippe 1950 unterstand *Zinc.* Die hartnäckigen Schmerzen im Hinterkopf verschwanden nach 2—3 Gaben *Zinc.* D 30. Ich kam auf das Mittel, weil die Patienten im Bett Radfahren übten und diese Übung auch mit Willensanstrengung nicht beenden konnten. NB. Dieses Beispiel zeigt die U n r u h e   d e r   B e i n e !

Ein Aconit-Unruh-Fall: Eine Frau sucht wegen eines schadhaften Zahnes den Zahnarzt auf. Arzt stellt fest, daß es sich um einen Eiterzahn handelt. Der Zahn wurde aufgebohrt und erst danach stellte sich heftiger Zahnschmerz ein. *Sil., Merc., Cham.* und *Heilerde* halfen nicht! In Hering/Haehl fand ich *Arn.* verzeichnet, nach Füllen eines Zahnes. Warum gerade *Arn.* fragte ich mich? Es handelte sich um einen traumatischen Fall, denn der Zahnschmerz bestand vorher nicht, wurde also durch einen äußeren gewaltsamen Anlaß ausgelöst! Das Bohren (Trauma) war die Ursache des Schmerzes, darum half *Arn.!* Nach dem nächsten Konsultation beim Arzt entstand wieder Zahnschmerz. Dieser wurde jetzt so stark, daß Patientin fast verzweifelte. *Arn.*, das vordem seine Schuldigkeit getan hatte, versagte diesmal vollständig. Warum? Das will ich erzählen, weil dies für unser Thema: „Wie finde ich das passende Arzneimittel", ein sehr feines und lehrreiches Beispiel ist. Der Zahnschmerz war stechend, ich ließ mich also zunächst vom Schmerz leiten als Leitsymptom, darum empfahl ich *Apis.* jedoch ohne Erfolg. Dann ließ ich mich ganz allein von der U n - r u h e leiten, denn diese war sehr groß! Patient warf sich im Bett hin und her und nahm alle Lagen ein — einmal liegend, dann sitzend, dann links, dann rechts, dann auf dem Bauch, dann wieder von vorne anfangend! Das bezeichnende war, daß diese Unruhe nun nicht mehr nur körperlich war, sondern, sie war und deshalb führe ich dieses Beispiel hier auf, vor allem jetzt seelischer Natur! Also es bestand eine körperliche und seelische Unruhe. Welcher Homöopath denkt hier nicht an unser unvergleichliches *Acon.!* Und siehe da — nach 5 Minuten war die Ruhe im Land und jeder Schmerz wie weggezaubert als ob er nie dagewesen wäre. Gepriesen sei die Homöopathie! Und gepriesen sei der Schöpfer, der uns diese Mittel in die Hand gegeben hat. Der Herr läßt die Arznei aus der Erde wachsen und ein Vernünftiger verachtet sie nicht! (Sirach 38, 4.) Dieser Spruch stand einst an der Blockhütte des Heilpflanzengartens des Heidenheimer homöopathischen Vereins. — Möge er immer sein Wahlspruch bleiben!

Stimmlosigkeit geheilt durch Arnica: Ein bekannter Tenorsänger kam zum Arzt wegen Stimmlosigkeit, es bestand zugleich ein Rachenkatarrh. Verschiedene Mittel wurden ohne Erfolg gegeben. Da wurde es mir klar, daß das Leiden wahrscheinlich in einer Überanstrengung der Stimmbänder seine Ursache habe. Ich verordnete *Arn.* und dies heilte den Fall prompt.

Unruh-Richtlinien

Hat keine Zeit, stets eilig, spricht schnell, muß immer etwas tun: *Thuj..* Unruhe und Eile, muß immer etwas tun, ist auch gleichgültig, Angst: *Arg-m., Ambr.*
Unruhe ohne Angst: *Rhus-t., Cimic., Kali-j.*
Unruhe der Beine, muß im Bett radfahren mit den Beinen: *Zinc.*
Läßt alles fallen: *Apis.*
Unruhe des ganzen Körpers, kann nicht ruhig stehen oder sitzen: *Tarant.*

XV. Wetter-Mittel

Trio: Dulcamara, Rhododendron, Natrium sulfuricum
   W e i t e r e M i t t e l s i n d : *Rhus-t., Phos., Nat-c., Sil., Calc-p., Acon., Kali-c., Ars., Calc., Hep., Nux-v., Psor., Tub., Nux-m. . . .*

1. Dulcamara-Wetter

A) Symptomatisch (Leitsymptome)
Das Hauptkennzeichen von *Dulc.* liegt in seinen Modalitäten [1]):
Krankheiten werden durch W i t t e r u n g s w e c h s e l v o n w a r m z u k a l t hervorgerufen oder v e r s c h l i m m e r t. Es ist gegen Erkrankungen infolge f e u c h t e r K ä l t e angezeigt. *Acon.* hat t r o c k e n e K ä l t e. Wird zum Beispiel nach einer Erkältung durch Wetterwechsel v o n w a r m z u k a l t, der Nacken s t e i f, der Rücken schmerzhaft, und die

---

[1]) unter Modalitäten versteht man die Symptome in ihrer Abhängigkeit von: 1. Tageszeit, 2. Temperatur (Wärme, Kälte), 3. Witterung, 4. Körperseite, 5. Konstitution, 6. Verschlimmerung, 7. Besserung

Glieder lahm, oder der Hals wird schmerzhaft, und es folgt Halsbräune mit steifer Zunge und steifen Kinnladen, selbst die Zunge kann gelähmt sein, so hilft *Dulc.* Dies hat *Bar-c.* auch und in der Tat ergänzen sich die beiden Mittel gut. Die Erkältung im Hals kann h i n a b r u t s c h e n in die Bronchien und die Lungen, daraus folgt Husten mit blutigem Auswurf, dies geschieht besonders gern b e i K i n d e r n und a l t e n L e u t e n und es pflegt viel Schleimabsonderung vorhanden zu sein mit s c h w i e r i g e m A u s w u r f. *(Bar-c.)* Kolik und Durchfall bei K ä l t e e i n w i r k u n g , wird durch *Dulc.* o f t s c h n e l l g e b e s s e r t , besonders bei heißem Wetter und wenn die Nächte oder Tage p l ö t z l i c h k a l t w e r d e n . Bei R ü c k e n - s c h m e r z e n i n f o l g e E r k ä l t u n g ist es ein w i c h t i g e s M i t - t e l .
Verschlimmerung durch trockene Luft: *Acon., Bry., Caust., Hepar., Nux-v...*
Verschlimmerung durch feuchte Luft: *Dulc., Nux-m., Nat-s., Rhus-t...*

B) Organotrop

Dulc. hat organotrop Beziehung zu den Muskeln, Hals, Bronchien, Lunge und Rücken unter Beachtung der Modalitäten.

C) Konstitutionell

Dulc. kommt konstitutionell nicht in Betracht.

2. Rhododendron-Wetter

A) Symptomatisch (Leitsymptome)

Wie bei *Dulc.* liegt sein zuverlässigstes charakteristisches Kennzeichen in seiner Modalität: Verschlimmerung bei n a s s e m s t ü r m i s c h e m W e t - t e r . *Rhod.* hat jedoch hauptsächlich Verschlimmerung vor dem Sturm, besonders G e w i t t e r s t u r m , n a c h Ausbruch des Sturms fühlt sich der Patient w o h l e r . *(Phos., Nat-c., Sil.) Rhod.* hat wie *Rhus-t.* V e r - s c h l i m m e r u n g i n d e r R u h e u n d B e s s e r u n g b e i B e w e - g u n g . Die Schmerzen von *Rhod.* scheinen aber tiefer zu sitzen als bei *Rhus-t.*, es ist nicht leicht von *Rhus-t.* zu unterscheiden. *Rhod.* hat eine besondere Beziehung zu den Hoden. Es hat z i e h e n d e S c h m e r z e n , die sich bis in den Bauch und in den Oberschenkel ausdehnen. Ähnliche Mittel sind: *Aur., Clem., Puls., Arg-m.* und *Spong.*. Ist zum Beispiel das Leiden der Hoden syphilitischer Natur, so müßte man *Aur.* den Vorzug geben. Liegt unterdrückter Tripper zu Grunde, so wird man *Clem.* oder *Puls.* vorziehen. Bei rheumatischer Ursache kommt *Rhod.* in Frage.

B) Organotrop

Rhod. kommt organotrop in Betracht bei Hals, Bronchien, Lunge, Knochenhaut, Muskeln und Bänder und hat besondere Beziehung zu den Hoden.

C) Konstitutionell

Rhod. kommt konstitutionell nicht in Frage.

3. Natrium-sulfuricum-Wetter

A) Symptomatisch (Leitsymptome)

Natr-s. hat a k u t e n w i e c h r o n i s c h e n D u r c h f a l l und Verschlimmerung gegen Morgen und d u r c h B e w e g u n g. Es hat heftiges Kollern wie von Blähungen auf der rechten Bauchseite. Stühle sind begleitet von profusem [1]) Abgang von Blähungen. Es bestehen L e b e r b e s c h w e r - d e n mit Schmerzhaftigkeit im rechten Hypochondrium. Hauptkennzeichen für dieses Mittel ist: V e r s c h l i m m e r u n g b e i f e u c h t e m W e t t e r. *(Dulc., Rhod.) Dulc.* hat Verschlimmerung bei Wetterwechsel von w a r m z u k a l t, ob feucht oder trocken, spielt hierbei keine Rolle. Diese Verschlimmerung ist nicht etwa auf Durchfall beschränkt, sondern sie äußert sich besonders bei chronischem Asthma. Lockerer Husten mit Wundheitsgefühl und Schmerz durch die untere l i n k e Brust, ist für *Nat-s.* sehr charakteristisch. *(Bry.* hat trockenen und keinen lockeren Husten.) Schmerz in der unteren r e c h t e n Brust hat *Kali-c.*

B) Organotrop

Nat-s. kommt organotrop in Betracht für die Atmungsorgane und die Leber mit Blähungsbeschwerden.

C) Konstitutionell

Konstitutionell paßt es für Menschen, die wie folgt aussehen:

Grüngelbliches, leberkrankes Aussehen mit roter Nase. Neigt zur Fettsucht, hat aber schlaffe Muskeln. Ist sehr frostig, sogar nachts im Bett. Schläfrigkeit, Morgendurchfall. Mittel der Kellerbewohner (weil feucht), wie *Dulc.*

Hydrogenoide Konstitution. Psychisch: Lebensüberdrüssig.

Ein Rhododendron-Fall: Dr. med. Lutze erzählt: Herr F. aus D., 32 Jahre alt, litt seit 6 Jahren in Folge eines Falles und Quetschung des Hodensacks an einem Wasserbruch, welcher immer mehr zunahm. Fast immerwährend, besonders aber bei stürmischem Wetter, heftigen Schmerz in den Hoden. Ich gab *Arn.* und *Rhod.* zusammen. (*Arn.* der Quetschung wegen, *Rhod.* des Einflusses stürmischer Witterung halber.) Gleich nach dem ersten Schluck linderten sich die Schmerzen, die nach 4 Tagen völlig verschwunden waren, auch bei Sturm nicht wiederkehrten. Die Wassergeschwulst nahm von Tag zu Tag ab und war in 5—6 Wochen völlig geheilt.

Hydrops intermittens genu (Wechselnde Anschwellung des Kniegelenkes).

Ein Rhus-tox.-Fall: Patient von 47 Jahren leidet seit zwei Monaten an einer an jedem dreizehnten Tage plötzlich eintretenden und nach einiger Zeit von selbst wieder verschwindenden Anschwellung des rechten Kniegelenks. Er hatte unter dieser Affektion schon früher einmal 2 Jahre lang zu leiden gehabt und befürchtete nun für seine Arbeitsfähigkeit natürlich wieder das Schlimmste. Nach vergeblichem Gebrauch zweier anderer Mittel half *Rhus-t.* auf das Symptom hin: Besserung der Schmerzen durch Wärme und fortgesetzte Bewegung, schlimmer durch Kaltwerden eines Körperteils (beim Kaltwerden der Füße zieht es gleich ins Knie).

---

[1]) reichlich

Cystitis chronica Chronische Blasenentzündung).

Ein Rhus-tox.-Fall: Patient von 52 Jahren leidet seit einem halben Jahr an heftigen Kreuz- und Rückenschmerzen, die bis in die Geschlechtsteile hinunter ziehen, besonders bei jeder Erkältung, auch überhaupt bei schlechtem Wetter beziehungsweise Witterungswechsel. Manchmal kommen diese Schmerzen in der Art und Plötzlichkeit eines sogenannten Hexenschusses, besonders die Lumbal-Muskulatur ergreifend. Auch sonst treten rheumatische Schmerzen vorzüglich in den Armen auf, die sich in der Bettwärme verschlimmern. Dieses Symptomenbild veranlaßte mich zuerst an *Rhus-t.* zu denken, welches ja unter seinen Symptomen Verschlimmerung in der Bettwärme und bei W i t t e r u n g s w e c h s e l hat, außerdem aber eine spezifische Wirkung auf die Rücken-, besonders die Lumbalgegend ausübt, so daß es zum Beispiel als ein Hauptmittel bei Hexenschuß anzusehen ist. Mancher würde aber wohl nach genauerem Krankenexamen in dieser Wahl des Medikaments zweifelhaft geworden sein. Denn nicht um Rheumatismus handelte es sich, sondern der Patient litt an chronischem Blasenkatarrh, und in jeder Wiederverschlimmerung dieses Leidens traten die heftigen Rückenschmerzen auf. Der Patient mußte dann alle Augenblicke Urin lassen, welcher milchig aussah und sich bei der Untersuchung zwar von saurer Reaktion, aber von bedeutendem Schleimgehalt zeigte. Zeitweise konnte Patient den Urin auch nicht halten.

Die Rückenschmerzen waren wohl durch Beteiligung des Nierenbeckens zu erklären. Anderweitige Behandlung war vergeblich gewesen. Die Symptome paßten ja, wie schon gesagt, was die Schmerzen betrifft, auf *Rhus-t. Rhus-t.* hat aber auch die Blasensymptome: weißer Urin, Urindrang, unwillkürliches Urinlassen. So versuchte ich denn das Mittel, wenn auch nicht mit voller Zuversicht, da man bei einem Prostatiker, um den es sich natürich handelte, in seinen Ansprüchen bescheiden sein muß. Zu meiner Freude besserte sich das Leiden in befriedigender Weise. Der Urin wurde klarer, die Beschwerden verschwanden. Nur noch bei W e t t e r v e r ä n d e r u n g merkte der Patient manchmal vorübergehend eine Andeutung des alten Leidens.

XVI. Zitter-Mittel

Trio: Gelsemium — Lachesis — Zincum

W e i t e r e   M i t t e l   s i n d : *Cocc., Aga., Phos., Caul., Sulf-ac., Chin., Caust., Sep., Arg-n. . . .*

1. Gelsemium-Zittern

A) Symptomatisch (Leitsymptome)

Das Hauptcharakteristikum von *Gels.* ist: Z i t t e r n. Wenn man zu Gehen versucht, zittern d i e B e i n e. Die H ä n d e z i t t e r n, wenn man sie zu heben versucht. Die Z u n g e z i t t e r t, beim Versuch sie herauszustrecken. Manchmal ist dieses Zittern so heftig, daß es den Kranken wirklich w i e v o n F r o s t s c h ü t t e l t, alles dies infolge von objektiver und subjektiver S c h w ä c h e. *Gels.* ist auch vorzüglich ein N e r v e n m i t t e l und Fiebermittel.

Mit diesen beiden Hauptwirkungen als Z i t t e r - und N e r v e n m i t t e l s i n d immer besondere lokale Erscheinungen verbunden, nämlich: G e i s t e s - und G e m ü t s s y m p t o m e. Der Gelsemium-Kranke ist t r ä g e , s c h l ä f r i g u n d s c h e u t B e w e g u n g. Die geistigen Fähigkeiten sind schwach: Kann weder k l a r d e n k e n noch seine Aufmerksamkeit auf einen Punkt richten, will ungestört sein, wünscht nicht zu sprechen oder irgend jemand zur Gesellschaft zu haben, selbst wenn die anwesende Person schweigt.

Es gibt einen äußerst empfindlichen Zustand der Nerven, der für *Gels.* sehr eigentümlich ist und den es hervorragend beherrscht, nämlich:
Empfindlichkeit gegen Gemütsstörungen durch plötzliche Erregungen, wie schlimme Nachrichten, Schreck oder Ahnung eines ungewöhnlichen Schicksalschlags. Eine Folge dieser Dinge ist Durchfall (Lampenfiebermittel). Bei diesen Zuständen ist *Gels.* D 30 oder höher am Platze. NASH sagt: Ich habe niemals bemerkt, daß *Gels.* unter D 30 viel gutes leistet!

B) Organotrop

Gels. hat organotrop Beziehung zum Nervensystem bei Zittern und Lähmung der Muskeln. Es hat vollständige Erschlaffung und Erschöpfung des gesamten Muskelsystems mit Lähmung der motorischen Nerven. Organische Herzleiden mit Frost. Der Kranke wird so geschüttelt, daß er verlangt gehalten zu werden (kommt vor bei hysterischen Leiden und organischen Herzleiden).

C) Konstitutionell

Schläfriges, rotes, wie betrunken aussehendes Gesicht. Lähmungs- und Erschlaffungszustände. Ptosis = Oberlidlähmung, das heißt Herabsinken des Oberlids. Ferner Senkung der Baucheingeweide, besonders bei Frauen nach Schwangerschaft. Sehr sensibel und nervös. Hypotension = Druckerniedrigung, besonders Blutdruckerniedrigung. Puls weich, voll, rund. Ein Migräne-Patient. Soweit Dr. QUILISCH.

2. Lachesis-Zittern

A) Symptomatisch (Leitsymptome)

Kein Mittel wirkt tiefer auf das Nervensystem als *Lach.* In erster Linie verursacht es Zittern, nicht etwa aus Schreck oder Erregung, sondern aus ungemeiner Schwäche. Hierin gleicht es *Gels.* Beide haben heftiges Zittern der Zunge beim Versuch, sie hervorzustrecken. Bei beiden Mitteln zittert der ganze Körper, jedoch bei *Lach.* fühlt der Patient sich so schwach, als wenn er zusammenbrechen müßte. Die starke Erschöpfung besteht sowohl geistig als auch körperlich und wird durch Ruhe oder Schlaf nicht besser, sondern im Gegenteil schlimmer morgens nach Schlaf. Hauptleitsymptom: „Schläft sich in die Verschlimmerung hinein."

Dieser Satz gilt ganz allgemein und ist nicht auf die Schwäche mit Zittern beschränkt.

B) Organotrop

Lach. kommt organotrop in Betracht bei Kreislaufstörungen mit plötzlichen Anfällen von Versagen der Kräfte, mit Ohnmachten, Schwindel mit Schlaganfall.

Der Kreislauf ist sehr unbeständig. Es ist sehr wertvoll bei plötzlichen Wallungen in den Wechseljahren. (*Sep., Ovariinum* usw.) Es hat auch Beziehungen zum Kopf bei Kopfschmerzen nach Sonnenbestrahlung. (*Glon., Nat-c., Meny . . .*) Ein weiteres wichtiges Symptom von *Lach.* ist a l l e s B e e n g e n d e.
Zum Beispiel enge Halsbänder, enge Kragen, enge Hosen um die Hüften, enge Gürtel bei Männern und Frauen, können nichts enges am Hals leiden. Alle diese beengenden Dinge können nicht ertragen werden und verschlimmern die Beschwerden. *Lach.* hat Beziehungen praktisch zu allen Organen, wenn es durch die Leitsymptome indiziert ist. *Lach.* ist vorzüglich ein l i n k s s e i t i g e s Mittel.

C) Konstitutionell

Hierüber schreibt Dr. QUILISCH:

Dunkeläugig, dunkelhaarig. Gesicht gelblich fahl, bei akuteren Zuständen purpurfarbig und cyanotisch (= Blausucht). Bei Abdominalleiden (= Leiden, die zum Bauch und Unterleib gehören) erdgrau und verzerrt. Haut kühl, meist trocken, seltener feucht. Zunge trocken, erdbeerfarbig. Jede Hitze wird schlecht vertragen. Psychisch eifersüchtig, geschwätzig. Hauptmittel bei septiformen Erkrankungen.

Ein Lachesis-Fall: Dr. REHM schreibt: Ich behandelte einen 80 Jahre alten Mann, der alle ½ Stunde eine leichte Embolie bekam. Nach *Lach.* D 30, stündlich 5 Kügelchen, kam noch eine leichte Embolie.

Ein Zitter-Fall: Frau M. J. aus H. hatte Zittern der Oberlippe, eine zumal für eine Dame sehr unangenehme Sache. Ich riet zu *Agar.* Der Erfolg war prompt!

3. Zincum-Zittern

A) Symptomatisch (Leitsymptome)

In *Zinc.* besitzen wir eins unserer besten Mittel bei A l l g e m e i n e m Z i t t e r n. Dies rührt ebenfalls wie bei *Lach.* von Erschöpfung her. Der Patient verliert die H e r r s c h a f t ü b e r s e i n e B e w e g u n g e n, obgleich er noch nicht gelähmt ist. Lähmung kann später eintreten, wenn diesem Zustand nicht abgeholfen wird. Hauptsymptome sind: E i n u n a u f h ö r l i c h e s h e f t i g e s U n r u h e g e f ü h l i n d e n B e i n e n, m u ß s i e f o r t w ä h r e n d b e w e g e n. Dies ist bei fast allen Leiden vorhanden, die *Zinc.* verlangen. R a d f a h r e n m i t d e n B e i n e n im Bett, ist eine andere Bezeichnung für obiges Symptom. *Zinc.* hat außerdem k r a m p f h a f t e s Z u c k e n u n d R u c k e n d e r M u s k e l n (*Ign., Agar.* und *Zinc.* stehen hier in vorderster Reihe). Hohe Potenzen verrichten hier mehr als niedere.

B) Organotrop

Zinc. ist organotrop ein Nervenmittel. W a s   E i s e n   f ü r   d a s   B l u t, i s t   Z i n c u m   f ü r   d i e   N e r v e n. Die Nervenschwäche von *Zinc.* besteht darin, daß der Patient keinen Wein trinken kann und keine Reizmittel nehmen kann, weil es alle seine Leiden verschlimmert, desgleichen bei *Glon., Led., Fl-ac., Ant-c.* und so weiter.

C) Konstitutionell

QUILISCH schreibt darüber:

Kindermittel. Blaß, erdfarbig, anämisch, mager, asthenisch. Neurastheniker. Klonische Zuckungen der Beine. Schlaf sehr schlecht. Spinaler Reizzustand [1]).
Ein Zincum-Fall siehe Seite 64.

Zitter-Richtlinien

Zittern der Glieder, ängstliches: *Puls.*
Zittern der Glieder besonders der Hände: *Merc.*
Zittern der Glieder, übermäßiges: *Gels.*
Zittern der Hände beim Schreiben: *Chin., Nat-m., Kali-c., Carb-v., Olnd., Ambr., Cur., Bar-c., Stann., Con., Phos.*
Zittern der Hände, Arme, Beine durch Erregung: *Cur.*
Zittern durch Anwesenheit fremder Personen: *Ambr.*
Zittern besonders der Hände, mit Zucken in den Fingern: *Bar-c., Stann., Con., Olnd., Lolium.*
Zittern der Beine und Krämpfe: *Sil., Cupr., Verat.,*
Zittern der Beine von Rückenmarksschwäche: *Phos., Alum.*
Zittern der Knie beim Gehen und Stehen: *Olnd.*
Zittern der Hände und Beine mit Brennen: *Phos.*
Zittern und Schütteln des Kopfes: *Sep., Mygal.*
Zittern und Schwäche, besonders bei alten Leuten: *Bar-c.*
Zittern und Schwäche besonders nach Kaffeetrinken im Klimakterium und bei Säufern: *Sulf-ac.*
Zittern, stark am Körper: *Zinc.*
Zittern und Schwäche beim Tabakrauchen: *Nat-m.*
Zittern, übermäßig aus Schwäche, ohne Erregung: *Lach., Ars.*
Zittern, besonders inneres: *Caul., Sulf-ac., Gels., Nux-v.*
Zittern der Glieder, besonders bei Säufern: *Agar.*
Zittern, innerliches, alter Säufer: *Ran-b.*
Zittern, nervöses, durch Exzesse und Säfteverlust: *Chin., Ph-ac., Chin-s., Thuj., Hyos., Kali-p., Mag-p.*

XVII. Zorn- und Ärger-Mittel

Trio: Chamomilla — Bryonia album — Cina
W e i t e r e   M i t t e l   s i n d : *Acon., Coloc., Ign., Lyc., Staph., Nux-v. . .*

---

[1]) Rückenmark bezüglich

1. Chamomilla — Zorn und Ärger

A) Symptomatisch (Leitsymptome)

Cham. ist das leitende Z o r n - u n d Ä r g e r m i t t e l. Es ist ferner ein H a u p t s c h m e r z m i t t e l, wobei die Eigentümlichkeit besteht, daß der Schmerz n i c h t immer zur S c h w e r e d e s F a l l e s steht! Der Chamomilla-Patient ist ärgerlich, übelgelaunt, boshaft, schnippisch. Er weiß es, gibt es zu und jedermann bestätigt es. Dieser Gemütszustand ist bei Chamomilla-Fällen immer vorhanden, ob es Erwachsene oder Kinder sind!

B) Organotrop

Cham. hat organotrop Beziehung als Schmerzmittel zu den O h r e n, es ist ein reißender Schmerz, welcher zum Schreien zwingt. Es hat Z a h n - s c h m e r z, wenn etwas warmes an den Zahn kommt. E i s k a l t e s W a s - s e r b e s s e r t d e n Z a h n s c h m e r z.

Cham. hat weder Muh noch Mäh, das heißt es hat weder Wärmebesserung noch Kälteverschlimmerung. M a g e n s c h m e r z b e i K a f f e e t r i n - k e r n, als ob ein Stein im Magen wäre. Windkolik. Bauch wie eine Trommel aufgetrieben. Winde gehen in kleinen Mengen ab o h n e Linderung zu bringen!

Stühle grünwäßrig, wundmachend, wie Rührei aussehend.

C) Konstitutionell

Siehe unter Nerven-Mittel, IX. und Schmerz-Mittel, X.

2. Bryonia — Zorn und Ärger

A) Symptomatisch (Leitsymptome)

Das Leitsymptom von *Bry.* liegt in der Modalität. 3 Worte drücken es aus: V e r s c h l i m m e r u n g d u r c h B e w e g u n g u n d B e s s e r u n g d u r c h D r u c k. Soweit *Bry.* das Temperament betrifft, gleicht es *Nux-v.*, aber *Bry.* hat vielmehr von der r h e u m a t i s c h e n D i a t h e s e. Beide geraten leicht in E r r e g u n g u n d Z o r n und sind am häufigsten bei mageren Personen mit dunkler Gesichtsfarbe angezeigt. Beide Mittel haben Verschlimmerung durch Bewegung aber bei *Bry.* ist dies vielmehr der Fall, während *Puls. und Rhus-t.* durch B e w e g u n g b e s s e r t!

B) Organotrop

Bry. hat organotrop bezug auf die Gelenke und auf die s e r ö s e n H ä u - t e. Die Gelenke sind rot, geschwollen, steif, mit s t e c h e n d e n S c h m e r - z e n b e i l e i c h t e s t e r B e w e g u n g. Es macht nichts aus, wie auch die Krankheit heißen mag, wenn der Patient sich viel besser fühlt beim S t i l l - l i e g e n (also in Ruhe!) und bei der geringsten Bewegung s e h r l e i d e t, und je mehr und länger er sich bewegt, desto mehr leidet, so ist *Bry.* das erste Mittel an das zu denken ist! (*Rhus-t.* hat das genaue Gegenteil!)

C) Konstitutionell

Dr. QUILISCH schreibt: Biliöser Teint (das heißt gallig mit Gelbsucht ver- bunden). Schwarze Haare. Mager, reizbar, nervös auch wehleidig. Träumt im Fieber von Geschäften, das ist charakteristisch! Liegt auf der kranken Seite oft zusammengerollt (weil Besserung durch Druck!). Stechende Schmerzen bei jeder Bewegung. Sehr durstig auf große Mengen kalten Wassers. Schleimhäute meist trocken. Verlangen nach Bier, Wein und Kaffee. Ärgerfolgen. Wichtiges Grippe- und Serosa-Mittel [1]).

Ein Bryonia-Fall: Ein homöopathischer Arzt erzählt: In meinen Kinderjahren hatte ich eine linksseitige Rippenfellentzündung. Von dieser Zeit an hatte ich ein unangenehmes Gefühl in der linken Seite, dessentwegen ich viele bedeutende Ärzte in verschiedenen Teilen Europas konsultierte, aber helfen konnte mir keiner. Als ich aber bei dem Studium der Homöopathie an die B r y o n i a   a l b a kam und ihre Verwandschaft zu den serösen Häuten kennen lernte, was tat ich da? Ich nannte die Homöopathen nicht Quacksalber, nein, ich kaufte mir ein Gläschen *Bry.* und nahm das Mittel nach Vorschrift ein und siehe da — in 14 Tagen war meine linke Seite in Ordnung und hat mich seither nie wieder geschmerzt!

3. Cina — Zorn und Ärger

A) Symptomatisch (Leitsymptome)

Cina ist am häufigsten angezeigt gegen Beschwerden, die von S p u l w ü r m e r n herrühren. Es ist n i c h t   i m m e r   d a s   M i t t e l   g e g e n   W ü r m e r, aber es ist am häufigsten angezeigt. Für diese Fälle sind Potenzen D 200 und höher wirksamer als das Alkaloid oder tiefe Potenzen (laut Dr. NASH).

NASH sagt: Ich erwähne dies, um diejenigen, welche d e n   G l a u b e n   a n d a s   M i t t e l   v e r l o r e n   h a b e n , zu veranlassen, e s   h o c h   z u   v e r s u c h e n. Das Wurmkind schreit im Schlaf durchdringend auf, so daß man an *Apis.* denken könnte, aber die übrigen auftretenden Symptome schalten *Apis* aus: Das Kind ist eigensinnig und launisch, wie bei *Cham.*, stößt und schlägt nach der Pflegerin, will h e r u m g e t r a g e n *(Cham.)* oder g e w i e g t   sein, mag n i c h t   b e r ü h r t   o d e r   a n g e s e h e n werden, *(Ant-c.)* verlangt allerlei Sachen und weist sie zurück, wenn sie ihm geboten werden *(Bry., Staph.)*, oder ungleich *Cham.*, es schreit, wenn es jemand anfassen oder herumtragen will. Hier kann man manchmal unschlüssig sein zwischen *Cina* und *Cham.*, aber g e n a u e s   B e o b a c h t e n läßt richtig entscheiden. Zum Beispiel wenn Sie beobachten, daß ein heißes rotes Gesicht mit glühender Röte auf b e i d e n   B a c k e n mit einem b l a s s e n ,   k r ä n k l i c h e n   G e s i c h t mit dunklen Ringen um die Augen a b w e c h s e l t, oder aber ein rotes Gesicht mit starker B l ä s s e   u m   M u n d   u n d   N a s e — d a s   i s t *Cina!* Ist das Gesicht häufig auf der einen Seite rot und heiß, auf der anderen blaß und kalt, so ist es *Cham.*, oder wenn das Kind fortwährend in der Nase bohrt, im Schlaf mit den Zähnen knirscht, auffährt und zuckt und häufig schluckt — das ist *Cina!* Diese Kombination findet sich u n t e r k e i n e m   a n d e r e n   M i t t e l.

B) Organotrop

Cina hat organotrop Beziehung zu den Muskeln (Nerven), denn es hat krampfhafte Zuckungen, Zittern und Konvulsionen. Auch ist es ein sehr gutes

[1]) auf die serösen Häute bezüglich

Keuchhusten-Mittel, doch ist es am wirksamsten in Verbindung mit den geschilderten Wurmsymptomen.

C) Konstitutionell

Dr. QUILISCH: Das typische Wurmkind. Reizbar, eigensinnig, überempfindlich [2]), spasmophil. Blaß. Augenringe, Heißhunger. Nasenjucken. Wirkung auf Bauchganglien.

Ein Cina-Fall: Ein Knabe von $3^1/_2$ Jahren in einem ziemlich entfernten großen Dorfe, etwas zart und sehr erregbar, lag seit drei Wochen in allopathischer Behandlung an L u n g e n e n t z ü n d u n g darnieder. Er hustete jetzt aber wenig und locker und hatte wenig Appetit. Es bestand starker Durst, aber weder Frösteln noch Schweiß. Bei der sofort vorgenommenen Temperaturmessung stellte ich indessen 38,7° fest, also ein ziemlich hohes Fieber für 3 Uhr nachmittags. Der Patient sah sehr blaß aus, hatte blaue Ringe um die Augen, bohrte beständig mit den Fingern in der Nase. Er ist angeblich sehr veränderlich in seinen Wünschen; er erklärt, nicht auf der rechten Seite liegen zu können. Bei der weiteren Untersuchung fand ich, daß die ganze linke Lungenseite Dämpfung zeigte; das Atmen war oben sehr deutlich, scharf, unten abgeschwächt. Es bestand also eine Entzündung dieser Lungenhälfte mit etwas Brustfellentzündung. Ferner war die Milz etwas vergrößert.

Ich ließ 3stündlich zu wechselnde, kalte, feuchte Leinenumschläge um die Brust rings herum mit Wollbedeckung machen und gab, da die Symptome mir dafür zu passen schienen, *Cina* D 6 in Globuli, wovon ich täglich 5 Körnchen in wäßeriger Lösung allmählich nehmen ließ. Ich wählte *Cina* wegen des blassen Aussehens des Gesichts mit den blau umränderten Augen, d e s B o h r e n s i n d e r N a s e und wegen des schwer zu befriedigenden unruhigen Wesens des kleinen Patienten. Nach 10 Tagen erfuhr ich, daß der Kleine nur noch 2 Tage gefiebert habe und seit 8 Tagen also fieberfrei sei, was durch mehrmals täglich von der Pflegerin ausgeführte Messungen festgestellt war. Er hustete noch öfters, der Durst war verschwunden, Appetit gut, sah noch etwas elend aus, was nach 3wöchigem Fieber nicht zu verwundern war. Der Kranke ist freundlicher, b o h r t n i c h t m e h r i n d e r N a s e. Ich lasse neben *Cina* noch *Calc-p.* D 6 nehmen, wonach sich Patient schnell erholte, was ich bei einem späteren Besuch selbst bestätigt fand.

Dieser Fall ist deswegen lehrreich, weil die vom behandelnden Arzte verabreichten Mittel — was übrigens auch bei Verordnung eines der bei Lungenentzündungen meistgebrauchten homöopathischen Mittel, wie sie gewöhnlich von den Hausärzten und in den Handbüchern zur Krankenbehandlung angegeben sind, geschehen wäre — keine Veränderung zeigte. Erst das h o m ö o p a t h i s c h genau für den G e s a m t z u s t a n d des Patienten p a s s e n d e M i t t e l *C i n a* vermochte in der geringen Gabe von 10 Körnchen, die mit dem Bruchteil eines Tropfens der 6. Dezimalpotenz getränkt waren, das hartnäckige Fieber endgültig zu beseitigen und die Entleerung der durch entzündliche Ausschwitzung verstopften Lungenpartie durch Aushusten einzuleiten.

Zorn- und Ärger-Richtlinien

Ärger mit Zorn: *Cham.*
Ärger mit Kältegefühl: *Ars.*

---

[2]) Übererregbarkeit des Nervensystems bei schwächlichen und nervös belasteten Kindern mit naher Beziehung zur Rachitis

Ärger mit nachbleibender Ärgerlichkeit: *Bry.*
Ärger mit stillem Verdruß, Gram oder Scham: *Ign.*
Ärger mit Zorn und Bosheit: *Nux-v.*
Ärger mit Jähzorn: *Stram.*
Ärger mit Unwillen und Entrüstung, fortwerfen dessen was man in der Hand hat: *Staph.*
Ärger mit Verstandesverwirrung und Wahnsinn: *Verat.*
Zorn mit Schreien, Weinen, Bluthusten, Herzklopfen: *Arn.*
Zorn mit Bewußtlosigkeit oder Delirien: *Bell.*
Zorn mit Backenröte, Kopfhitze und Durst: *Bry.*
Zorn mit heißem Kopfschweiß und Krämpfe: *Cham.*
Zorn mit Durst, Galleerbrechen, Frost und Hitze: *Nux-v.*
Zorn mit Lachen, Weinen, Angst und Todesfurcht: *Plat.*
Zorn mit innerlichem Frost ohne Durst. Duseligkeit: *Puls.*
Zorn über unverdiente Kränkung, mit Schmerzhaftigkeit des ganzen Körpers: *Staph.*

SCHLUSSWORT ZUR 1. AUFLAGE

Wer diese Schrift mit Ernst durchgearbeitet hat, dem darf man gratulieren und dem darf man ohne Übertreibung sagen: „Der hat ein gutes Stück dazu gelernt", und dem wird es nun nicht mehr so sehr schwer fallen, die einzelnen „Schafe" voneinander unterscheiden zu können, denn es wird ihm jetzt schon etwas leichter fallen. Der Leser („Studierende") muß aber weiter lernen, sich weiter üben, denn die Frucht fällt einem nicht in den Schoß ohne Fleiß und Mühe.

Wenn der ernsthaft Lernende etwas dazugelernt haben wird, und das wird ganz sicher der Fall sein, dann wäre meine Mühe und der Zeitaufwand nicht umsonst gewesen. Ich möchte gleich verraten, wenn es mir Zeit und Gesundheit und vor allem auch die finanziellen Verhältnisse erlauben, dann werde ich zu diesem vorliegenden Werk noch ein Repertorium folgen lassen, doch bis dahin wird noch viel Wasser die Brenz hinabfließen. Wenn diese Schrift, wie ich hoffe, von recht vielen gebraucht werden möge und eine gewisse Lücke in unseren homöopathischen Vereinen schließen wird, dann wäre ich vollauf entschädigt und mein Wunsch, daß die Sache Hahnemanns, des Entdeckers der Homöopathie, unverfälscht weiter laufe, wäre damit erfüllt.

Der Verfasser

Konstitutionstypen

nach Dr. BEUCHELT

A) Korpulente Typen

I. Dysplastische Typen (gedunsen)

1. *Kali-c.:* Selten auch nicht korpulent. Herz- und Rückenschwäche. Ödembereitschaft. Stechen.
2. *Bar-c.:* Zurückgebliebene Kinder mit schlaffer Faser und Drüsen. Mißtrauische, kindische Greise mit erschlaffter Faser.
3. *Calc.:* Körperlich und geistig „mattherzig". Erkältlich, naßkalte Füße, starke Regel. Fett mit viel Wasser.
4. *Hep.:* Mit sich unzufrieden. Überempfindlich gegen Berührung, Schmerz, Kälte und Zugluft. Feuchte Wärme bessert. Schlechte Heilhaut.
5. *Thuj.:* Aufgeschwemmt, frostig, Katarrhneigung, hydrogenoider Typ mit Verschlechterung durch Nässe, Kälte, Wetterwechsel. Schweiß stinkt. Warzen, Polypen. Tripperfolgen, Impfschäden. (Pockennarbige fettig glänzende Haut.)

II. Korpulente Stoffwechseltypen (verfettet)

6. *Ant-c.:* Wiederspenstiges Kind. Wunde Nase. Sommerdurchfall. Milcherbrechen. Saures verschlechtert. Verdrießliche Erwachsene, gichtisch-rheumatisch. Schwielen, Hornhaut, Hühneraugen. Extreme Hitze und Kälte, Kaltwaschen und Baden werden nicht vertragen.
7. *Aur.:* Rotes Gesicht, roter Hochdruck. Neigung zu Schlaganfall. Schwerlastender Gang. Nimmt alles schwer. Selbstmordgedanken.
8. *Puls.:* Blonde Mädchen und Frauen, kalte Hände und Füße. Fett- und Wärmeunverträglichkeit. Schwache verzögerte Regel. (Alles kommt zu spät.) Venöse Ältere mit heißem Kopf, kalten Füßen und Gelenkrheuma.
9. *Graph.:* Fett, faul, frostig, verstopft, gefräßig und traurig. Regel blaß, spärlich, verzögert, scharfer Weißfluß. Ekzeme, Haar- und Nägelerkrankungen. Rhagaden (Risse, Spalten, Schrunden) myxödematös. (Sulzige Verdickung der Haut.)
10. *Merc.:* Übelriechende klebrige Schweiße. Entzündungen der oberen Luftwege und Mandeln. Erkältungsneigung (Kälte, Nässe, Zugluft). Frieren wechselt mit Hitze. Nässende Ekzeme. Hautentzündung.

B) Hagere Typen mit neurasthenischen Zügen

III. Neurotische Typen mit reizbarer Nervenschwäche

11. *Alum.:* „Verschrumpelte" Hypochonder mit Befürchtungen. Trockenheit der Haut und Schleimhäute. Frostig, wetterempfindlich. Koordinationsstörungen (motorisch, sensibel, trophisch, sekretorisch), kein Schwarzbrot, keine Kartoffel. Glaserkittstuhl. Profuser Weißfluß.
12. *Arg-m.:* Alt aussehender Gastritiker, geborener Neurotiker, mit fortschreitender Abmagerung. Wutausbrüche, Lampenfieber. Ißt gern Zucker, der Sodbrennen, Blähungen und Durchfall macht. Vergrößerungsgefühl (Magen, Bauch, linke Ovarien).
13. *Mag-c.:* Besonders überempfindliche Frauen und unruhige Kinder. Wechsel von Gereiztheit und Harmonie. Gefäßspasmen, Spasmen der Hohlorgane. Vor und während der Regel schlechter. Wärme bessert. Reizblase. Reizbare Tätigkeit der Schilddrüse. Chronische Tonsillitis (Mandelentzündung).

14. *Mag-m.:* Obstipation (Verstopfung) mit trockenem Schafkotstuhl. Ikterus (Gelbsucht). Kopfschmerz besser durch Druck und warme Umhüllung bei Regelwiederkehr in der Klimax.

15. *Mag-p.:* Neuralgie und Krampfmittel. Schmerzen kommen und vergehen nach Migräne (Hinterkopf-Stirn) mit Sehstörungen. Nabelkoliken. Ovarialneuralgie rechts. Kinderkrämpfe.

16. *Mag-s.:* Leber-Galle-Beteiligung. Durchfall, grauer Stuhl. Fettintoleranz. Bahnfahrt wird nicht vertragen. 3-Uhr-Erwachen. Ängstliche Träume.

17. *Ign.:* Launische Frauen und Kinder. Affektwechsel. Klagt nicht, seufzt und weint tagelang. Zornig bei Widerspruch. Migräne mit Clavus hystericus (Schläfe) und Urinaspastica (der nach hysterischem Krampf massenhaft entleerte wasserhelle Harn) Kinderkrämpfe nach Züchtigung.

18. *Plat.:* Meist dunkle Frauen und Mädchen. Sexualtrieb (Onanie, Nymphomanie) aufs Gemüt projiziert: erotische Träume, Überheblichkeit, Weinen, Sorge ums eigene Ich. Verschlossen. Angst vorm Tode. Vaginismus. Globus hystericus (Gefühl einer Kugel im Hals), Regel profus, dunkel.

IV. Asthenische (kraftlose) Typen mit körperlicher und seelischer Schwäche

19. *Calc-p.:* Meist dunkel, zartgliedrig, schlank. Geistig reizbar, körperlich schwach, Ehrgeiz. Schulkopfschmerz, Magenschwäche. Erkältungsneigung durch Schwitzen. Milch macht Erbrechen. Schinken bevorzugt. Nabelkoliken, Weichleibigkeit, Knochenwachstumsschmerzen.

20. *Phos.:* Blonde, geistig regsame Jugendliche, engbrüstig, hochgeschossen(als Kinder auch kleinwüchsig), blond mit glänzenden Augen. Es bestand viel Kopfschmerz. „Möchte gern und kann nicht." Überempfindlichkeit gegen Gerüche, Geräusche, Licht, Elektrizität, Gewitter. Ohnmachts- und Blutungsneigung. Zittrige Schwäche. Stolpern. Kaltes wird rasch erbrochen. Schmerzlose Durchfälle, reichliche Schweiße.

21. *Sil.:* Eigensinnige Kinder mit dickem Bauch (Muskelschwäche). Jugendliche Skrofulöse mit übelriechenden Schweißen (wunde Finger und Zehen). Chronische Drüsenschwellung (Fisteln). Frostig, reizbar, Katarrhneigung. Körperlich und geistig rasch erschöpft (auch durch Coitus). Lähmung, zittrige Glieder. Tagesschläfrigkeit, nächtliche Unruhe mit schreckhaften Träumen.

22. *Nat-m.:* Müder Rücken, Kissendruck bessert. Halsabmagerung (Schilddrüse). Verschlossen, aufbrausend bei Zuspruch. Durst. Salzgier. Abwehrgeschrei der Kinder.

V. Endokrine (Drüsen mit innerer Sekretion)
Typen mit Grundumsatzsteigerung

23. *Ars.:* Als Kinder zart, geweckt, ängstlich beim Erwachsenen Schutz suchend. Angst, Unruhe, Aufschreien. Neuralgien mit Schwäche, Brennen. Schlimmer kurz nach Mitternacht. Allergische Ekzeme mit Brennen und Jucken, Wärme bessert. Stinkende brennende Durchfälle. Nässe, Kälte, Tiefs verschlimmern. Nur Kopfschmerz besser durch Kälte, Gangrän, Sepsis.

24. *Jod.:* Ewig Hunger, trotz Essens keine Gewichtszunahme. Ungeduld, wenn Tisch nicht gleich gedeckt ist. Zittrige Schwäche. Trotz Frostigkeit wird Wärme (Zimmer, Sommer) nicht vertragen. Unruhe bis Angst, fahrig. Drüsenkinder mit Husten, schlimmer im warmen Zimmer und bei Rückenlage.

VI. Kreislauftypen mit fehlerhafter Blutverteilung und venöser Stase

25. *Ferr.:* Blutarme, aschfahl, bleich oder grünliche, blasse Kinder mit großen Augen, sichtbaren Venen. Jähe Gesichtsrötung. Übernehmen beim Spiel, Kollaps. Nasen-

bluten. Anämisch-chlorotische Mädchen mit heißem Kopf und kalten Händen und Füßen. Hellrote Blutungen(Nase, Niere, Blase, Uterus). Ohrensausen, Ohnmacht, Verdauungsstörungen (faule Eier). Durchfall gleich nach dem Essen oder nachts Reizblase.

26. *Sulf.:* Stubenhocker mit gebücktem Gang. Unreine faltige Haut mit Hitze, Jucken und Brennen. Rötung der Körperöffnungen. Scheitelhitze bei kalten Füßen. Flau im Magen gegen 11 Uhr vormittags. Venöse Stase (Stauung-Stokkung), seelische Stase: Egozentrische Hypochondrie. Ermüdbarkeit. 3-Uhr-Erwachen. Arbeitsscheu. Wasserscheu.

27. *Carb-v.:* Blaßbläuliches, fahles Gesicht, Lufthunger. Hautkälte. Kalte Schweiße. Gastrocardialer Symptomenkomplex, ranziges Aufstoßen. Kollapsneigung. Carcinom. Venöse Stase, offener Mund.

VII. Leber-Typen mit gelblicher Gesichtsfarbe

28. *Nux-v.:* „Staatshämorrhoidarier" gehetzter Geschäftsmann mit falscher Lebensweise. Kopfschmerz (Kater). Gallig. 3-Uhr-wach. Verstopfung mit vergeblichem Drang.

29. *Lyc.:* Dunkle Augenschatten, scharfer Verstand. Oberkörper abgemagert. Unterkörper gedunsen. Liebt süße Schleckereien. Völlegefühl. Venöse Stase. Kind schreit tags und nachts, viel Gase, offener Mund.

30. *Sep.:* Gelber Nasen-Stirn-Sattel. Düstere Miene. Verbraucht. Senkung der Eingeweide, die durch in die Breite gehen die Magerkeit etwas verdeckt. Genitalstörungen, besonders in der Klimax. Hautjucken mit Brennen der Genitalien. Ekzeme, besonders der alternden Haut.

44 Beispiele aus den Erfahrungen mit der Homöopathie

Fall 1: Zittern der Lippen und Zuckungen des Auges und des Mundwinkels. *Agar.* D 4 half eindeutig und prompt.

Fall 2: Druck auf dem Scheitel mit Herzbeschwerden. *Cact.* D 4 und *Sulf.* D 30 half in ganz kurzer Zeit eindeutig und vollständig. Das Leiden bestand schon lange zuvor.

Fall 3: Schmerz in der rechten unteren Brust nach Lungenentzündung. *Kali-c.* D 4 beseitigte den Schmerz schnell und restlos.

Fall 4: Starke Regelblutung in der Nacht. Wenn bis zum Morgen keine Besserung eintritt, ist mit Krankenhauseinlieferung zu rechnen. Zunächst werden die Mittel, die der Arzt früher einmal beim gleichen Anlaß verordnete, gegeben. Es war *Marienglas* und *Berb.*, doch erfolgte keine Besserung. *Ham.* D 1 genügte vollkommen.

Fall 5: D u r c h f a l l   u n d   E r b r e c h e n. Eine 88 Jahre alte Frau geht seit Monaten zu verschiedenen Ärzten wegen ihrem Durchfall mit Erbrechen. Sie bekommt Spritzen, die nicht das Geringste bewirken. Die Frau wird elend und schwach, jede Nahrung und Flüssigkeit wird erbrochen. E m p f e h l u n g : *Ars.* D 6 und Wermuttee teelöffelweise. E r f o l g : Durchfall steht schlagartig und das Erbrechen hört auf. Patient kann wieder Knödel essen und anderes. Es trat Verstopfung ein. Die Potenz war offenbar zu tief. Wermut wurde nicht genommen.

Fall 6: E k z e m   a m   U n t e r s c h e n k e l. Ärztlicherseits wird eine Salbe empfohlen und dem Patienten klar gemacht, daß man Ekzeme nicht heilen könne. Das Ekzem wird durch die Salbe schlimmer. E m p f e h l u n g : *Sulf.* D 30 und *Thuj.* D 30. Nach einigen Wochen nur geringe Besserung. Nach etwa 2 Monaten völlige Beseitigung des Ekzems.

Fall 7: K r a m p f a d e r g e s c h w ü r e. Bei einer Dame bestanden 14 Krampfadergeschwüre bereits seit über 1 Jahr. Sie fand keine Besserung durch den behandelnden Arzt. Meine Empfehlung: *Heilerde!* Nach 14 Tagen Heilerde-Behandlung auffallend deutliche Besserung. Nach 4 Wochen nur noch 1 Loch mit ca. 5 mm Durchmesser. Nach weiteren 6 Wochen vollständig zu. Also 12 Wochen genügten, um 14 Geschwüre zu heilen. Die Heilerde wurde angerührt mit Zinnkrauttee und Kamillentee.

Fall 8: H o h e s   F i e b e r   m i t   E r b r e c h e n. 4 Jahre altes Kind hat 40° Fieber und Erbrechen. Die Atmung ist auffallend kurz. Gesicht ist bleich, trotz hohen Fiebers! Haare blond, Gesichtsfarbe stets bleich. Husten ist vorhanden, die Haut ist trocken, also ohne Schweiß. Es besteht Verdacht auf Lungenentzündung. E m p f e h l u n g : *Fer-p.* D 6 *Bry.* D 6 und *Jp.* D 4, stündlich im Wechsel zu nehmen. E r f o l g : Das Erbrechen hat bald aufgehört und das Kind war nach 2 Tagen wohlauf und sprang wieder herum.

Fall 9: H a r t e r   K n o t e n   a m   r e c h t e n   A u g e n l i d. Der Knoten war verschiebbar und bestand schon mehrere Jahre. *Calc-fl.* D 6 brachte nach 3 Tagen eine deutliche Besserung. Nach 14 Tagen war der Knoten, der zusehends größer wurde, völlig verschwunden.

Fall 10: P r o s t a t a l e i d e n. Der Hausarzt zieht bei einem Patienten, der ein Prostataleiden hatte, Operation in Erwägung. Der Laie empfiehlt zuvor: *Prostagutt* (Schwabe) und *Weizenkeimwasser*, mit dem Erfolg, daß die Operation nicht mehr nötig war. Ein weiteres Beispiel: Ein 71 Jahre alter Mann wurde in Ulm Prostata-operiert. Der Arzt sagte, daß es sich um Prostata-Krebs gehandelt habe und dieser in 1—5 Jahren wieder komme (es handelte sich um meinen Vater). Nach 9 Jahren stellten sich wiederum Wasserbeschwerden ein. *Prostagutt*, *Weizenkeime* und *Mag-p.* (wegen Krebs) brachte den Wasserhaushalt wieder in Ordnung. Im Alter von 85 Jahren, also 14 Jahre danach, starb der Patient innerhalb 9 Tagen. Wo blieb der Krebs?

Fall 11: M a g e n k r e b s. Frau, 82 Jahre alt, erbricht viel rotbraune (kaffeesatz-ähnliche) Flüssigkeit und leidet unter sehr starken Schmerzen mit Brenngefühle den Hals herauf. V e r o r d n u n g : *Ars.* D 4, *Carb-an.* D 2 und *Ip.* D 4 stündlich im Wechsel zu nehmen. E r f o l g : In wenigen Tagen völlig schmerzfrei und Erbre-chen hört auf. Nach 8 Tagen Herz sehr schwach, *Crataegutt* halbstündlich und die Nacht verlief darauf sehr ruhig. Am andern Tag wollte die Frau wieder aufstehen, so wohl fühlte sie sich.
Der behandelnde Arzt sagte: Hier stimmt etwas nicht, das kann nicht mit rechten Dingen zugehen. Er suchte überall nach einer Arznei, öffnete Türen, Schränke und alle Schubladen. Beim nächsten Besuch wiederholte sich das gleiche Spiel. Die Frau fühlt sich sehr wohl; das sind jetzt 10 Monate her.

Fall 12: K r a m p f d e r O b e r l i p p e. Beim Sprechen bleibt die Oberlippe nach oben gezogen und geht nicht mehr zurück. Das Sprechen war dadurch sehr behindert und die Sache sah außerdem noch unangenehm, das heißt peinlich aus. Der behan-delnde Arzt wollte zum Nervenarzt überweisen. Ein anderer Arzt sagte, da könne man nichts machen und riet ebenfalls zum Nervenarzt. Doch zuvor fragte die Mutter des Patienten bei mir um Rat. Der Rat war teuer für einen Laien, doch ich empfahl *Agar.* D 4 und *Mag.* D 4 mit dem Erfolg, daß nach wenigen Tagen fast völlige Behebung der Beschwerden eintrat. Die Lippe wurde auch noch mit *Johan-nisöl* eingerieben. Die Heilung hält schon viele Jahre an.

Fall 13: E i n F a l l v o n S c h w i n d e l. Eine Frau hatte schon mehrere Jahre Schwindel und kein Arzt konnte ihr bisher helfen. Die Frau las mein Büchlein: „Wie finde ich das passende Arzneimittel" und kurierte sich selbst mit dem Schwindel-mittel *Con.* Der Schwindel trat besonders auf beim Drehen des Kopfes. Der Erfolg war prompt, so schrieb mir die Frau unaufgefordert. Sie war sehr begeistert, weil das Leiden schon jahrelang bestand.

Fall 14: A b g a n g v o n N i e r e n s t e i n e n. Eine Frau sagt, daß sie seit 10 Tagen einen Nierenstein vor dem Blaseneingang sitzen habe, was man im Röntgen-bild feststellte. E m p f e h l u n g : Am 1. Tag *Calculi renalis* D 4 und *Lyc.* D 12. Am zweiten Tag *Lapis renalis* D 12 und *Uva* ⌀. Nach 3 Tagen neue Röntgenauf-nahme, es wird nichts mehr gefunden. Der Arzt sagte, der Stein müsse sich aufgelöst haben, denn er ging ab, ohne Schmerzen, sozusagen unbemerkt. Doch die Patientin sagte, daß es ihr nach Einnehmen der Arznei leichter geworden und der Druck weg-gegangen sei. Der Arzt selbst verordnete nichts.

Fall 15: S t a r k e s Z i t t e r n d e r H ä n d e : Eine 80jährige Frau bekam *Gels.* D 30 für das Zittern der Hände. Der Erfolg war prompt, das Mittel wurde 8 Tage lang jeden Tag 1mal gegeben und das Zittern blieb 1 ganzes Jahr lang aus. Danach starb die Frau an den Folgen eines Oberschenkelhalsbruches mit 81 Jahren.

Fall 16: B l u t u n g n a c h F e h l g e b u r t : Die Blutung bestand bereits 12 Tage, als ich zu Rate gezogen wurde. Der zuständige Frauenarzt verordnete nur Bettruhe. Man zog einen anderen Arzt dazu, doch auch dessen Mittel und Spritzen wollten nicht helfen. Mein Rat: *Ust.* D 2 stündlich im Wechsel mit *Kali-c.* D 4. Tags darauf gingen ganze Schleimfetzen ab — das war ein gutes Zeichen! Am 2. Tag stand die Blutung fast. Wegen der großen Schwäche durch den Blutverlust wurde noch *Chin.* D 2 für eine Woche, dann *Chin-a.* D 4 und *Kali-c.* für Herzstechen weitergegeben. Die gute Besserung hielt an.

Fall 17: D r ü s e n s c h w e l l u n g : 2 Jahre altes Kind hat eine Drüsenschwellung in der Schenkelbeuge. Die Umgebung war entzündet und blaurot gefärbt. Der Kinderarzt gab *Penicillin* und eine schwarze Salbe zum Einreiben. E r f o l g : Die Entzündung, die einen sehr großen Umfang von ca. 20 cm ϕ angenommen hatte, war am anderen Morgen nach der Penicillin-Gabe verschwunden, dafür aber die Drüse steinhart angeschwollen. Der Arzt schüttelte bedenklich den Kopf und sagte, wenn es bis morgen früh nicht besser ist, ist eine Krankenhauseinlieferung nicht zu umgehen. Der Vater des Kindes war von einer Operation nicht begeistert und fragte um Rat beim Laien. Dieser empfiehlt halbstündlich im Wechsel *Lach.* D 12 und *Ars.* D 6 und *Sil.* D 12, mit dem Erfolg, daß die steinharte Schwellung noch in dieser Nacht fast völlig verschwand. Der Arzt schüttelte am andern Tag wieder den Kopf, denn er kann sich das nicht erklären; aber eine Operation ist nach seinem Urteil jetzt nicht mehr erforderlich. Das Kind bekam wieder Fieber, das durch das *Penicillin* herabgedrückt wurde in kürzester Zeit (und das war eben falsch). Weil das Kind, bleich, blond, zart und blutarm war, paßte *Ferr-p.* ausgezeichnet, um das wieder aufgetretene Fieber mitsinnig zu steuern.

Fall 18: B r u s t e n t z ü n d u n g (weibliche Brust). Der Frauenarzt verordnet Eisbeutel, die aber nicht verabfolgt werden. E m p f e h l u n g : Heiße Lehm-(Heilerde) Auflagen und *Phyt.* D 2 und *Bell.* D 4, weil die Brust rot und weich war mit Fieber. (Harte Stellen waren nicht vorhanden.) Am andern Tag fühlt sich die Brust hart an. Am 3. Tag ist die Brust wieder weich, das Fieber aber noch hoch. Am 4. Tag ist alles in bester Ordnung! Der Frauenarzt sagte bei seinem Besuch, wo ist der Eisbeutel. Sie müssen tun was ich Ihnen sage. Eine Schwester, die solche Fälle im Krankenhaus mit Eisbeutel behandelt, sagte: „Was, so schnell haben Sie diese Sache wegbekommen?!"

Fall 19: B l u t h a r n e n : 5jähriges Mädchen hat Blut im Urin. Arzt stellt eine Blasenentzündung fest mit dem Verdacht einer tuberkulösen Blasenentzündung. Im Urin sind große blutige Schleimfetzen. Der Arzt verordnete eine Arznei, die aber nicht genommen wird aus begreiflichen Gründen, denn diese Familie hatte mit der Homöopathie schon mehrmals beste Erfahrungen gemacht. E m p f e h l u n g : *Erig.* D 4 und *Ter.* D 6. Von da ab zunehmende, tägliche Besserung. Nach 10 Tagen Vorführung beim Hausarzt. Dieser ist erstaunt, er findet nur noch wenig rote Blutkörperchen im Urin und die nur mikroskopisch erkennbar sind. Eine spätere Nachuntersuchung ergibt völlige Freiheit von Blut. Der Arzt strahlt und sagt, das haben Sie gut gemacht mit der Arznei und schenkte der Frau nochmals ein Fläschchen davon. Der Arzt ist nun der Meinung, daß seine Arznei geholfen habe. Schade, daß man sich auf diese Weise gegenseitig betrügt, und warum? Weil man die Wahrheit meist nicht ertragen kann!

Fall 20: Vergrößerte Mandeln: 10 Jahre altes Mädchen hat geschwollene, zu große, zerklüftete und oft vereiterte Mandeln. Arzt rät zur Operation. Der Laie empfiehlt: *Bar-c.* D 4. Nach 6—8 Wochen ist der Erfolg ein radikaler, denn die Mandeln sind so klein geworden, daß man sie fast suchen muß — so sagte die Mutter des Kindes selbst. Die Mutter war außer sich vor Freude und kam extra zu mir gelaufen, um mir das zu berichten.

Fall 21: Rührseligkeit: Der folgende Fall soll zeigen, was die Homöopathie in solchem Falle zu leisten vermag, wo der nicht homöopathisch Geschulte so gut wie nichts tun kann.
Eine Frau schreibt mir folgendes: „In Ihrem Büchlein sind verschiedene Nervenmittel, wie *Chamomilla* — *Coffea* — *Ignatia* genannt. Nun bin ich mir nicht im klaren, welches Mittel für mein Leiden passend wäre. Mein Hauptleiden besteht darin, daß ich bei Verabschiedungen mich nicht mehr halten kann, es kommen Tränen und ich kann vor Rührung fast kein Wort mehr sprechen und ich bin nicht in der Lage, das zu unterdrücken. Schon 1—2 Tage zuvor ist mir nicht wohl und habe keinen Appetit bis alles vorüber ist (das Abschiednehmen). Es ist mir dies immer sehr peinlich und ich habe Angst, Abschied zu nehmen." Meine Empfehlung: *Ign.* und *Puls.* D 30. Nach 2 Jahren bekomme ich folgenden Bericht: Ich habe in den vergangenen 2 Jahren festgestellt, daß mir das Abschiednehmen nicht mehr so schwer fiel und ich vor allem keine Tränen mehr vergossen hatte. Auch bin ich bei anderen Anlässen nicht mehr gleich zu Tränen gerührt — ein großer Fortschritt für mich und mit Freude verbunden, daß sich so vieles geändert hat ...

Fall 22: Blinddarmreizung: Eine junge Frau hat sehr starke Blinddarmreizung, die vom Arzt festgestellt wurde. Es wurde, wenn bis zum andern Morgen keine Besserung eintrete, Operation angeordnet. Der Vater dieser Frau kam in seiner Unruhe zu mir und fragte, ob sich hier homöopathisch noch etwas tun lasse. Da es noch Zeit war bis zum andern Morgen, wurde in der Nacht eingenommen: *Bry.* D 2 und *Coloc.* D 4. Am andern Tag ging die Patientin ins Krankenhaus zur Untersuchung, doch es wurde nichts mehr zum operieren festgestellt! Der Patientin ging es sehr gut und konnte 2 Tage später nach Italien in Urlaub fahren.

Fall 23: Amputationsschmerzen: Ein älterer Mann hatte 1 Jahr lang ständige Zahnschmerzen, obwohl er keine Zähne mehr hatte. Niemand konnte ihm angeblich bisher die Schmerzen beseitigen. Die Homöopathie hat 2 Mittel die für Amputationsschmerzen angezeigt sind, nämlich *All-c.* und *Hyper.* Diese beiden Mittel im Wechsel genommen, halfen prompt! Der Mann war sehr glücklich darüber.

Fall 24: Zyanose (Blausucht): Ein 4jähriges Kind wird beim Schreien ganz blau im Gesicht und bekommt fast keine Luft mehr. *Cupr.* D 4 heilt prompt und die Krämpfe blieben von Stund an aus. Dasselbe Kind litt an einer sonderbaren Sache. Wenn es eine illustrierte Zeitschrift betrachtete, stellten sich Erektionen ein — das „Glied" schwoll an und wurde steif. Die Mutter erschrak darüber sehr und wollte eine Hilfe haben. *Staph.* D 12 half ausgezeichnet und das Kind ist seitdem völlig befreit von dieser unangenehmen Sache.

Fall 25: Papilom an der Blase (sogenannter Zottenkrebs): Eine Frau hatte ein Papilom, eine meist gutartige Geschwulst mit Warzen, an der Blase. Die Frau war schon bei mehreren Ärzten ohne eine Besserung zu bekommen. Das Papilom wurde geätzt und die Schmerzen der Frau waren groß. Auf Anraten einer begeisterten Homöopatin, die schon mehrmals in ihrer Familie die gute Wirkung homöopathischer

Mittel erprobte, riet ihr, es doch auch mal mit der Homöopathie zu versuchen. V e r - o r d n u n g : *Thuj.* D 3, außerdem wegen Krebsverdacht *Ars.* D 4, *Con.* D 4 und *Carb-an.* D 2. E r f o l g : Nach wenigen Wochen bedeutende Besserung. Der behandelnde Hausarzt stellte fest, daß nahezu nichts mehr vorhanden sei. Die Frau ist sehr zufrieden und fast wiederhergestellt.

Fall 26: N a s e n p o l y p e n : Das 5 Jahre alte Kind eines Inders wurde wegen Nasenpolypen operiert. Die Besserung hielt danach einige Monate an, das heißt das Atmen ging ohne Beschwerden vor sich. Doch es blieb nicht dabei. Die Atmung ging bei Nacht im Liegen schlechter und schlechter, so daß das Kind nicht mehr schlafen konnte. Eine neue Operation wollte man nicht vornehmen lassen. Der Vater des Kindes sagte mir, daß die Homöopathie in Indien an den Hochschulen gelehrt werde und er dort immer homöopathisch behandeln lasse. Er bat mich um Rat. *Thuj.* D 6 und *Calc.* D 30 und wegen der leichten Erkältungsneigung noch *Hep.* D 12. Nach 8—10 Tagen ließ seine Frau sagen, daß es dem Kind noch nie so gut gegangen sei — und es blieb dabei.

Fall 27: A l t e r s b r a n d : Ein älterer Herr, der sich im Altenheim befindet, wird von seinem Arzt auf Brand an den Fingern behandelt. Der Arzt sagt: „Wenn es nicht bald besser wird, muß ich die Hand abnehmen. Danach ging der Arzt auf 3 Wochen in Urlaub. Inzwischen suchte mich der Sohn des Patienten auf und wollte von mir wissen, ob man in solchem Falle homöopathisch etwas tun könne. Meine Antwort: „Ja, das kann man." V e r o r d n u n g : *Sec.* D 4 und 1 Handbad in *Opalit*. Als der Arzt vom Urlaub zurückkam, sagte er, da ist nichts mehr für den Chirurgen da, so gut hatte sich die Hand gebessert! Ich riet noch *Kreos.* D 4 einzunehmen für eine Zeitlang.

Fall 28: A b n o r m a l e R e g e l b l u t u n g e n : Eine Frau konsultierte mehrere Ärzte wegen abnormaler Regelblutungen. Mehrmaliges Auskratzen blieb ohne Dauererfolg. Der Arzt sagte, man könne jetzt nicht mehr auskratzen, jetzt müsse man die Gebärmutter operativ entfernen. In dieser Situation kommt diese Frau auf Empfehlung zu mir und klagt mir ihr Leid. Ich riet mit der Operation noch etwas abzuwarten und vorher einige homöopathische Mittel zu probieren. V e r o r d - n u n g : *Chin.* D 2 und *Croc.* D 4 und *Nux-m.* D 2. Und zum Frühstück *Melissentee. Chin.* wurde gegeben auf Grund der großen Blutverluste. *Croc.* und *Nux-m.* wegen der Regel, die wie folgt aussah: Die Regel kam erstmals mit 12 Jahren und war immer sehr stark, sie schwamm nur so im Blut! Die Blutung war außerdem zu lange anhaltend, die Farbe dunkel bis schwarz mit Klumpen durchsetzt und fadenziehend. Der Geruch war normal, also nicht stinkend. Erfolg der Mittel: Nach 3 Wochen sagt die Frau freudestrahlend, es gehe ihr blendend. Sie sah blühend aus und ihr Mann könne nicht genug überall die homöopathischen Mittel loben. Leider ließ sich die Frau viele Jahre später doch noch operieren! Warum? Hier muß man den Männern sagen, daß sie daran nicht unschuldig und unbeteiligt sind! — Es gilt hier Maßhalten im Bett!

Fall 29: D r u s e d e r P f e r d e : In einer Reitschule bekamen 30 Pferde die Druse. Der Tierarzt gab 14 Tage lang Spritzen, ohne daß eine Besserung eintrat. Eine Anhängerin der Homöopathie gab *Bry.* D 3, 5 Tropfen auf einem Stück Zucker. Die Pferde hatten hohes Fieber, ließen den Kopf hängen und hatten keinerlei Freßlust. 28 Pferden wurde das Mittel gegeben. Bei den 2 letzten Pferden kam eine maßgebende Person dazu und unterbrach mit schweren Vorwürfen die Behandlung. Der

Erfolg für die 28 Pferde blieb aber nicht lange aus. 24 Stunden später fingen die 28 Pferde, die mit *Bry.* behandelt wurden, wieder an zu fressen, das Fieber war verschwunden und die Köpfe hingen nicht mehr apathisch herab! Nach 8 Tagen konnte man die 28 Pferde wieder ausreiten. Die beiden anderen Pferde, die kein *Bry.* bekamen, und deren homöopathische Behandlung man streng untersagte, mußten isoliert werden. Sie wurden am Hals geschnitten und konnten nach 6—7 Wochen noch nicht als gesund bezeichnet und ausgeritten werden. Was sich wohl der verantwortliche Arzt und Reitstallbesitzer dabei gedacht hat?

Fall 30: R a u c h e r h e r z : Ein junger Herr, bei dem ich schon mehrmals eine glückliche Hand hatte, klagte über ein komisches Herzzucken. Er war ein starker Zigarettenraucher. *Conv.* D 6 ergab bei der ersten Einnahme eine sogenannte Erstverschlimmerung, die aber sehr bald einer sehr guten Besserung Platz machte. Der Mann fragte mich wenige Stunden danach, ob eine Besserung so schnell eintreten könne, denn es sei ihm pudelwohl. Er ließ danach das Rauchen bleiben.

Fall 31: B l ä s c h e n a u s s c h l a g a n d e n L i p p e n : Derselbe Mann, wie unter Fall 30, hatte stark geschwollene Lippen mit Bläschen nach einer Erkältung. Weil er 2 Tage später in Urlaub fahren wollte, frug er mich um ein Mittel. Zunächst sagte ich zu ihm, das wird schon wieder von selbst vergehen, aber er ließ nicht locker und wollte ein Mittel haben. Ich dachte dabei an *Rhus-t.*, doch hatte ich selbst noch keine eigene Erfahrung hierüber. Am andern Tag war die geschwollene Lippe soweit zurückgegangen, daß kein Schönheitsfehler mehr bestand und der Urlaub gesichert war. Nach 2 weiteren Tagen war alles wieder normal; das war mein erster Rhustox.-Fall der Lippen.

Fall 32: G e s c h w o l l e n e B r ü s t e : Eine Frau hat regelmäßig während der Zeit ihrer Periode geschwollene und schmerzende Brüste, besonders unterhalb der Brüste. *Cimic.* D 3 brachte eine so prompte Hilfe, daß die Frau sagen konnte, eine so gute Periode habe sie in ihrem Leben noch nie gehabt.

Fall 33: O h r e n l e i d e n : Eine Frau, Mitglied des homöopathischen Vereins, gab ihrem Kind gegen starke Ohrenschmerzen hinter dem Ohr, *Caps.* D 4 und *Cham.* Der Kinderarzt sagte, wenn das Ohr nicht bis zum übernächsten Tag sich öffnet, müsse er operieren. Die beiden Mittel brachten die Sache alsbald so in Ordnung, daß keine Operation nötig wurde und der Arzt fragte, was sie gemacht habe. Die Frau sagte wahrheitsgemäß was sie getan hatte und seitdem verwendet der Kinderarzt ebenfalls in solchen Fällen — *Capsicum!* Dieser Arzt war nicht hochmütig und verärgert, weil ein Laie sich selbst half, sondern nahm dieses Mittel in seine Praxis auf.

Fall 34: M a s t d a r m f i s t e l : Ein junger 20jähriger Mann wurde Mitglied des homöopathischen Vereins, weil ihm wie folgt geholfen wurde: Der junge Mann sagte mir: „Seit 6 Jahren muß ich jedes Jahr einmal ins Krankenhaus zur Operation wegen einer Mastdarmfistel." E m p f e h l u n g : *Sil.* D 12 und *Hep.* D 6, später D 12 und *Sil.* D 30. Zur Zeit bestand noch eine Eiterung, deshalb *Hep.* D 6. D 12 soll die Eiterung dann später vermeiden. Es mußte diesmal nicht operiert werden, denn die Mittel halfen über Monate hinweg. Nach einigen Monaten hatte der junge Mann das Gefühl, daß sich wieder etwas zusammenziehe, denn er habe schon längere Zeit nichts mehr eingenommen. Es wurden wieder dieselben Mittel genommen und die Sache kam gar nicht erst zum Vorschein. Der Patient sagte, ohne die Mittel hätte er bestimmt wieder ins Krankenhaus gehen müssen. Seit 5 Jahren war nichts mehr da was operiert hätte werden müssen.

Fall 35: B r e n n e n   b e i m   W a s s e r l a s s e n : Ein Mann rief mich an und sagte, er habe schon einige Tage starke Brennschmerzen beim Wasserlassen. *Canth.* D 6 half nach 2maligem Einnehmen prompt.

Fall 36: A l l e r g i s c h e s   A s t h m a : Kind, 5 Jahre alt, hatte nach dem Arztbefund ab dem 3. Lebensjahr allergische Asthma-Anfälle. 2 Jahre lang konnten mehrere Ärzte an der Sache nicht das geringste ändern. In dieser Not holte sich der Vater des Kindes bei mir einen Rat, denn die Anfälle steigerten sich zunehmends und waren schrecklich anzusehen. Der Vater schildert mir das Kind wie folgt: Gesicht sehr blaß bis grau. Haut und Fleisch schwappelig und kätschig. Unlustig, träge und faul. Der Vater meint, es könne ein Schreck zu Grunde liegen. E m p f e h l u n g : *Calc.* D 30, 1mal in der Woche. Dann für den erlittenen Schreck, *Acon.* D 15, täglich 2mal und *Ars.* D 15, weil die Sache schon lange zurücklag.
Nach 8 Monaten sehe ich den Vater des Kindes wieder, ich hatte die Sache inzwischen vergessen, und sagt mir unaufgefordert: „Herr G., meinem Sohn geht es glänzend! Mein Sohn sieht sehr gut aus, hat rote Wangen, das Fleisch sei nicht mehr schwappelig und kätschig, sondern fest, auch die Unlust sei verschwunden, alles hat sich auffallend gebessert und die Anfälle blieben aus", so sagte der Vater wörtlich.

Fall 37: E i n e   F i s t e l   an der linken Wange: Ein Mann zog sich 1939 im Krieg eine Fistel an der linken Wange zu, die volle 23 Jahre bestand. Der Mann wurde 1962 mit der Homöopathie bekannt und nahm auf Empfehlung *Sil.* D 30, 1mal wöchentlich je 5 Tropfen. Nach 6 Monaten war die 23jährige Störung vorbei und der Mann wurde aus Dankbarkeit Mitglied des Vereins.

Fall 38: E i n   s c h w e r e r   F a l l   v o n   F a l l s u c h t : Kind, 3 Jahre alt. Anamnese: Nach Impfung gegen Pocken, 40° Fieber. Kind stürzt zu Boden und schlägt sich den Kopf auf dem Steinboden wund. Kurze Zeit danach Sturz aus dem Bett auf dieselbe Stelle des Kopfes. Nach dem Impfen später Keuchhusten. Es erfolgt ein neuer Sturz auf den Kopf, worauf das Kind 10 Minuten bewußtlos ist (Gehirnerschütterung?). Die Ohnmachten wiederholen sich von da an 3—4mal täglich und steigerten sich bis zu 6—8mal täglich. Das Kind klappte zusammen wie ein Taschenmesser und war jedesmal kurzzeitig bewußtlos. Nach Lufteintragung in das Gehirn in Tübingen steigern sich die Anfälle bis zu 20mal am Tag! Hier ist guter Rat für einen Laien wirklich teuer. E m p f e h l u n g : *Hyper.* D 4 und *Arn.* D 15. Danach gingen die Anfälle zurück bis auf 1—2mal täglich! Die Mittel des Nervenarztes wurden ebenfalls weitergegeben, aus Sorge der Eltern heraus, um ja nichts zu versäumen. Die Mutter des Kindes sagt jedoch, daß nach Einnehmen von *Hyper.* ein deutlicher Umschwung eintrat! Die Anfälle blieben nach 4 Monaten vollkommen aus und das Kind war gesund. Aus Dankbarkeit wurde der Vater Mitglied des Vereins.

Fall 39: M i l c h d r ü s e n e n t z ü n d u n g   e i n e s   K a n i n c h e n s : Ein Kaninchen hatte Junge geworfen und eines Tages ließ die Häsin die Jungen nicht mehr säugen. Die Brustdrüsen waren stark geschwollen und sehr empfindlich und hart. *Phyt.* D 4 brachte die Sache in Ordnung und die Häsin mit ihren Jungen war gerettet.

Fall 40: E i n e   a n d e r e   H a s e n k r a n k h e i t : (Auftreibung des Bauches): Ein Hasenhalter klagt, daß sein Hase seit einigen Tagen nicht mehr fresse und stark aufgetrieben sei, auch habe er Verstopfung. Der Hase bekam *Carb-v.* D 12 und am anderen Tag fing das Tier zum erstenmal wieder an zu fressen und sein Bauch sei ganz schlank geworden, wurde mir berichtet. Der Besitzer sagte nach einigen Tagen, „der Hase ist über den Berg und ich muß ihn nicht mehr schlachten aus Mitleid". Die

Verstopfung wich ebenfalls sofort nach dem Einnehmen, es gingen 3 starke Kotballen ab.

Fall 41: B e t t n ä s s e n : Ein Kollege sagte mir eines Tages nur so beiläufig, daß sein 4¹/₂jähriger Sohn immer noch nicht trocken sei und jede Nacht ins Bett mache. Kein Arzt habe diesen peinlichen Zustand bisher beseitigen können. Ich sagte meinem Kollegen, daß die Homöopathie für das Bettnässen einige Mittel habe und er sagte mir in seiner raschen Art: „Wenn Sie mir helfen können, dann sind Sie der Mann des Jahrhunderts." E m p f e h l u n g : *Caust.* D 4 und *Ferr-p.* D 12. E r f o l g : Vom Tag an bettrein, mit nur einer einzigen Unterbrechung. Wenn jemand meint, der Kollege habe sich freiwillig bei mir gemeldet und Bericht gegeben, der hat sich getäuscht! Ja, so etwas gibt es auch. Nach fast 4 Monaten gab er mir Bescheid, weil er an meinem Verhalten etwas merkte.

Fall 42: S c h w a r z g e w o r d e n e Z ä h n e : Ein Kind hatte mit 1¹/₂ Jahren erst 6 Zähne, die außerdem sehr schwer durchdrangen. Nach kurzer Zeit waren die zunächst weißen Zähne, blau bis schwarzblau. Nach Einnehmen von *Calc.* D 30 und Weleda-Aufbaukalk 1 und 2 wurden die Zähne innerhalb 8—10 Wochen wieder schneeweiß und das für dauernd. Die weiteren Zähne kamen alle normal und leicht durch und waren weiß und blieben es. Wo bleibt hier die Schulweisheit.

Fall 43: O h r e n s c h m e r z e n : Eine Kollegin hatte schon als ganz kleines Kind mit den Ohren zu tun. Auch in der Verwandtschaft herrscht Ohrenleiden vor. Die Kollegin hat ein Loch im Trommelfell, so daß ihr das Baden verboten ist. Es besteht sehr leichte Erkältlichkeit mit häufigen Ohrenschmerzen. Das Ohr ist trocken, doch läuft es manchmal etwas. Dieser Zustand (Ohrenschmerzen) besteht nun schon 7 Jahre. Der Arzt gibt Bestrahlungen und Puder ins Ohr, ohne Besserung, es wird eher schlimmer. Ein anderer verordnet Ohrentropfen, die aber nicht gut bekommen. Ich empfehle *Cham.* D 3 und *Sil.* D 12, je 2mal täglich je 5 Tropfen. Noch in der selben Nacht. Erwachen um 3 Uhr mit Knacken im Ohr! Seitdem läuft das Ohr stark und ist völlig schmerzlos. Die Dame sagt: „Oh, ich bin Ihnen sehr dankbar, denn ich fühle mich wie neugeboren." Das Ohr hörte wieder auf zu laufen, das Gehör wurde gut und diese Besserung hielt bisher an.

Fall 44: C h r o n i s c h e r N a s e n k a t a r r h u n d M i t t e l o h r e n t z ü n d u n g : Kind, Peter L., 12 Jahre alt, leidet seit seinem 4. Lebensjahr an chronischem Nasenkatarrh und Mittelohreiterung. Nasenpolypen wurden früher operativ entfernt. Die Mutter des Kindes kommt wegen eines derzeitigen erneuten Katarrhs mit Ohrenschmerzen und erneuten Nasenpolypen. Die Atmung ist stark behindert. Die Mutter sagt, und deshalb kam sie zu mir, daß sie ihren Peter nicht mehr zum Arzt zu gehen bewegen könne, weil er Angst habe vor der ärztlichen Behandlung. Der Arzt machte einen Eingriff durch die Nase über die eustachische Röhre bis zum Ohr und das fürchtete das Kind. Der Ausfluß des derzeitigen Katarrhs war: Stark, mild, gelblich und dick. Es ist noch erwähnenswert, daß Peter viele Jahre in der Schule in der vordersten Bankreihe sitzen mußte, weil er sehr schlecht hörte. E m p f e h l u n g : *Puls.* D 4 für den milden, gelblich dicken Ausfluß. *Cham.* D 6 für Ohrenschmerzen. *Calc.* D 12 für Polypen und weil er ein Calcium-Typ war. E r f o l g : Nach 2 Tagen sagt der Junge, daß es ihm besser gehe. Nach 6 Tagen sagt die Mutter, daß es ihrem Peter sehr viel besser ginge und daß das Gehör deutlich besser geworden sei und es sei jetzt nicht mehr nötig gewesen zum Arzt zu gehen, worüber ihr Peter sehr froh sei, wie übrigens auch die Mutter. Weitere Beobachtungen: Nach 3 Wochen

Katarrh geheilt. Jetzt einnehmen von *Calc.* D 30 und *Sil.* D 12 zum Ausheilen. Außerdem das spezielle Mittel für Polypen *Thuj.* D 30 1mal wöchentlich. Das Gehör wird mit jedem Tag besser. Ein Katarrh mit sehr viel Absonderung stellt sich ein o h n e Erkältung. Das ist ein gutes Zeichen der Reinigung! Das Ohrenschmalz kommt wieder nach acht Jahren! Kopfschmerz, der häufig bestand, ist verschwunden. Das Gehör ist völlig normal und Peter muß nicht mehr in der vordersten Bank sitzen. Und das alles nach 8 Jahren — das ist doch wohl eine einwandfreie homöopathische Leistung. Was sagt der allopathische Arzt dazu?

Repertorium

aufgeschlüsselt nach dem Kentschen Kopf-Fuß-System

Kopf

Blutandrang zum Kopf: Apis, Arn., Bell., Bry., Calc., Carb-v., Cupr., Ferr., Gels., Glon., Hell., Lach., Lyc., Meli., Phos., Sang., Sulf.

besser im Freien: Apis

durch geistige Anstrengung: Cact.

mit Gesichtsröte: Bell.

vor Konvulsionen: Glon.

während Konvulsionen: Bell., Gels.

vor der Menses (Regel): Apis

während der Menses: Apis, Sulf.

während Raserei: Bell.

im warmen Zimmer: Apis, Puls., Sulf.

Gehirnblutung: Acon., Arn., Bell., Cocc., Gels., Ip., Lach., Op.

Gehirnentzündung: Bell.

Hirnhautentzündung: 1. Bell., Hell., Stram., Zinc. 2. Apis, Arn., Cupr., Gels., Glon.

Ekzem, feucht: Ars., Calc., Carb-s., Graph., Hep., Lyc., Petr., Psor., Sulf.

Ekzem, trocken: Psor., Sulf.

Gehirnerschütterung: Arn., Cic., Hyper.

kalte Luft, Kopf empfindlich gegen: 1. Chin., Hep., Nux-v., Sil. 2. Ars., Bell., Carb-v., Phos., Sep.

empfindlich gegen Zugluft: Bell., Chin., Sil.

Kopfschweiß: Anac., Calc., Cham., Chin., Merc., Phos., Puls., Sil.

nachts: Calc.

auf einer Seite: Puls., Sulf.

Hinterkopf: Nux-v., Phos-ac., Sulf.

Stirn: Cann-i., Led., Merc-c., Nat-c., Op., Phos., Sars., Verat.

vergrößert, Kopf scheint: Agar., Arg-n., Arn., Bell., Glon., Nux-v., Ran-b.

während der Schwangerschaft: Arg-n.

Kopfschmerz

Erstreckt sich vom Kopf zu den Augen: Nitr-ac., Puls., Sulf.

Hinterkopf: Apis. Arn., Bell., Bry., Carb-v., Carb-s., Caust., Chin., Cimic., Cocc., Gels., Glon., Fl-ac., Lac-c., Nux-v., Onos., Ph-ac., Pic-ac., Petr., Sep., Sil.

erstreckt sich aufwärts: Calc., Gels., Sil.

zu den Augen: Lach., Sang., Spig.

Scheitelkopfschmerz: Apis, Brom., Cact., Carb-an., Cimic., Ran-s., Sulf., Verat.

Stirn: Acon., Arn., Ars., Bell., Bry., Caps., Cocc., Dros., Hep., Hyos., Ign., Lac-c., Laur., Merc., Natr-a., Natr-c., Natr-m., Nux-v., Phos., Puls., Sil., Spig., Stann., Sulf.

linke Seite: Thuj.

rechte Seite: Prun.

über dem l i n k e n Auge: Bry., Spig.

über dem r e c h t e n Auge: Carb-ac., Chel., Ran-b., Sang.

Augen

Absonderung von Schleim oder Eiter: Calc., Calc-s., Caust., Merc., Puls., Tell.

eitrig: Arg-n., Calc., Hep., Lyc., Merc., Puls.

gelb: Puls., Sil.

Entzündung: Acon., All-c., Apis, Arn., Ars., Bell., Calc., Calc-s., Euphr., Lyc., Merc., Natr-m., Psor., Puls., Rhus-t., Sep., Sil., Sulf.

akut: Apis (Bell.), Calc., Puls., Sulf.

katarrhalisch durch Erkältung: Acon., All-c., Bell., Calc., Dulc., Euphr., Merc., Psor., Puls.

Kinder, kleine: Apis, Arg-n., Ars., Calc., Nit-ac., Puls., Thuj.

Lider, Gerstenkorn: Carb-s., Con., Graph., Lyc., Puls., Sep., Staph., Sulf.

rezidivierend: Sulf.

Verhärtung nach Gerstenkorn: Sep., Staph.

Lid verklebt, morgens: Arg-n., Calc., Carb-s., (Caust.), Clem., Graph., Med., Rhus-t., Sulf.

Lid verklebt, nachts: Alum., Carb-s., Graph., Lyc., Sep.

Schwellung: Anac., Apis, Guaj., Rhus-t., Sep.

morgens: Cham., Sep., Sulf.

Gefühl von Schwellung: Guaj.

ödematöse Schwellung: Apis, Ars., Kal-c., Rhus-t., Tell.

Oberlid: Apis, Kali-c.

Tränenkanal: Petr.

Tränendrüsen: Sil.

Tränensack: Puls., Sil.

Unterlid: Kali-ar.

unter den Lidern: Apis, Ars., Kali-c.

Tränen scharf: Ars., Euphr., Merc-c., Sulf.

brennend: Apis, Chin., Euphr., Rhus-t., Sulf.

mild: All-c., Puls.

Tränenfluß: All-c., Bell., Calc., Euphr., Fl-ac., Lyc., Merc., Nat-m., Nit-ac., Op., Phos., Puls., Rhus-t., Sulf.

nur tagsüber: Alum.

nachts: Zinc.

im Freien, schlechter: Calc., Phos., Sil., Sulf., Thuj.

in kalter Luft: Puls.

bei Schnupfen: All-c., Carb-v., Euphr., Nux-v., Tell.

Ohren

Absonderung: Bar-m., Calc., Calc-p., Calc-s., Carb-v., Carb-s., Caust., Cist., Con., Graph., Hep., Kali-bi., Kali-c., Kali-s., Merc., Petr., Psor., Puls., Sil., Sulf., Tell.

Blut: Both., Crot-h., Phos.

blutig: Calc-s., Merc., Psor., Sil.

dick: Calc., Calc-s., Hydr., Kali-bi., Puls., Sil.

dünn: Kali-s.

eitrig: Calc., Calc-c., Hep., Kali-bi., Kali-c., Kali-s., Lyc., Merc., Psor., Puls., Sil.

gelb: Kali-bi., Kali-s., Puls.

gelbgrün: Puls.

grün: Lac-c., (Hep., Merc.)

klebrig: Graph.

unterdrückt: Aur., Carb-v., Merc. (Calc., Graph., Hep., Puls.)

Entzündung des Mittelohrs: Calc., Calc-s., Cham., Hep., Kali-bi., Lyc., Merc., Merc-d., Puls., Sil., Sulf.

Eiterung des Mittelohrs: Calc-s. (Caps.), Hep., Kali-bi., Merc., Sil.

Schwellung hinter dem Ohr: Caps., (verhütet Ohrmeiselung)

Ohrenschmerzen

Erkältung, durch: (Dulc., Gels., Kalm., Merc., Puls.)

des Kopfes: (Bell.)

Geräusche, durch: Con., Sulf., (Bell., Op., Phos., Sang., Sil.)

Gesichtsschmerzen, mit: Bell.

Halsschmerzen, bei: Apis, Lach., Nit-ac. (Bar-m., Cham., Par.)

Schlucken, beim: Apis, Lach., Nit-ac., Nux-v.

Tönen, bei scharfen: Con. (Cop., Sil.)

Bettwärme, verschlechtert: Merc.

Wärme und Einhüllen des Kopfes bessert: Hep. (Cham., Dulc., Mag-p., Sep.)

Zahnschmerzen, bei: Rhod. (Glon., Plan.)

Orte der Ohrenschmerzen

Erstreckt sich zum andern Ohr: (Hep.)

Auge, zum: (Puls.)

unten, nach: Bell.

Gehörgang: Bell., Cham., Hep., Lach., Ph-ac., Puls.

hinter dem Ohr: Sil. (Caps.)

erstreckt sich zum Auge: Prun.

Empfindung der Ohrenschmerzen:

bohrender Schmerz: Merc.

Bettwärme, durch: Merc.

brennender Schmerz: Aur., Caust., Merc., Nat-m., Sang., Tell.

drückender Schmerz: Anac., Cham., Merc., Puls., Sars.

Empfindlichkeit, Schmerz mit E. wie wund: (Arn., Caust., Chin., Lac-c., Merc., Sulf.)

hinter dem Ohr: Caps., Graph. (Bry., Petr., Psor., Sil.)

stechender Schmerz:

links: Kali-bi., Sulf.

rechts: Carb-s.

Hören

Halluzinationen:

als ob der Ton aus einer andern Welt käme: Carb-an.

Töne scheinen von links zu kommen: (Nat-c.)

weit entfernt, Gräusche scheinen: Lac-c.

Ohrengeräusche:

Erwachen, beim: Lach. (Naja)

Kauen, beim: Kali-s., Nit-ac.

Liegen, im L. besser: Ph-ac.

Schwindel, bei: Chin-s., Phos.

Brummen: Chin., Lyc., Phos., Sep.

Flattern: Plat.

Klingen: Bell., Cact., Calc., Calc-s., Cann-i., Carb-v., Caust., Chin., Chin-s., Kali-c., Kali-j., Kali-s., Lyc., Petr., Plat., Psor., Puls., Sep., Sulf.

epileptischem Anfall, vor: Hyos.

Froststadium im Fieber, während: Chin-s.

Kopfschmerz, bei: Chin.

Menses, vor: (Ferr., Ign.)

Menses, während: Ferr.

Sausen, Brausen: Bar-c., Bell., Bor., Carb-v., Carb-s., Caust., Chin., Chin-s., Graph., Lyc., Nux-v., Ph-ac., Puls., Sil., Spig., Sulf.

Liegen, im L. schlechter: Sulf.

Summen: Arg-n., Cann-i., Chin., Chin-s., Kali-c., Lyc., Nux-v., Plat.

nachts: Dulc.

Schwindel, mit: (Arg-n., Ars., Glon.), Chin-s.

widerhallen, Echo: Caust., Lyc., Phos., Sep.

mit Schwerhörigkeit: Caust. (Lyc.)

Wind, wie Geräusch von: Petr:

Zischen: Dig.

Schwerhörigkeit: Bar-c., Bell., Calc., Carb-an., Carb-v., Carb-s., Caust., Chin., Cupr., Graph., Hyos., Lyc., Nat-m., Nit-ac., Petr., Phos., Ph-ac., Puls., Sec., Sil., Sulf., Verb.

Blatt oder Membran vor dem Ohr, wie: Verb.

Erkältung, nach: Puls.

Erschütterungen, Trauma, durch: Arn.

Essen verschlechtert: Sulf.

Fahren im Wagen bessert: Nit-ac. (Graph., Puls.)

Geräusch bessert: Graph.

Masern, nach: Puls. (Carb-v., Merc., Sil., Sulf.)

Scharlach, nach: Carb-v., Lyc., Sulf., (Graph., Hep., Lach., Nit-ac., Puls., Sil.)

Tubenkatarrh, durch: Asar., Calc., Kali-s., Petr., Puls.

Taub: Bell., Caust., Hep., Lyc., Spig., Sulf.

Scharlach, nach: Lyc.

Überempfindlichkeit, gegen Geräusche: Acon., Aur., Bell., Con., Lach., Lyc., Mur-ac., Nit-ac., Nux-v., Op., Ther., Zinc.

Kratzen auf Leinen und Seide: Asar.

Rascheln von Papier: (Bor., Nat-c., Nat-s.)

Fieber, während: Caps., Con.

Musik, gegen: Acon., Nux-v. (Cact., Cham., Coff., Lyc., Nat-c., Sep., Tab.)

Musik, bessert: Aur.

Schritt, gegen jeden: Coff. (Nux-v.)

Stimmen und Sprechen, gegen: Zinc. (Agar., Cocc., Coff., Ign., Kali-c., Mur-ac., Op.)

Wasser, gegen laufendes: Lyss.

Nase

Geruch, verloren: Bell., Calc., Calc-s., Hep., Merc., Natr.-m., Phos., Plb., Puls., Sep., Sil.

Geruch, vermindert: Anac., Bell., Calc., Hyos., Natr-m., Sep., Sil.

Nasenbluten, anhaltend: Phos.

Nasenbluten, durch Anstrengung: Arn.

Nasenbluten, durch Husten: Dros.

Nasenbluten bei Keuchhusten: Arn., Dros., Ip.

Nasenbluten bei Kindern: Ferr.

Nasenbluten in der Klimax: Lach.

Nasenbluten vor der Regel: Lach.

Nasenbluten an Stelle der Regel: (Bry., Ham., Lach.)

Nasenbluten durch Schneuzen: Arn., Carb-s., Lach., Phos., Ph-ac., Sulf.

Polypen: Calc., Sang., Teucr. (Thuj.)

Schnupfen

Absonderung: blutig: All-c., Alum., Ars., Bell., Chin., Chin-a., Hep., Merc., Nit-ac., Psor.

Absonderung brennend: All-c., Puls., (Ars.)

Absonderung dick: Ars., Calc-s., Hydr., Kali-bi., Kali-p., Lac-c., Nat-s., Puls., Sil., Tub.

Absonderung dünn: Jod.

Absonderung eitrig: Aur., Calc., Calc-s., Con., Hep., Kali-bi., Kali-s., Lach., Merc., Psor., Sil., Tub.

Absonderung mild: Euphr., Puls. (Calc., Sep., Sil.)

gelb: Arum-t., Aur., Calc., Calc-s., Hep., Hydr., Kali-bi., Kali-j., Kali-s., Kali-p., Lyc., Nit-ac., Puls., Sep., Sulf., Tub.

gelb-grün: Hydr., Kali-bi., Merc., Puls., Sep.

grünlich: Kali-bi., Kali-j., Lac-c., Merc., Puls., Sep.

blutgestreift: Phos.

Fließschnupfen: All-c., Am-c., Arg-m., Ars., Bell., Calc., Euphr., Ign., Kali-ar., Kali-j., Lac-c., Merc., Merc-c., Nat-c., Nat-mur., Nit-ac., Nux-v., Puls., Thuj.

Stockschnupfen: Calc., Caust., Chin., Nux-v., Phos., Samb., Stict.

Absonderung, wundmachend: All-c., Am-m., Ars., Ars-j., Arum-t., Ferr-j., Graph., Jod., Kreos., Merc., Nit-ac., Nux-v.

Absonderung links: All-c.

Absonderung nachts: Nit-ac.

mit milder Absonderung aus den Augen: All-c.

mit scharfer Absonderung aus den Augen: Euphr.

Absonderung, wäßrig: All-c., Ars., Arum-t., Cham., Euphr. Graph., Jod., Merc., Nat-ac., Nit-ac., Nux-v., Plan., Tell.

Absonderung, reichlich: All-c., Ars., Kali-j., Nat-m., Phos.

Innerer Hals

Empfindung eines Klumpen, Kloß, Pflock: Asaf., Ign., Lach., Nat-m., Psor.

(Globus hystericus)

Empfindung eines aufsteigenden Kloßes: Asaf., Ign., Lyc., Mosch., Nat-m., Nux-v.

Empfindung im Schlaf: Lach., Nux-v.

Empfindung von Rauheit: Arg-m., Chin., Nux-v., (Apis, Arg-n., Caust.)

Entzündung, einfache: Acon., Arg-n., Bar-c., Bell., Caps., Ferr-p., Hep., Lach., Lyc., Merc., Nit-ac., Petr.

links: Lach.

rechts: Bell., Lyc.

nachts: Merc.

Mandeln: Alumn., Bar-c., Bell., Guaj., Hep., Lac-c., Lach., Merc., Merc-d., Nit-ac., Sil.

wiederholt: Bar-c.

schmerzlos: Bapt.

Mandel-Eiterung: Bar-m., Hep., Merc., Sil.

Mandel-Verhärtung: Bar-c., Bar-m.

Mandel, vergrößert: Bar-c., Bar-m., Lach., Lyc.

Halsschmerzen beim Schlucken: Alum., Amon-c., Arg-m., Ars., Arum-t., Aur., Bell., Chin., Coff., Hep., Kali-j., Lac-c., Lyc., Merc., Nit-ac.

Halsschmerzen beim Schlucken von Flüssigkeiten: Bar-c., Kali-c., Lach.

Halsschmerzen beim Nichtschlucken: Caps., Ign.

Halsschmerzen bei Berührung: Lach.

Halsschmerzen beim Leerschlucken: Bar-c., Kali-c., Lach.

Halsschmerzen, brennend: Acon., Ars., Canth., Caps., Caust., Euphr., Lac-c., Lyc., Merc-c., Mez., Natr-m., Sang., Sulf.

Roh, Schmerz wie: Arg-m., Arg-n., Bell., Caust., Chin., Lyc., Merc-c., Mez., Nat-m., Sang., Sulf.

nachts: Bar-c.,

beim Husten: Arg-m., Spong.

beim Einatmen, von kalter Luft: Nux-v.

beim Schlucken: Arg-m., Bar-c., Stann.

Kehlkopf:

Stimme, Baßstimme: Dros.

Stimme, belegt: Dros., Phos.

Stimme, heiser, morgens: Calc-c., Calc-p., Caust., Phos., Sulf.

Stimme, heiser, abends: Carbo-v., Caust., Phos.

heiser durch Reden: Arg-m., Arg-n., Arum-t., Caps., Caust., Rhus-t.

heiser, schmerzhaft: Bell., Phos.

heiser, schmerzlos: Calc-c., Carb-v.

heiser, bei Schnupfen, Carb-v., Caust., Mang., Merc., Phos.

heiser, durch Überanstrengung der Stimme: Arum-t., Caps., Caust., Rhus-t.

heiser und hohl: Dros., Spong., Veratr.,

nasal: Kali-bi.

Atmung

Asthma: Ambr., Arg-n., Ars., Ars-j., Cupr., Ip., Kali-ar., Kali-c., Kali-n., Lobel., Puls., Samb., Sil., Spong., Stram., Sulf.

nachts: Ars., Chel., Puls.

nach Mitternacht: Samb.

muß aus dem Bett springen: Ars., Samb.

bei alten Leuten: Ars.

durch Erkältung: Spong.

Atemnot mit Erwachen: Grind., Lach., Op.

beim Essen: Mag-m.

nach dem Essen: Lach., Phos., Puls.

durch Flatulenz (Bauchauftreibung): Carb-v.

bei Herzklopfen: Aur.

bei Herz- und Eierstockbeschwerden: Tarant.

bei Husten: Alum., Ant-t., Ars., Cupr., Dros., Ip., Nux-v., Op., Phos., Stann.

bei Kindern: Nat-s.

im Liegen: Apis, Ars., Carb-v., Graph., Kali-c., Lob., Tub.

Husten

Husten, nur tagsüber: Euphr.

Tag und Nacht: Spong.

nachts, Erwachen durch H.: Hyos., Kali-c., Sep., Sulf.

anfallsweise: Bell., Carb-v., Cina., Coc-c., Cupr., Dros., Hep., Hyos., Ip., Nux-v., Puls., Rumx.

Hustenanfälle mit Niesen: Agar.

Klang, bellend: Acon., Bell., Dros., Hep., Spong., Stram.

heiser: Acon., All-c., Bell., Brom., Carb-v., Caust., Dros., Hep., Kali-bi., Stann.

trocken: Acon., Alum., Ars., Ars-j., Bell., Brom., Bry., Calc., Calc-s., Carb-an., Chin., Hyos., Ign., Jod., Kali-c., Lach., Nat-ac., Natr-m., Nux-v., Petr., Phos., Puls., Rumx., Spong., Sulf., Tub.

tagsüber: Spong.

abends: Brom., Hep., Ign., Puls., Scil., Sulf.

nachts: Am-c., Bell., Calc., Carb-an., Dros., Hep., Hyos., Lach., Phos., Puls., Sulf., Spong.

locker: Ars., Puls.

morgens: Bry., Carb-v., Hep., Puls., Scil., Sep., Stann., Sulf., Sulf-ac.

Auswurf, wie Gelatine: Arg-m., Samb.

glasig: Nat-m.

milchig: Kali-chl.

rostig: Bry., Lyc.

schaumig: Ars.

blutgestreift: Ars., Bry., Ferr., Phos.

braun: Carb-v., Bry.

eitrig: Calc., Chin., Con., Kali-c., Lyc., Nat-ac., Phos., Sep., Sil.

gelb: Calc., Calc-p., Calc-s., Hep., Hydr., Lyc., Phos., Puls., Sep., Sil., Stann., Tub.

grau: Ambr., Arg-m., Stann.

grünlich: Calc-sil., Carb-v., Carb-s., Kali-j., Lyc., Merc., Nat-s., Par., Phos., Psor., Puls., Stann., Sulf.

weiß: Kali-chl., Lyc., Nat-m., Phos., Seneg., Sep.

eiweißartig: (Kali-bi., Alumn., Arg-m., Coc-c., Nat-m., Phos., Seneg.)

dick: Arg-n., Hep., Hydr., Kali-bi., Sil., Tub.

fadenziehend: Alumn., (Coc-c.) Kali-bi.

klebrig: Alumn., Arg-m., Arg-n., Coc-c., Hep., Hydr., Kali-bi., Phos., Puls., Samb., Seneg., Stann.

Herz

Angina pectoris: Am-c., Apis., Arg-n., Arn., Ars., Aur., Aur-m., Cact., Chin-a. Lat-m., Naja, Ox-ac., Phos., Rhus-t., Spig., Spong.

Lähmung: Carb-v., Lach., Naja., Op.

Herzklopfen, morgens: Lach., Phos., Spig.

Erwachen, beim: Lach.

abends: Phos.

im Bett: Lyc.

tagsüber: Acon.

nachts: Arg-n., Calc., Ferr-j., Puls.

im Bett: Puls., Sulf., (Jod., Ph-ac., Rhus-t., Spig.)

Mitternacht, erwacht um M. mit Herzklopfen: Spong.

1—2 Uhr: Spong.

2 Uhr: Kali-bi.

3 Uhr: Ars.

Abendessen, nach dem: Puls. (Lyc., Ph-ac.)

Aufstehen, beim aus dem Bett: Phos. (Con., Lach.)

vom Sitzen, beim Aufstehen: Phos.

Beugen, vorwärtsbeugen, beim: Spig.

Erwachen, beim: Lach., Naja., Phos.

Essen, nach dem: Calc., Lyc., Puls.

Menses (Regel) vor: Spong.

Reden, beim: Naja.

Schlaf, beim Schlafengehen: Sulf.

Schreck, nach: Acon.

Schwangerschaft, während: Lil-t.

Seufzen bessert: Arg-m.

sichtbar: Carb-v., Spig.

Sitzen, im S. schlechter: Asaf., Spig.

sprechen, kann nicht: Naja.

Stuhlgang, nach: Ars., Con.

Treppensteigen, beim: Ars., Calc., Nat-m., Nit-ac., Phos., Sulf.

Trinken, nach: Con.

Umdrehen im Bett, beim: Sulf., (Dig., Ferr-j., Lach., Lyc., Naja., Phos.)

Brust

Brust-Wassersucht: Apis., Apoc., Ars., Bry., Colch., Hell., Kali-c., Lyc., Merc., Sulf.

Herzbeutel: Ars., Colch., Dig., Lyc., (Apis., Apoc., Lach., Sulf., Zinc.)

Angst, abends, schlechter: Puls.

Angst, nachts: Puls. (Ars., Ran-b.)

Erregung verschlechtert: Phos.

Klavierspiel, beim (Nat-c.)

Liegen, im L.: (Graph., Tarant.)

Liegen, auf der linken Seite: Puls.

Liegen, auf dem Rücken: (Sulf.)

Herzgegend: Acon., Ant-t., Ars., Aur., Bell., Camph., Carb-v., Cench., Ign., Ip., Kalm., Meny., Phos., Ther.

nachts: Ars.

anfallsweise: Kalm.

Anstrengung, nach: (Lyc.)

Liegen auf der linken Seite verschlechtert: (Nat-m., Phos., Spig.)

Blutwallungen: Aml-n., Glon., Lach., Phos., Sep., Sulf.

Anstrengung, bei der geringsten: Spong.

Entzündung, der Achseldrüsen: Nit-ac.

Bronchitis: Aesc., Ant-t., Ars., Bar-m., Bry., Dros., Ferr-p., Hep., Ip., Lyc., Nat-s., Phos., Puls., Sang., Senec., Sil., Spong., Stann.

alten Leuten, bei: Hippoz., (Am-c., Camph., Carb-v., Dros., Hydr., Lyc., Nux-v.)

Kindern, bei: Ip., Kali-c.

Herz: Aur., Spig.

Endokarditis: Acon., Ars., Aur., Kalm., Spig.

rheumatisch: Aur., Kalm., Lach.

Schmerz und große Angst: (Aur., Kalm.)

Lungen (Entzündung):

links: (Acon., Calc., Lach., Nat-s., Ox-ac., Sang.)

rechts: Bry., Calc., (Bell. Brom., Carb-an., Chel., Kali-c., Lyc., Merc., Phos., Sang.)

Bewußtseinsstörung, mit: Ant-t., Bry., Lyc., Phos., Sulf. (Benz-ac., Hyos., Laur., Nit-ac., Rhus-t., Sang.)

nach Blutungen: (Chin., Ph-ac.)

Kindern, bei kleinen: Ip. (Acon., Ant-t., Bry., Ferr-p., Kali-c., Lob., Lyc., Merc., Nux-v., Op., Phos.)

Rippenfellentzündung: Ant-t., Bry., Phos., (Asaf., Calc., Camph., Caps., Chin., Dulc., Ferr., Hep., Lach., Sulf.)

Mammae (weibliche Brust): Bell., Bry., Hep., Phyt., Sil., Sulf.

Stoß, Quetschung, durch: (Arn.)

Drüsenschwellung in den Achselhöhlen: Am-m., Bar-c., Hep., Kali-c., Lach., Merc., Nit-ac., Phos., Sil.

schmerzlos: (Lach.)

Drüsenverhärtung in den Achselhöhlen: Carb-an., Jod., Sil.

Schweißdrüsenabszeß (Achselhöhle): Hep., Merc., Nit-ac., Rhus-t., Sil.

Gicht und Rheuma, Herzstörung bei: Lyc. (Benz-ac., Calc., Carb-v., Caust., Colch., Kalm., Led., Puls., Spong.)

Herz-Hypertrophie: Acon., Aur., Aur-j., Cact., Kali-c., Kalm., Lith., Spong.

Taubheit und Kribbeln des linken Armes und der Finger, mit: Acon., Rhus-t.

Überanstrengung, durch: Rhus-t. (Calc., Caust., Kali-c.)

Lähmung: Carb-v., Lach., Naja, Op.

Myodegeneratio cordis (= Herzmuskelentartung): Ars., Arn., Aur., Aur-m., Cact., Kali-c., Phos.

mit nervöser Reizbarkeit: Aur.

Organische Herzkrankheiten: Acon., Aur., Aur-m., Cact., Lach., Lith., Lob., Naja, Puls., Spig., Spong.

durch Überheben: (Caust.)

Überanstrengung des Herzens, durch heftige körperliche Anstrengung: (Arn., Caust., Nat-m., Rhus-t.)

Lungen

Abszeß: Calc., Hep., Phos., Sil.

Kavernen: Calc., Kali-c., Phos., Sil.

Emphysem (Blähung): Am-c., Ant-a., Ant-t., Hep., Lach., Lob.

Empyem (= Eiteransammlung): Ars., Calc-s., Kali-s., Merc., Sil., Sulf.

Gangrän: Ars., Kreos.

Hepatisation: Phos., Sulf.

rechts: Kali-j. (Kali-c., Phos.)

links: (Lach., Lyc., Myrt., Sulf.)

Mammae

Mammae (weibliche Brust):

Abmagerung: Nux-m.

Abszeß: Hep., Merc., Phos., Phyt., Sil., Sulf.

drohender Abszeß in alten Narben: Graph., Phyt.

Atrophie (= Schwund): Con., Jod., Kali-j.

Brustwarzen, der: (Jod., Sars.)

Karzinom: Bufo, Con., Graph., Merc., Sil.

Epitheliom: Bufo, Con. (Arg-n., Ars., Ars-j., Clem., Hydr., Kreos., Lach., Merc-j., Phyt., Sil.)

Narben, in alten: Graph.

Prellung, durch: (Bell-p., Con.)

Einziehung der Warzen: Sars. (Nux-m., Sil.)

Fisteln: Sil. (Caust., Hep., Merc., Phos., Phyt.)

Geschwüre: Phyt., Sil. (Calc., Hep., Phos.)

Hypertrophie: (Calc., Con., Phyt.)

Knoten in den Mammae: Carb-an., Con., Phyt., Sil. (Bell-p., Bry., Bufo, Carb-v., Graph., Jod., Lac-c., Lyc., Nit-ac., Phos., Puls., Sulf.)

Magen

Abneigung gegen Bier: Chin., Nux-v.

Wein: Sabad.

Brot: Chin., Natr-m.

Butter: Chin., Puls.

fette und schwere Speisen: Chin., Petr., Puls.

Fisch: Graph. (Phos.)

Fleisch: Calc., Calc-s., Carb-s., Chin., Graph., Mur-ac., Nux-v., Petr., Puls., Sep., Sil., Sulf.

Getränke: Ferr., Hyos., Nux-v., Phos., Puls.

Kaffee: Nux-v.

Milch: Lac-d., Nat-ac.

Muttermilch: Sil.

Süßigkeiten: Graph.

Speisen: Ars., Chin., Cocc., Colch., Ferr., Ip., Lil-t., Nux-v.

Tabak: Calc., Nux-v., Ign.

Wasser: Hyos., Nux-v., Stram.

Zwiebeln: (Sabad.)

Appetit

Speisen schmecken nicht: Nat-m., Olnd., Op., Rheum., Rhus-t.

Aufstoßen

verschlechtert: Ant-t., Arg-n., Carb-v., Carb-s., Graph., Ign., Kali-bi., Kali-c., Lyc., Sang.

tagsüber: Jod.

morgens: Petr.

abends: Puls.

nachts: Puls.

Essen, während dem: Arg-n., Carb-v., Carb-s., Ferr., Natr-m., Puls., Sulf.

faulig: Arn., Asaf.

faulig, nach fetten oder schweren Speisen: Asaf. (Puls.)

wie Knoblauch: Asaf.

lautes: Arg-n., Asaf., Plat.

Luftaufstoßen: Agar., Am-c., Ant-c., Arg-n., Arn., Ars., Ars-j., Bism., Cann-s., Carb-ac., Carb-s., Carb-v., Caust., Con., Ip., Jod., Kali-bi., Kali-j., Lyc., Pic-ac., Puls., Sulf., Tarant.

ranzig: Asaf.

sauer: Calc., Carb-v., Chin., Ign., Iris, Kali-bi., Kali-s., Lyc., Nat-ac., Nat-m., Nat-p., Nat-s., Nux-v., Phos., Rob., Sulf., Sulf-ac.

scharf: Lyc.

Speisen schmeckt nach: Ant-c., Bry., Carb-an., Caust., Chin., Ferr., Natr-m., Puls.

Talg, wie ranziger: Puls.

Übelkeit erregend: Puls.

Erbrechen

beim Husten: Alum., Ant-t., Bry., Dros.,
Hep., Ip., Kali-c.
während der Periode: Apoc.
nach Milch: Sil., Valer.
Schwangerschaft, während der: 1. Asar.,
Chel., Jatr., Kreos., Lac-c., Nat-s.,
Nux-m., Nux-v., Sep., Tab. 2. Bry.,
Caps., Carb-ac., Cic., Colch., Con.,
Ferr., Lyc., Puls., Sil., Sulf., Verat.
bei Schwindel: Verat.

Galle: Ars., Bry., Cham., Chel., Colch.,
Eup-per., Ip., Merc., Merc-c.,
Merc-cy., Natr-s., Nux-v., Op., Phos.,
Puls., Sang., Sep., Verat.
sauer: Calc., Caust., Chin., Iris, Lyc.,
Mag-c., Nat-p., Nux-v., Phos., Psor.,
Puls., Rob., Sulf., Sulf-ac., Tab.,
Verat.
schwarz: Ars., Cadm., Nux-v., Phos.,
Verat.

Sodbrennen

während der Schwangerschaft: 1. Asar.,
Kreos., Lac-c., Nux-v., Sep., Tab.
2. Ars., Bry., Carb-an., Colch., Ip.,
Iris, Lil-t., Lyc., Puls.
Verlangen nach
alkoholischen Getränken: Ars., Asar.,
Caps., Crot-h., Lach., Nux-v., Sulf.
vor der Periode: Sel.
Bier: Acon., Nux-v., Sulf.
Branntwein: Nux-v., Op.
Wein: Phos.
Whisky: Lac-c., Sulf.
Delikatessen: Chin., Ip., Tub.
Eiern, gekocht: Calc.
Eis: Verat.

Eiscreme: Phos.
Fett: Nit-ac.
Fleisch, geräuchertem: Caust., Tub.
geräucherten Sachen: Caust. (Kreos).,
gewürzten, stark g. Speisen: Chin., Phos.,
Sulf. (Hep., Lac-c., Nux-v., Tarant.)
Kaffee: Ang.
Milch: Rhus-t.
Obst: Phos-ac., Verat.
salzigen Sachen: Arg-n., Carb-v., Lac-c.,
Natr-m., Phos., Verat.
Saurem: Hep., Verat., Cor-r.
Süßigkeiten: Arg-n., Chin., Lyc., Sulf.
Tabak: Tab.

Bauch

Blähungen: Aloe, Am-m., Arg-n., Ars.,
Calc., Calc-s., Carb-an., Carb-s.,
Carb-v., Cham., Chin., Colch., Graph.,
Hydr., Lyc., Mag-c., Nat-s., Nit-ac.,
Nux-m., Olnd., Op., Pic-ac., Sil., Sulf.,
Tarant., Verat.

eingeklemmte: Arg-n., Aur., Chin.,
Colch., Nit-ac., Puls., Raph., Sil.,
Tarant., Verat.
Essen, nach dem: Arg-n., Lyc., Nux-v.
Obst, durch: Chin.

Leber

Abszeß: Hep., Merc-c., Sil.
Atrophie (Schwund): Aur., Calc., Phos.
Zirrhose: (Cupr., Hep., Hydr., Mur-ac.,
Phos., Sulf.)
Degeneration, fettige: (Lyc., Merc.,
Phos.)

Entzündung: Acon., Ars., Bell., Chel.,
Lyc., Nat-s., Nux-v.
nach Ärger: Cham.
chronisch: Lyc., Nat-s. (Arn., Card-m.,
Lach., Nat-m., Nit-ac., Nux-v., Phos.,
Psor., Sulf.)

Leberschwellung: Card-m., Chin., Lyc., Merc., Nat-s., Nux-v.
Verhärtung: Ars., Chin., Dig., Graph., Jod., Mag-m., Phos., Rat. (Aur., Calc., Carb-s., Card-m., Chel., Chin-a., Con., Fl-ac., Hydr., Laur., Lyc., Mag-c., Merc., Nit-ac., Nux-v., Sil., Sulf.)

Milz

Entzündung: Chin.
Schwellung: Chin.

Vergrößerung: Cean., Chin., Jod.
Verhärtung: Chin.

Bauchspeicheldrüse
(Pankreas)

Entzündung: Spong. (Con., Iris, Jod.)
Krankheiten der B.: (Iris, Phos., Spong.)

Verhärtung: Carb-an.

Stuhl

Durchfall, tagsüber: Nat-m., Petr.
morgens: Bov., Bry., Corn., Kali-bi., Magn-c., Nat-s., Phos., Podo., Rumx., Sulf.
nach dem Aufstehen: Nat-s., Bry.
treibt aus dem Bett: Sulf.
am Vormittag: Podo.
am Nachmittag: Chin.
am Abend: Merc.
nachts: Arg-n., Ars., Chin., Chin-a., Dulc., Iris, Kali-a., Lach., Merc., Nat-a., Nux-v., Podo., Psor., Puls., Sulf.
bei Kindern: Aeth., Calc., Calc-c., Cham., Ip., Mag-m., Merc., Podo., Psor., Rheum., Sil., Stram., Sulf. (Acon., Agar., Arg-n., Ars., Bor., Calc-p., Cina, Dulc., Ferr., Form., Iris, Mez., Nat-m., Phos., Valer.)
vor der Regel: Bov., Lach.
während der Regel: Bov., Verat.
bei Zahnung der Kinder: Calc., Cham., Dulc., Ferr., Rheum., Sil.
nach Zorn: Coloc.
nach Zucker: Arg-n.
Stuhlverstopfung
abwechselnd mit Durchfall: Ant-c., Chel., Nit-ac., Nux-v., Op., Podo.
bei alten Leuten: (Bar-c., Bry., Calc-p., Con., Lach., Nux-v., Op., Phos., Phyt., Sulf.)

vor der Regel: Kali-c., Sil.
während der Regel: Apis, Graph., Kali-c., Nat-m., Plat., Sep., Sil.
während der Schwangerschaft: Dol., Nat-s., Nux-v., Plat., Plb., Sep. (Agar., Ant-c., Apis, Bry., Hydr., Lyc., Podo., Puls., Sulf.)
Stuhl-Geruch
wie Aas: Ars., Carb-v., Kali-p., Lach.
wie faule Eier: Cham., Psor.
faulig: Ars., Asaf., Bapt., Benz-ac., Carb-v., Kali-p., Olnd., Podo., Psor., Sil., Tub.
geruchlos: Verat.
Käse, wie verdorbener K.: Bry., Hep. (Sanic.)
Stuhlform
Hundestuhl: Phos.
Schafkotstuhl: Alum., Alumn., Chel., Mag-m., Merc., Nat-m., Nit-ac., Op., Plb., Sulf.
knotig, klumpig: Alum., Alumn., Carb-s., Chel., Graph., Lyc., Mag-m., Plb., Sil., Sulf.
Schleimfäden zwischen den Knoten: Graph.
krümmelig: Am-m., Mag-m., Merc., Nat-m.
lang und dünn: Phos. (Alum., Bor., Caust., Graph., Mur-ac.)

Harnorgane
(Prostata)

Absonderung von:
Prostata (Vorsteherdrüse) **Sekret:**
Ph-ac., Sel., Sep., Staph. (Agn., Aur.,
Con., Hep., Petr., Phos., Psor., Puls.,
Sil., Sulf., Thuj., Zinc.)
beim Darandenken: Con., Nit-ac. (Lyc.,
Nat-m., Phos., Ph-ac.)
bei Erektionen: Ph-ac.
ohne Erektionen: Sel.
Gehen, beim: Sel.

Stuhlgang, während dem: Nux-v.,
Ph-ac., Sel., Sep.
Stuhlgang, bei schwerem: Nit-ac., Ph-ac.,
Sil., Sulf.
bei Zärtlichkeit mit Frauen: Con.
Empfindungen
als ob man auf einem Ball sitze: Sep.
(Chim.)
von Schwellung: Chim.
Entzündung: Chim., Puls.
Eiterung: Sil.

Prostata

Vergrößerung: Bar-c., Calc., Dig.,
Con., Puls.
mit Urinträufeln nach Stuhl und Urin:
Sel.

bei alten Männern: Bar-c., Dig., Sel.
Verhärtung: Con., Thuj.

Blase

Entleerung
dünner Strahl: Clem., Cop.
erschwert, Kind schreit ehe der Urin
anfängt zu fließen: Bor., Sars. (Lyc.,
Nux-v.)
bei frisch verheirateten Frauen: Staph.
geteilter Strahl: Merc-c., Thuj. (Canth.,
Caust., Merc., Rhus-t.)
selten: Canth.
tropfenweise: Canth., Clem., Lil-t.,
Merc., Merc-c., Nux-v., Plb., Puls.,
Sulf., Ter.
senkrecht, Urin tropft s. herab: Hep.
unwillkürlich: Arn., Canth., Caust.,
Clem. (Agar., All-c., Arg-n., Ars.,
Bell. Sulf., Verb.)
unwillkürlich, nach dem Urinieren:
Cann-i., Clem., Hep.

unwillkürlich, nach dem Urinieren, bei
vergrößerter Prostata: (Aloe, Dig.,
Nux-v., Puls., Staph.)
unvollständig: Clem., Hep., Lach.,
Mag-m., Sel. (Staph., Thuj.)
unwillkürlich, nachts (Bettnässen): Apis,
Arg-n., Ars., Arn., Bell., Benz-ac.,
Caust., Equis., Ferr., Graph., Kreos.,
Lac-c., Mag-p., Nat-m., Nit-ac., Puls.,
Rhus-t., Sep., Sil., Sulf.
unwillkürlich, beim Husten: Apis, Caust.,
Nat-m., Phos., Puls., Scil.
verzögert, muß warten bis Urin an-
fängt zu laufen: Arn., Caust., Cop.,
Hep., Lyc., Rhus-t., Sep.
muß lange pressen: Alum., Caust., Hep.,
Mag-m., Mur-ac., Op.
Stehen, kann nur im St. urinieren:
Sars. (Hyper.)

Blasen-Lähmung

Harnverhaltung: Acon., Amon-c., Apis,
Arn., Ars., Bell., Canth., Caust.,
Con., Gels., Lyc., Nux-v., Op.,
Pareir., Tarant., Ter.

nach Anstrengung: Arn., Caps., Rhus-t.
Prostatavergrößerung, durch: Dig.,
  Staph.
Schreck, nach: Op.

vollständige Blasenlähmung: Ars.,
  Caust., Dulc., Gels., Nux-v., Op.,
  Zinc.
bei alten Leuten: Ars. (Cann-s., Cic.,
  Equis., Gels., Sec.)

Nieren

Schmerz: Berb., Canth., Colc., Sars.
  (Agn., All-c., Apis, Arg-n., Arn.,
  Benz-ac., Cann-i., Cann-s., Caps.,
  Cinnb., Clem., Dulc., Eup-pur., Ferr.,
  Helon., Hep., Lyc., Mill., Nat-m.,
  Nit-ac., Pareir., Phos., Phyt.)
Atmen, beim tiefen: (Benz-ac.)
ausstrahlend, nach allen Seiten: (Berb.)
Bücken, beim: (Sulf.)
Erschütterg., durch: Bell., Berb.
Fahren oder Reiten, beim: (Calc.)
Gehen, beim: (Nux-v.)

Heben, beim: (Calc-p.)
Husten, beim: (Bell.)
Lachen, beim: (Cann-i.)
Menses (Regel), im Beginn der: (Berb.,
  Verat.)
Nasenschneuzen, beim: (Calc-p.)
Niesen verschlechtert: (Aeth., Ars., Bell.)
Urindrang, bei: (Ars-h., Canth., Ferr.,
  Kreos.)
Urinieren, vor dem: (Lyc.)
Urinieren, während dem: (Puls., Senec.)
nach Urinieren besser: Lyc. (Med.)

Nieren-Schmerz

erstreckt sich
zur Blase: (Lyc., Sars.)
Hüfte: (Nux-m., Nux-v.)
nach unten: (Sars.)
Oberschenkel: Berb.
Harnleiter, links: (Berb., Lyc., Pareir.)
Harnleiter, rechts: (Dios., Nux-v., Oci.,
  Sars., Lyc.)
ausstrahlend nach allen Seiten: Berb.
von der Nierengegend: Berb.
mit Erbrechen: Oci.
Penis und Hoden: (Con., Dios., Nux-v.)

Nieren — Abszeß: (Ars., Hep., Merc.)
Entzündung: Apis, Arn., Bell., Benz-ac.,
  Canth., Kali-chl., Lyc., Oci., Sulf.,
  Ter.
akut: Apis, Nat-s., Ter.
blutigem, tintigem, eiweißhaltigem Urin,
  mit: Colch.
eitrig: (Ars., Hep., Merc., Sil.)
Herz- und Leberaffektionen, bei: (Aur.,
  Calc-ar.)
Sepsis, bei: (Crot-h.)
Harnleiter: (Canth.)

Urin

Aussehen
dick: Merc-c., Nux-v., Sep.
nach Stehenlassen: Coloc. (Alum., Berb.,
  Bry., Cham., Hep., Merc.)
durchsichtig: Gels.
milchig: Apis, Aur., Hep., Lyc., Ph-ac.
Beimengungen von

Blut: Apis, Arg-n., Arn., Ars., Cact.,
  Calc., Cann-s., Canth., Coc-c., Ham.,
  Ip., Merc-c., Mill., Phos., Puls., Sil.,
  Sec., Ter.
Urinieren, nach dem Ur. fließt Blut aus
  der Harnröhre: Hep. (Thuj.)
Zucker: Bov., Helon., Lyc., Phos.,
  Ph-ac., Plb., Tarant., Ter., Uran.

Urin-Farbe

braun: Arn., Ars., Benz-ac., Bry., Chel., Merc-c.
Bier, wie: Chel., Sulf.
dunkelbraun: Chel., Sep.
dunkelgelb: Chel.
hellgelb: Aur., Lach., Sep.
grünlich: Camph., Merc-c.

Kaffee, wie: (Lach., Nat-m.)
lehmfarbig: Sep.
rauchfarben: Ter.
rot: Benz-ac., Bry., Canth., Sep., Stram. (Ter.)
schwarz: Carb-ac., Colch., Lach., Ter.
wie Tinte: Colch.

Urin

Geruch
Ammoniak: Asaf., Jod., Mosch.
Eier, faule: (Daph.)
faulig: Calc. (Benz-ac., Ph-ac., Sep.)
Katzenurin: (Viol-t.)
Pferdeurin: Nit-ac., (Benz-ac., Nat-c.)

säuerlich: Sep. (Calc., Graph., Merc., Nat-c.)
stark: Asaf., Benz-ac., Chin-s., Jod., Mosch., Nit-ac.
intensiv: Benz-ac.
Menses (Regel), während der: (Nit-ac.)

Urin

Sediment
blutig: Canth., Chim., Ph-ac., Sep.
braun: Ambr.
dick: Berb.
eitrig: Canth., Clem., Uva.
gelatineartig: Berb., Coloc. (Chim., Dulc., Pareir., Puls.)

Kaffeesatz, wie: Apis, Hell. (Ambr., Lach., Ter.)
mehlig: Berb.
Nierensteine: Benz-ac., Calc., Lith., Lyc., Pareir., Sars.
Oxalatsteine: Nit-ac.
Phosphatsteine: Ph-ac.

Genitalien

**Männliche
Aussehen,** geschrumpft: Ign., Lyc. (Arg-n.)
Schlaffheit: Agn.
Schwellung: Arn., Rhus-t.
ödematös: Graph. (Apis, Dig., Rhus-t.)

Eichel-*Eiterung* unter der Vorhaut: Cinn., Merc-c.
Eichel-Schwellung: Rhus-t.
Eichel-Schwellung der Vorhaut: Calad., Cinnb., Merc., Nit-ac., Rhus-t., Vesp. (Apis, Caps., Fl-ac., Merc-j., Nat-c., Nat-s., Sulf., Thuj., Viol-t.)

Entzündung

der Hoden: Acon., Arn., Bap., Clem., Con., Puls., Rhod., Rhus-t., Spong.
links: Puls. (Rhod.)

rechts: Clem., Rhod. (Argn., Puls.)
nachts: Clem.
chronisch: Rhod.

Erektionen

(störend) = Anschwellung des Penis
nachts: Aur., Canth., Fl-ac., Nit-ac.,
Phos., Pic-ac., Plat.
anhaltend: Canth.
heftig: Fl-ac., Phos., Pic-ac., Plat.
Impotenz: Agn., Bar-c., Calad., Calc.,

Calc-s., Chin., Con., Lyc., Med.,
Nux-v., Phos., Sel., Sep., Sulf.
Enthaltsamkeit, durch: Con.
Penis erschlafft bei sexueller Erregung:
Calad.
Penis klein und kalt: Agn., Lyc.
Samenverlust, nach: Ph-ac.

Sexualtrieb
(Koitus)

Abneigung gegen: Graph., Lyc.
ohne Erektionen: Calad., Con., Graph.,
Lyc.
fehlt: Agn., Carb-s., Kali-bi.
bei fetten Leuten: Kali-bi.
heftig: Anan., Cann-i., Canth., Phos.,
Pic-ac., Plat., Sil., Tub., Zinc.
mit Zittern: Plat.
Onanie, Neigung zur: Anan., Bufo,
Lach., Orig., Plat., Staph.
Einsamkeit, sucht die: (Bufo)
übermäßig stark: Phos., Stram., Zinc.

Beschwerden durch Unterdrückung des
Sexualtriebs: Camph., Con., Lyss.,
Puls. (Apis, Hell., Lil-t., Ph-ac.,
Pic-ac.)
vermehrt: Anan., Bar-m., Calc., Calc-p.,
Cann-i., Canth., Lyc., Lyss., Nux-v.,
Phos., Pic-ac., Plat., Puls., Sil., Staph.,
Tub., Zinc.
bei alten Männern: Fl-ac.
vermindert: Agn., Bar-c., Graph., Lyc.,
Sil., Staph.

Genitalien

Weibliche
Äußere Genitalien
Kondylome: Nat-s., Nit-ac., Thuj.
Blumenkohl, wie: Nit-ac.
Schwellung: Ars., Kreos., Nit-ac., Puls.,
Rhus-t.
Trockenheit: Sep. (Nat-m.)
Wundheit: Thuj.
Empfindungen
jucken: Ambr., Am-c., Calad., Calc.,
Kreos., Merc., Nat-m, Nit-ac., Petr.,
Plat., Rhus-t.. Sep., Sil., Sulf., Tarant,
jucken mit Brennen: Am-c., Calc.

jucken durch Fluor: Calc., Kreos.,
Nit-ac., Sep.
jucken vor der Menses (Regel): Graph.,
Nit-ac., Tarant.
jucken während der Schwangerschaft:
Sep.
jucken während der Schwangerschaft unerträglich: Amb.
jucken wollüstig: Orig., Plat.
jucken nach Koitus: Nit-ac.
jucken wollüstig während der Schwangerschaft: Kreos. (Calad., Lil-t.)

Fluor
(Ausfluß)

blutig: Calc-s., Chin., Cocc., Nit-ac.,
Sep.
braun: Lil-t., Nitr-ac. (Sil.)
färbt die Wäsche: Nit-ac. (Lil-t.)

brennend: Bor., Calc., Calc-s., Kreos.,
Puls., Sep., Sulf.
dick: Ars., Calc., Hydr., Kali-bi.
dünn: Graph., Nit-ac., Puls.

eitrig: Sep.

eiweißartig: Bor., Nat-m., Sep.

gelb: Ars., Calc., Cham., Hydr., Kreos., Sep., Sulf.

färbt die Wäsche: Kreos.

grünlich: Carb-v., Merc., Nat-m., Nat-s., Nit-ac., Sep.

Mädchen, bei kleinen: Merc., Sep.

Menses (Regel), vor der: Bov., Calc., Graph., Kreos., Sep.

Menses, nach der: Bov., Calc., Calc-p.

Menses, an Stelle der: Ars.

Menses, zwischen den M.: Bor., Calc., Sep.

milchig: Calc., Puls., Sep.

mild: (Alum., Caul., Puls., Sulf., Thuj.)

Onanie, durch: Puls.

scharf wundmachend: Alum., Ars., Bor., Carb-s., Cham., Ferr., Ferr-ar., Fl-ac., Graph., Kreos., Lyc., Merc., Nit-ac., Phos., Puls., Sep., Sil.

Schwangerschaft, während der: Kreos., Sep.

übelriechend: Carb-ac., Kali-ar., Kali-p., Nit-ac., Nux-v., Psor., Sep.

faulig: Carb-ac., Kali-p., Kreos., Psor.

Käse, wie alter K.: Hep.

nach Koitus: Nat-c., Sep.

Menses
(Regel oder Periode)

tagsüber: Puls.

nur morgens: Sep.

nur nachts: Bov.

Amenorrhoe (Ausbleiben der Regelblutung): Aur., Carb-s., Con., Dulc., Ferr., Ferr-j., Graph., Kali-c., Lyc., Puls., Sen., Sep., Sil., Sulf., Tub.

blaß, Menses: Ferr., Graph., Nat-m.

braun, Menses: Bry.

dick: Puls.

dunkel: Calc-p., Cham., Croc., Ham., Nux-v., Plat., Puls., Sec., Ust.

früh, zu: Ambr., Ars., Bell., Bov., Bry., Calc., Carb-an., Carb-v., Cham., Cocc., Cycl., Ferr., Ip., Kali-ar., Kali-c., Lac-c., Mag-m., Mang., Nat-m., Nux-m., Nux-v., Phos., Plat., Rat., Rhus-t., Sabin.

hellrot: Bell., Dulc., Erig., Hyos., Ip., Mill., Phos., Sabin.

hellrot, vermischt mit dunklen Klumpen: Bell.

klumpig: Bell., Calc., Calc-p., Cham., Coc-c., Cycl., Ip., Lach., Murx., Plat., Puls., Rhus-t., Sabin.

dunkel: Bell., Croc., Sabin.

kurz dauernd, zu: Am-c., Lach., Puls., Sulf., Sep.

lang dauernd, zu: Calc., Carb-an., Carb-v., Cupr., Ferr., Kali-c., Lyc.,

Mill., Nat-m., Nux-v., Plat., Puls., Rat., Rhus-t., Sabin., Sec., Senec.

Liegen, hört im L. auf: Lil-t. (Cact., Caust.)

Membranen, mit: Bor., Cham., Lac-c.

scharf wundmachend: Kali-c., Lach., Sil.

schmerzhaft: Bell., Cact., Calc-p., Cham., Cimic., Kali-c., Psor.

schmerzhaft durch nasse Füße: Puls.

schwarz: Cycl., Kali-n., Lach., Puls.

spärlich: Am-c., Carb-s., Con., Dulc., Graph., Kali-c., Lach., Mang., Nat-m., Phos., Puls., Seneg., Sep., Sulf.

spät, zu: Carb-s., Caust., Con., Dulc., Graph., Kali-c., Lyc., Mag-c., Nat-m., Nux-m., Puls., Sep., Sil., Sulf.

übelriechend: Bell., Bry., Carb-v., Kali-p., Kreos., Sabin.

stark riechend: Carb-v.

unregelmäßig: Nux-v., Sec. (Apis, Arg-n., Art-v., Benz-ac., Caust., Cimic., Cocc., Dig., Ign., Ip., Iris, Jod., Kreos., Lac-d., Lach., Lyc., Nit-ac., Nux-v., Senec., Sep., Sil., Staph., Sulf., Tub.)

verzögerte: Caust., Graph., Kali-c., Nat-m., Puls., Senec.

vikariierend: Bry., Phos.

wechselnd, im Aussehen: Puls.

zäh: Croc.

zeitweise aussetzend: Kreos., Puls.

Sexualtrieb (Koitus)

Abneigung gegen: Nat-m., Sep.

Befriedigung fehlt: Caust., Sep.

heftig: Calc., Murx., Orig. (Ars., Calc-p., Gels., Hyos., Kali-b., Lach., Op., Phos., Plat., Sab., Sil., Staph., Stram., Tarant., Zinc.)

Jungfrauen, bei: Plat. (Con.)

Masturbation (Selbstbefriedigung), treibt sie zur: Orig., Zinc. (Gels., Grat., Nux-v., Plat.)

unfreiwilligem Orgasmus, mit: Plat. (Arg-n., Ars., Calc., Lil-t., Nux-v., Op.)

Witwen, bei: Apis, Orig.

Masturbation, Neigung zur: Orig. (Calad., Gels., Grat., Lach., Plat., Tub.)

Sterilität: Aur., Bor., Nat-c., Nat-m., Sep. (Alet., Amon-c., Bar-m., Calc., Caul., Coff., Con., Ferr., Ferr-p., Graph., Hyos., Jod., Kali-br., Kreos., Lach., Merc., Orig., Phos., Plat., Sil., Sulf-ac., Zinc.)

vermehrt: Calc., Calc-p., Camph., Canth., Con., Fl-ac., Grat., Hyos., Lach., Nux-v., Phos., Plat., Puls., Verat.

vermindert: Caust.

Uterus (Gebärmutter)

Atonie: Puls.

Kondylome: Thuj.

Entzündung: Apis, Ars., Bell., Canth., Lac-c., Lach., Lyc., Puls., Sabin., Sec., Ter.

Ödem: Hell., Lyc.

Prolaps (Vorfall): Arg-m., Arg-n., Aur., Lil-t., Nat-h., Pall., Plat., Puls., Rhus-t., Sep.

morgens: Nat-m.

nachmittags: Sep.

Heben, durch: Calc. (Aur., Podo., Rhus-t.)

Menses, während der: Puls., Sep. (Aur., Calc-p., Cimic., Lach., Lil-t.)

Schreck, nach: Op.

Stuhlgang, während dem: Podo.

Subinvolution (mangelhafte Rückbildung der Gebärmutter nach der Entbindung): Cimic., Kali-br., Puls., Sep.

Tumoren: Ter.

Auswüchse: Nit-ac., Thuj.

Blumenkohlgewächse, wie: Thuj.

Krebs: Ars., Ars-j., Con., Graph., Hydr., Kreos., Lach., Lyc., Murx., Phos., Sep., Sil., Thuj.

Myome: Calc., Calc-f., Phos.

Polypen: Bell., Calc., Calc-p., Phos., Teucr., Thuj.

Vergrößerung: Con., Sep.

Verhärtung: Aur., Carb-an., Con., Sep.

Verlagerung: Bell., Calc., Lach., Lil-t., Nat-m., Sep.

Vagina (Scheide)

Kondylome: Thuj.

Fistel: Calc., Sil.

Prolaps (Vorfall): Sep.

Schwellung: Nit-ac.

Trockenheit: Nat-m.

Tumoren: Sil.

Krebs: Kreos.

Polypen: Calc. (Puls., Teucr.)

Allgemeines

Schlaf

Komatös: Ant-t., Arg-n., Bapt., Bell., Croc., Nux-m., Op., Verat.

Einschlafen, abends im Sitzen: Nux-v.

Antworten, beim: Arn., Bapt. (Hyos.)

geistige Anstrengung, durch die geringste: Ars., Hyos. (Kali-c., Nux-v.)

Sitzen, im Nux-v.

Erwachen, gegen Morgen

1 Uhr: Kali-c.

2 Uhr: Kali-c., Nit-ac., Ptel.

2—4 Uhr: Kali-c.

3 Uhr: Nux-v., Sulf.

5 Uhr, mit Stuhldrang: Sulf.

häufig: Alum., Bar-c., Calc., Hep., Mur-ac., Phos., Puls., Sep., Sulf.

Hitze, durch: Bar-c., Nit-ac., Phos.

Hunger, durch: Lyc. (Ph-ac., Psor.)

Husten: Hyos., Puls., Sulf.

kalte Beine, durch: Carb-v.

Schreck, wie durch einen: Bor., Lyc., Sulf.

Schweiß, durch: Con.

Gähnen ohne Schläfrigkeit: Plat., Rhus-t.

Schlaflosigkeit

Überwach durch Gedanken: Ars., Calc., Coff., Hep., Nux-v., Puls.

derselbe Gedanke kommt immer wieder: Puls. (Calc., Coff., Graph.)

geistiger Anstrengung, nach: Ars., Hyos. (Aur-m., Coff., Kali-c., Kali-p., Lach., Lyc., Nux-v., Ph-ac., Pic-ac.)

Überanstrengung: Nux-v.

Heimweh, durch: Caps.

Jucken, durch: Psor.

Kummer, durch: Nat-m. (Ign., Kali-br.)

Rucke, Schläge, durch: Arg-m., Ars. (Bell., Nat-m., Nit-ac., Phos.)

schläfrig tags, schlaflos nachts: Staph.

mit Schläfrigkeit, durch Übermüd.: Ars.

Unterhaltung, nach einer U.: Ambr.

Zubettgehen, nach dem Z., aber vorher schläfrig: Ambr.

zucken der Glieder, durch: Ars., Puls.

Abmagerung, alte Leute: Bar-c., Jod., Lyc. (Ambr., Sec., Sel.)

Kinder: Ars., Ars-j., Calc., Calc-p., Jod., Nat-m., Sil.

leidende Teile: Graph., Led., Puls.

liebeskranke Jünglinge: Aur., Lyc., Tub. (Nat-m.)

Verlust von Körpersäften, durch: Chin., Lyc., Sel.

Abszesse: Calc-j., Calc-s., Hep., Lach., Merc., Sil.

Brennen, mit: Anthr., Ars., Tarant-c. (Pyrog.)

wiederkehrend: Pyrog., Staph.

Drüsen: Calc., Calc-s., Hep., Kali-j., Merc., Sil., Sulf.

alter Leute: Ambr., Aur., Bar-c., Coca, Kali-c., Lyc., Sel.

Altern, vorzeitiges: Sel. (Ambr., Bar-c., Kali-c.)

Blutwallungen: Acon., Arg-n., Aur., Bell., Calc., Carb-s., Ferr., Glon., Kreos., Lach., Lyc., Phos., Spong., Stram., Sulf.

Zyanose (Blausucht): Camph., Carb-v., Cupr., Dig., Lach., Laur., Op., Verat.

Neugeborenen, bei: Dig., Lach., Laur.

Hitzewallungen

nachmittags: Sep.

abends: Sep.

gefolgt von Frost: Caust.

Herzklopfen, mit: Kali-c.

Schlaf, im: (Phos.)

Schweiß, mit: Tub. (Carb-v., Hep., Lach., Sep., Sulf., Sulf-ac.)

von unten nach oben: Glon., Sep.

warmes Wasser, wie mit w. W. übergossen: Ars., Psor., Sep.

Kollaps: Am-c., Ars., Camph., Carb-v., Carb-s.

Krampfadern: Arn., Calc., Carb-v., Fl-ac., Ham., Lycps., Puls.

blau: (Carb-v., Lycps.)

brennend: Ars. (Apis, Calc.)

nachts: Ars.

Geschwüre: Lach.

Schwangerschaft, während der: Ferr., Puls. (Lyc., Lycps., Mill., Zinc.)

Polypen: Calc., Calc-p., Con., Phos., Staph., Teucr. (Thuj.)

Schaudern, nervös: Arn., Nux-v.

Schlaganfall: Acon., Bell., Cocc., Gels., Ip., Lach., Op.

Lähmung, allmählich erscheinend: Caust.

Diphterie, nach: Cocc. (Ars., Caust., Con., Gels., Lach., Phos., Plb.)

einseitig: Caust.

links: Lach., Nux-v., Rhus-t.

rechts: Caust.

Schlaganfall, nach: Phos.

einzelne Teile: Caust. (Dulc.)

innerlich: Bell., Dulc., Hyos., Stram.

Organen, von: Bell., Dulc., Hyos., Puls., Sec., Sil.

Schüttellähmung: Merc., Rhus-t., Zinc.

Schock: durch Verletzung: Acon., Arn., Camph., Hyper., Lach., Op., Verat.

Nervenschwäche

periodisch: Arg-n.,

plötzlich: Ars., Crot-h., Graph., Sep.

Reden, durch: Alum., Stann., Sulf.

Samenverlust, nach: Lyc., Nux-v., Phos., Ph-ac., Sil., Staph.

zu wenig Schlaf, durch: Cocc.

Schmerz, durch: Ars.

schnell zunehmend: Ars., Verat.

stillenden Frauen, bei: Chin., Ph-ac. (Carb-an.)

zittrig: Arg-n., Con., Stann.

Schwarze Verfärbung äußerer Teile: Ars., Cupr., Merc., Op., Sec., Verat.

Schwellung, überhaupt: Apis, Ars., Bell., Bry., Kali-bi., Merc., Nux-v., Puls., Rhus-t.

entzündlich: Acon., Ars., Bell., Calc., Canth., Kali-bi., Kali-c., Merc., Sep., Sulf.

leidenden Teile, der: Acon., Act-sp., Bell., Bry., Crot-h., Euphr., Gels., Merc., Merc-c., Puls., Rhod., Rhus-t., Spong., Sep., Sil., Sulf.

ödematös: Ant-c., Apis, Ars., Calc., Caps., Cupr., Dig., Ferr., Graph., Hell., Olnd., Scil.

Sepsis: Ars., Carb-v., Crot-h., Lach., Pyrog.

Unruhe, kann nicht still sitzen: Arg-n., Ars., Camph., Cham., Dig., Ip., Nux-v., Phos., Ph-ac., Puls., Sulf.

Verbrennungen: Ars., Canth. (Carb-v. Caust., Kreos., Rhus-t., Sec., Stram.)

Wassersucht: äußerlich: Ant-c., Apis, Ars., Chin., Colch., Dig., Graph., Hell., Jod., Med., Olnd., Op., Scil., Ter.

Wassersucht innerlich: Apis, Ars., Bell., Card-m., Chin., Colch., Dig., Hell., Sulf., Ter.

Zittern

durch Angst: Ars.

Aufstehen vom Sitzen, beim A. in den leidenden Teilen: Caust.

etwas getan werden muß, wenn: Kali-br.

Gemütsbewegungen, nach: Cocc., Staph.

Musik, durch: Ambr.

periodisch: Arg-n.

Schmerzen, bei den: Nat-c.

Schreck, durch: (Aur., Coff., Op.)

Schreiben, beim: (Phos., Sil.)

Stuhlgang, nach: Con., (Ars.)

Unterhaltung, durch: (Ambr.)

Schweiß

Blutig: Crot-h., Lach. (Cur., Lyc., Nux-m., Nux-v.)

nachts: (Cur.)

brennend: Nat-c.

Färbt die Wäsche: Bell., Lach.

blutig: Lach:, Nux-v. (Cur.)

gelb: Carb-an., Graph., Lach., Merc., Sel. (Ars., Bell., Chin., Crot-c., Ferr., Mag-c., Thuj.)

rot: Lach., Nux-m., Carb-v.

Gebadet in Schweiß: Ant-t., Chin., Eupi. (Ars., Lach., Lyc., Nit-ac., Psor., Sec.)

Geruch: aashaft: (Ars.)

Blut, wie: (Lyc.)

faulig: Carb-v., Psor., Staph.

Holunderblüten, wie: (Sep.)

käsig: (Hep.)

sauer: Ars., Bry., Colch., Hep., Jod., Lyc., Mag-c., Merc., Nit-ac., Psor., Sep., Sil., Sulf., Verat.

morgens: Sulf.

nachts: Hep.

schimmlig: (Cimx., Psor., Puls., Rhus-t., Stann.)

Urin, wie: Canth., Nit-ac.

Urin, wie U. von Pferden: Nit-ac.

Heiß: Acon., Cham., Con., Ign., Ip., Nux-v., Op., Psor., Sep.

Kalt: Am-c., Ant-t., Ars., Champh., Carb-v., Chin., Chin-a., Cocc., Ferr., Hep., Ip., Lyc., Merc-c., Sec., Sep., Verat., Verat-v.

nachmittags: Gels.

nachts: Sep.

Anstrengung nach der geringsten A. (körperlich oder geistig): Hep., Sep.

Essen, beim: Merc.

klebriger, kalter Schweiß bei' Blutung: Chin.

Menses (Regel), während der: Verat.

Klebrig und kalt: Ars., Camph., Cham., Ferr., Ferr-ar., Ferr-p., Lyc., Merc., Phos., Ph-ac., Verat.

langdauernd: Caust., Ferr., Hep., Samb.

ölig: Bry., Chin., Mag-c., Merc., Stram., Thuj.

Reichlich

morgens: Chin-s., Ferr., Mag-c., Op., Phos., Sil., Sulf., Thuj.

Bett, im: Ferr.

Erwachen, nach dem: Sulf. (Ferr., Sep.)

nachts: Hep., Kali-ar., Kali-c., Merc., Nit-ac., Phos., Sil., Sulf., Thuj.

Schlaflosigkeit bei: Sulf.

Mitternacht, nach: Kali-c.

Mitternacht, vor: (Carb-v.)

Erwachen, beim: Samb., Sulf.

schwächend: (Chin., Merc., Phos., Ph-ac.)

nicht schwächend: Samb.

Sitzen, beim ruhigen: Kali-bi.

Tag und Nacht ohne Erleichterung: Hep. (Merc., Samb.)

zugedeckten Körperteilen, an den: Cham., Chin. (Ferr., Nit-ac., Thuj.)

unterdrücktem Schweiß, Folge von: Bell., Bry., Calc., Cham., Chin., Colch., Dulc., Psor., Rhus-t., Sep., Sil., Stram., Sulf.

Gesicht

Abszeß: Hep., Merc., (Bell., Kali-j., Phos., Sil.)

Kieferhöhle: Sil.

Ausdruck, Aussehen

abgehärmt: Ars., Kali-c.

alt aussehend: Arg-n., Calc., Guaj., Nat-m., Op.

ängstlich: Acon., Aeth., Ail., Ars., Bor., Camph., Chin-s., Lac-c., Verat.

Abwärtsbewegung, bei: Bor.

besorgt: Ars., Cact.

betrunken, töricht, wie: Bapt.

dumm, dämlich: Bufo

einfältig: Cann-i.

erschreckt: Acon., Stram.

Blutandrang: Aml-n., Aur., Glon., Puls., Stram.

Entzündung der Lippen: Bell., Merc.

Farbe, bläulich: Ars., Asaf., Bapt., Bell., Bry., Camph., Cann-i., Carb-v., Con., Cupr., Dig., Hyos., Ip., Lach., Morph., Op., Verat., Verat-v.

fleckenweise bläulich: Lach.

Husten, während: Dros., Ip.

Konvulsionen, bei: Cupr.

Lachen, beim: Cann-i.

zornig, wenn: (Staph.)

Augen, Ringe um die: Ars., Berb.,

Chin., Ip., Lyc., Nat-ac., Nat-c., Nux-m., Nux-v., Olnd., Rhus-t., Sec.

Lippen: Acet-ac., Ant-t., Arg-n., Camph., Cupr., Hydr-ac., Lach., Lyc., Nux-v.

Konvulsionen, bei: Nux-v.

gelb: Arg-m., Arg-n., Ars., Calc., Calc-p., Card-m., Caust., Chel., Con., Ferr., Ferr-j., Lach., Lyc., Nat-s., Nit-ac., Nux-v., Plb., Sep., Sulf.

gelber Sattel über dem Nasenrücken bis zu den Wangen: Sep.

gelblich-blaß: Arg-n., Carb-v., Chel., Med., Nat-m., Plb., Sulf.

grau: Chin., Lyc.

gelbgrau: Lyc.

grünlich: Carb-v., Chel.

dunkelrot: Bapt., Bell., Bry., Op.

eine Seite blaß, die andere rot: Cham., Ip.

rot, im Klimakterium: Lach., Sulf-ac.

Mitesser: Carb-s., Graph., Sel., Sulf.

Mitesser, Stirn: Sulf.

Konvulsionen: Bell., Cic., Cupr., Stram.

Lähmung: Caust. (Agar., Cupr., Cur., Dulc., Graph., Nux-v.)

links: (All-c., Cur., Nux-v.)

rechts: (Arn., Caust., Phos.)

einseitig: Caust.

Kälte, durch: Caust.

Naßwerden, nach: Caust.

Lippen

aufgesprungen: Alum., Arum-t., Calc., Carb-v., Nat-m., Sulf.

Bluten der Lippen: Arum-t.

nach außen gestülpt: Apis, Agaric.

geschwollen: Merc-c.

Risse, tiefe Risse in den Lippen: Arum-t., Bry., Calc., Carb-v., Carb-s., Chin., Graph., Lach., Nat-m., Sulf.

Risse, im Mundwinkel: Arum-t., Cond., Graph., Nit-ac., Sil.

Schwellung: Acon., Apis, Ars., Bell., Bov., Bry., Calc., Cham., Ferr., Hep., Lyc., Merc., Nat-m., Op., Rhus-t.

links: Lach. (Kali-c., Phyt.)

morgens: Ars.

nachmittags: (Ars.)

nachts: (Lach.)

ödematös: Apis, Ars., Calc., Graph., Lyc.

Schwangerschaft, während der: (Merc-c., Phos.)

Zahnschmerz, bei: Cham., Lach., Merc., Sep., Sil.

Lippen, Oberlippe: Apis, Bar-c., Bell., Calc., Hep., Nat-m., Nit-ac., Staph., Sulf.

Lippen, Unterlippe: Asaf., Nat-m.

Krebs: Ars.

Krebs, der Lippen: Con. (Ars., Aur-m., Carb-an.)

Venen, erweitert: Chin., Lach.

netzförmig, wie marmoriert: Lach.

Zucken: Agar., Lyc., Op., Sel.

Husten, bei: Ant-t.

Schwangerschaft, während der: (Hyos.)

Lippen: Thuj. (Carb-v., Cham., Sulf.)

Oberlippe: Carb-v. (Graph., Nicc., Thuj., Zinc.)

Einschlafen, beim: Ars.

Zupfen, zupft an den Lippen: Arum-t., Bry.

Haut — Warzen: Bar-c., Bell., Calc., Calc-s., Caust., Dulc., Merc-c., Nat-s., Nit-ac., Sulf., Thuj.

blutend: Caust., Thuj.

eingetrocknet, wie: (Ars., Ferr-ar., Ph-ac.), Chin.

eiternd: (Bov., Calc., Caust., Hep., Nat-c., Sil., Thuj.)

empfindlich gegen Berührung: Staph.

flach: Dulc. (Sep., Thuj.)

gestielt: Caust., Nit-ac. (Dulc., Lyc., Med., Rhus-t., Staph., Thuj.)

gezackt: Caust., Nit-ac., Thuj. (Lyc., Sep.)

groß: Dulc., Nit-ac., Thuj. (Caust., Rhus-t., Sep., Sil.)

hornig: Ant-c. (Calc., Caust., Nit-ac., Sep., Sulf.)

nässend: Nit-ac., Thuj. (Caust., Rhus-t.)

riechen, wie alter Käse: Thuj. (Calc., Graph., Hep.)

stechend, fein: Nit-ac., Thuj.

stechend, tief: Hep., Nit-ac. (Bov.)

weich: Nit-ac. (Ant-c., Calc., Thuj.)

Wucherungen: Calc., Caust., Graph., Lyc., Nit-ac., Staph., Thuj.

Balggeschwülste: Bar-c., Calc., Graph. (Agar., Hep., Nit-ac., Sil.)

Blumenkohlgewächs: Ant-c., Lach., Sil., Thuj.

Feigwarzen: Med., Merc-c., Nat-s., Nit-ac., Ph-ac., Thuj.

Feigwarzen, blutend: Nit-ac., Thuj.

Feigwarzen, feucht: Nit-ac., Thuj.

Feigwarzen, mit stechendem Schmerz: Nit-ac.

feucht: Thuj.

Hämangion (gutartige Blutgefäßgeschwulst): Ars., Carb-an., Phos., Sil.

hornig: Ant-c.

rot: Nat-s.

Haut — Ausschläge

Absonderung, mit: Carb-v., Carb-s., Dulc., Graph., Lyc., Mez., Nat-m., Rhus-t., Sep., Sil., Sol-n.

dünn: Nat-m.

gelb: Ant-c., Carb-v., Carb-s., Nat-s., Nit-ac., Phos., Puls., Sep., Sil., Sulf.

grünlich: (Kali-chl.)

klebrig: Graph.

Kratzen, nach: Graph., Lach., Lyc., Rhus-t.

weiß: Calc., Puls., Sil.

wundmachend: Sulf.

Bläschen: Ars., Canth., Carb-ac., Caust., Clem., Crot-t., Dulc., Euph., Lach., Nat-c., Nat-m., Nit-ac., Phos., Ran-b., Rhus-t., Sulf.

bläulich: Ars., Lach., Ran-b.

Blut, gefüllt mit: Ars., Lach.

gelb: Dulc., Rhus-t.

gangränös (brandig): Lach. (Ars., Ran-b.)

Kratzen, nach: Lach., Rhus-t.

nässend: Rhus-t.

schwarz: Ars., Lach.

Blasen: Ant-c., Caust., Rhus-t.

Eiternd: Ant-c., Cham., Graph., Lyc., Merc., Nit-ac., Petr., Rhus-t., Sep., Sil.

Ekzem: Ars., Ars-j., Bar-m., Calc., Calc-s., Cic., Crot-t., Dulc., Graph., Hep., Jug-c., Jug-r., Lappa-m., Mez., Olnd., Petr., Psor., Rhus-t., Sulf., Sulf-j.

Bläschen, mit: Euph., Rhus-t.

gangränös: Ars., Carb-v., Crot-c., Lach., Sec.

glatt: Bell. (Apis)

Kratzen, nach: Merc., Rhus-t.

Schwellung, mit: Apis, Bell., Crot-c., Merc., Rhus-t.

Farbe

dunkelblau: (Crot-h., Lach., Ran-b., Sulf.)

durchsichtig: Ran-b.

gelb: Merc.

kupferfarben: Carb-an.

rot: Am-c., Kali-c., Merc., Phos., Sulf., Sulf-ac.

schwärzlich: Ars.

weißlich: Ars.

Furunkel: Arn., Bell., Hep., Lach., Lyc., Merc., Petr., Psor., Rhus-t., Sulf.

Blutbeule: Phos.

groß: (Apis, Hep., Lach., Lyc., Nit-ac.)

klein: Arn., Kali-j.

periodisch: Ars.

Herpes (Bläschenflechte): Ars., Bov., Calc., Calc-s., Carb-s., Clem., Con., Dulc., Graph., Lyc., Mez., Nat-m., Rhus-t., Sep., Sil., Sulf., Tell.

ätzend: Graph., Sil. (Calc., Clem., Con., Petr., Rhus-t., Sep., Sulf.)

ausbreitend, sich: Merc.

brennend: Ars., Caust., Merc., Rhus-t.

eiternd: Merc., Rhus-t., Sep.

feucht: Calc., Caust., Dulc., Graph., Kreos., Lyc., Merc., Ph-ac., Rhus-t., Sep., Sulf.

juckend: Ars., Clem., Rhus-t., Sep.

Krusten, bildet: Calc., Con., Graph., Lyc., Merc., Rhus-t., Sulf.

mehlig: Ars., Calc., Phos., Sil.

reißenden Schmerzen, mit: Lyc.

Karbunkel: Ars., Bell., Sil.

brennend: Tarant-c. (Apis, Ars.)

purpurfarben: Lach.

stechend: Apis (Nit-ac.)

Masern: Acon., Apis, Bry., Euphr., Puls., Sulf.

mehlig: Ars., Calc., Phos., Sil.

weiß: Kali-chl.

Scharlach: Ail., Am-c., Apis, Bell., Lach., Lyc., Merc., Nit-ac., Rhus-t.

gangränös (brandig): Am-c., Carb-ac. (Lach., Phos., Ail.)

glatt: Bell.

zurücktretend: Zinc. (Am-c., Phos., Sulf.)

Trocken: Ars., Ars-j., Aur., Aur-m., Bar-c., Calc., Calc-s., Led., Mez., Phos., Sep., Sil., Verat.

bluten nach Kratzen: (Ars., Calc., Lyc., Petr., Sulf.)

Windpocken: Ant-c., Puls., Sulf. (Ant-t., Bell., Carb-v., Merc., Rhus-t., Sep., Thuj.)

Gemüt

Abscheu vor dem Leben: Ant-c., Ars., Aur., Chin., Merc., Nat-m., Phos., Thuj.

morgens: Lyc. (Lach.)

abends: Aur.

muß sich beherrschen, um sich nicht selber ein Leid anzutun: Nat-s.

angefaßt werden, will nicht: Ant-c., Cham., Kali-c., Tarant.

angesehen werden, will nicht: Ars.

angesprochen werden, will nicht: Cham.

beleidigt, leicht: Nux-v. (Alum., Apis, Ars., Aur., Bov., Calc., Carb-v., Caust., Chel., Graph., Lyc., Nat-m., Petr., Plat., Puls., Staph., Sulf.)

Demütigung, Beschwerden nach: Coloc., Ign., Lyc., Nat-m., Pall., Ph-ac., Staph.

Denken, Abneigung gegen: Lec., Phos., Ph-ac.

entfliehen, versucht zu: Bell., Hyos. (Agar., Ars., Cupr., Dig., Verat.)

Entfremdet, ihrer Familie: (Nat-c., Nat-m., Nit-ac., Sep.)

Fluchen, Neigung zum: Anac., Nit-ac. (Ars., Hyos., Lac-c., Lil-t., Lyc., Nux-v., Tub., Verat.)

fröhlich, ausgelassen: Cann-i., Coff., Hyos., Lach., Nat-c., Op.

morgens: (Fl-ac.)

nachmittags: (Ant-t.)

abends: Lach.

Gedächtnisschwäche

auszudrücken, sich: Plb. (Kali-c., Lyc., Natr-m., Nux-v.)

gehört hat, was er eben: Hell., Hyos.

geistiger Arbeit, bei: Nat-c., Nat-m.

gelesen hat, was er: Hell., Lach., Staph.

gesagt hat, was er: Hell., Hyos.

Namen, für: (Anac., Grot-h., Lyc., Med., Rhus-t., Sulf.)

sagen wollte, was er: Hell.

schreiben wollte, was er gerade: Cann-i.

Worte, für: Bar-c., Plb. (Anac., Arg-n., Arn., Hell., Lach., Lyc., Nat-m., Nux-v., Ph-ac., Sulf.)

Gedanken, versunken in: Hell., Mez., Nux-m., Sulf.

morgens: Nat-c.

abends: Sulf.

geistesabwesend: Apis, Cann-i., Caust., Cham., Hell., Lach., Mez., Nat-m., Nux-m., Plat., Puls., Sep., Verat.

Geiz: Ars. (Lyc., Puls., Sep.)

Geschwätzigkeit: Hyos., Lach., Stram.

abends: Lach.

nachts: Aur.

1—2 Uhr: Lachn.

beantwortet keine Fragen während der: (Agar.)

springt schnell von einem Thema zum anderen: Lach. (Cimic.)

Gesellschaft, Abneigung gegen: Anac., Bar-c., Carb-an., Cham., Cic., Gels., Ign., Nat-m., Nux-v. (Aloe, Ambr., Aur., Bell., Bry., Calc-p., Carb-v., Chin., Cupr., Ferr., Hell., Hep., Hyos., Led., Lyc., Plat., Puls., Rhus-t., Sep., Sulf., Thuj.)

besser durch Alleinsein: Sep. (Bar-c., Lyc., Nat-m., Plb.)

Fremder, Abneigung gegen Anwesenheit: Ambr., Cic. (Bar-c., Bry., Carb-v., Con., Jod., Sep., Stram., Thuj.)

Leute sind ihr unerträglich während Stuhlgang: Nat-m.

während des Urinierens: Ambr.

Freunden, von intimen: (Ferr., Jod., Nat-c., Sel.)

Fürchtet doch das Alleinsein: (Clem., Con., Nat-c., Sep.)

wünscht ihren Phantastereien nachzuhängen: (Lach.)

Hochmütig: Lyc., Plat., Sulf., Verat. (Caust., Hyos., Ip., Lach., Staph., Stram.)

Imbezillität (geringradiger Schwachsinn): Aloe, Ambr., Anac., Bar-c., Bar-m., Bell., Bufo, Buf-s., Carb-s., Con., Hyos., Lach., Lyc., Nux-v., Nux-m., Op., Ph-ac., Pic-ac., Sil., Stram., Sulf., Verat.

epileptischer Anfall, vor einem: (Caust.)

alte Lumpen erscheinen so schön wie Seide: Sulf.

Jammern, lamentieren: Aur., Lyc., Verat., Verat-v.

Konzentration

Fällt schwer bei Kindern: (Aeth. Bar-c.)

Lernen, Lesen, usw., beim: Hell., Nux-v. (Aeth., Agn., Bar-c.)

Rechnen, beim: Nux-v.

Reden, beim: (Nat-m.)

Kummer: Aur., Caust., Ign., Nat-m., Puls.

behält ihn für sich: (Ign.)

kann nicht weinen: Nat-m. (Gels.)

stiller: Ign., Nat-m. (Puls.)

Mannstoll: Grat., Hyos., Lach., Orig., Plat., Stram.

Kindbett, im: (Chin., Plat.)

Menses (Regel), vor der: (Phos., Verat.)

während der Menses: (Hyos., Plat., Sec., Verat.)

Religiöse Affektionen: Hyos., Lach., Lil-t., Sulf., Verat., Zinc. (Arg-n., Ars., Aur., Bell., Graph., Ign., Plat., Puls., Sep.)

Reue: Coff.

schamlos: Hyos., Phos., Sec. (Stram., Tarant., Verat.)

entblößt den Körper: Hyos. (Phos., Sec., Tarant.)

schlagen: Bell., Hyos.

Kindern, bei: Cham., Cina

möchte schlagen: Hyos.

schlägt sich selbst: (Tarant., Verat-v.)

Wie gebrauche ich das Repertorium?

Dazu ein Beispiel:

Zunächst sei bemerkt, daß jedes der nochfolgend aufgeführten Arzneimittel, das nicht in Klammern steht, die Wertigkeit 3, und das in Klammern stehende Mittel die Wertigkeit 2 besitzt. Dasselbe gilt für die Mittel des Repertoriums.

Was heißt das?

Das soll nun die Krankengeschichte des Falles 44 auf Seite 87 illustrieren (bitte nachzulesen).

Aus dieser Krankengeschichte sind 3 Hauptsymptome zu ersehen, nämlich:

1. Nasenkatarrh, chronisch, mit Absonderung: stark, dick, gelblich, gelblich-grün, mild.
2. Mittelohreiterung, chronisch, Ohrabsonderung unterdrückt.
3. Nasenpolypen.
4. Konstitutionstyp: Calcium carbonicum.

Mittel zu 1: Absonderung stark (reichlich), siehe im Repertorium unter Nase (Schnupfen), Seite 92.

Absonderung **stark** (reichlich) [Symptom a)]: All-c., Ars., Kali-j., Nat-m., Phos.

Absonderung **dick** [Symptom b)]: Ars., Hydr., Kali-bi., Kali-p., Lac-c., Nat-s., Puls., Sil., Tub., Calc-s.

Absonderung **gelblich** [Symptom c)]: Arum-t., Aur., Calc., Hep., Kali-bi., Kali-j., Kali-p., Lyc., Nit-ac., Puls., Sep., Sulf., Tub., Calc-s., Hydr., Kali-s.

Absonderung **gelblich-grün** [Symptom d)]: Hydr., Kali-bi., Merc., Puls., Sep.

Absonderung **mild** [Symptom e)]: Euphr., Puls. (Calc., Sep., Sil.)

Mittel zu 2: Absonderung unterdrückt, siehe unter Ohren, Seite 90.

Mittelohreiterung [Symptom f)]: Hep., Kali-bi., Merc., Sil. (Caps.), Calc-s.

Absonderung unterdrückt [Symptom g)]: Aur., Carb-v., Merc. (Calc., Graph., Hep., Puls.).

Mittel zu 3: Nasenpolypen, siehe unter Nase, Seite 92.

Nasenpolypen [Symptom h)]: Calc., Sang., Teucr. (Thuj.).

Mittel zu 4: Da es sich hier um einen Calcium-Typ [Symptom i)] handelt, kommt nur Calc. in höherer oder Höchstpotenz in Betracht. In unserem Beispiel war es Calc. D 30.

Wie Sie hieraus ersehen, leiten sich aus den 3 Hauptsymptomen: Nasenkatarrh, Mittelohreiterung und Nasenpolypen 8 Einzelsymptome ab, nämlich: Absonderung stark, — dick, — gelblich, — gelblich-grün, — mild; Mittelohreiterung, — unterdrückt, und Nasenpolypen.

Nun stellen Sie fest, wieviel gleiche Mittel bei jedem Symptom vorkommen und in welcher Wertigkeit, das heißt in Wertigkeit 2 oder 3 beziehungsweise 2 und 3:

All-c. kommt 1mal vor in a) mit der Wertigkeit 3, also 3/1

Ars. kommt 2mal vor in a) und b) mit der Wertigkeit $3 + 3 = 6/2$

Hydr. in b), c), d) mit der Wertigkeit $3 + 3 + 3 = 9/3$

Kali-bi. in b), c), d), f) in Wertigkeit $3 + 3 + 3 + 3 = 12/4$

Puls. in b), c), d), e), g) mit der Wertigkeit $3 + 3 + 3 + 3 + 2 = 14/5$

Sil. in b), e), f) mit der Wertigkeit $3 + 2 + 3 = 8/3$

Calc. in c), e), g), h), i) mit der Wertigkeit 13/5 — Calcium-Typ!

Alle anderen Mittel sind zu schwach vertreten. Wir können also bei Calc. abschließen.

Wie Sie hieraus ersehen, ist Puls. dominierend, es kommt bei 8 Symptomengruppen 5mal in der Wertigkeit 14 vor. Dann sticht Kali-bi. in die Augen, das 4mal in der Wertigkeit 12 vorkommt. Man hätte also durchaus zwischen den beiden Mitteln Puls. und Kali-bi. wählen können, ohne einen Fehler zu machen. Ich habe die Mittel seinerzeit o h n e Repertorium ausgewählt und daher Puls in die Wahl gezogen, weil dieses Mittel eine Absonderung: mild, gelblich, gelblich-grün, dick und reichlich hat. Cham. kommt bei Ohrenbeschwerden meist immer gut an. Thuj., das ebenfalls verordnet wurde, ist ein organotropes Mittel bei Polypen und ist deshalb am rechten Platz gewesen. Aber da unter h), Nasenpolypen, nur 4 Mittel genannt sind, und darunter ebenfalls Calc. vorkommt in der Wertigkeit 3 (Thuj. in 2), so hätte in diesem Falle Calc. allein ausgereicht.

Viel Vergnügen beim repertorisieren — es lohnt sich — oder, Preis lohnt den Fleiß!

VORWORT (zum Anhang)

Als ich vor vielen Jahren die alten homöopathischen Monatsblätter: „Leipziger Populäre Zeitschrift für Homöopathie", Jahrgang 1900—1903 durchstöberte, stieß ich auf BURNETTS „50 Gründe, Homöopath zu sein." Ich war begeistert und tief beeindruckt von dem Dialog BURNETTS, den er mit einem jungen, kurz von der Schule entlassenen allopathischen Kollegen, über die Homöopathie führte.

Dieser briefliche Disput ist für Laien und alle Anhänger in der Homöopathie äußerst lehrreich, und ich sagte mir, diese vergessene Schrift BURNETTS muß wieder hervorgeholt und der heutigen Nachwelt neu zugänglich gemacht werden. Ich habe daher diese Schrift BURNETTS in den homöopathischen Monatsblättern des süddeutschen Verbands der homöopathischen Laienvereine vor vielen Jahren erstmals veröffentlicht.

BURNETT sagt am Schluß seines Dialogs: „Sollte es der Wille des Höchsten sein, daß ich noch länger lebe und gesund bin, so werde ich der Welt noch sehr viel mehr zu sagen haben mit Bezug auf die Homöopathie, wenn nicht, so sollen diese 50 Gründe mein Testament sein zu Nutz und Frommen meinem Vaterlande und meinen Kollegen darüber hinaus."

Da sich bisher kein Kollege gefunden hat, so ist es als Laie mein Wunsch, diese Abhandlung von BURNETT als Anhang in meinem Buch „Wie finde ich das passende Arzneimittel?" zu neuem Leben und Erleben erweckt zu sehen! Das ist für mich, gewissermaßen als „Testamentsvollstrecker" und als begeisterter Laienhomöopath, ein erhabenes Gefühl.

Ich hoffe und wünsche, daß der Leser ebenso davon profitieren möge, wie ich selbst dadurch bereichert wurde.

Im Juli 1977

Der Verfasser

50 Gründe, Homöopath zu sein

Von Dr. med. BURNETT (Bearbeitet von Fritz GAUSS)

Vor 12 Jahren *) befand sich der homöopathische Arzt Dr. BURNETT in London eines Abends in großer Gesellschaft. Auch ein ganz junger allopathischer Arzt, der erst vor kurzem seine Studien beendet und soeben von einer Studienreise nach Paris, Wien und anderen Universitäten zurückgekehrt war, war eingeladen, und es konnte nicht ausbleiben, daß die beiden Kollegen, der homöopathische und der allopathische, wegen medizinischwissenschaftlicher Themata aneinandergerieten. Der junge Allopath, der natürlich auf den verschiedenen Universitäten von der Homöopathie nichts gelernt hatte, nannte bei dieser Gelegenheit die homöopathischen Ärzte „Quacksalber“, und war dabei noch so höflich, Dr. BURNETT, als Anwesenden, auszunehmen. Dr. BURNETT blieb ihm die Antwort nicht schuldig und sagte zuletzt, er sei imstande, 50 Gründe anzuführen, welche, wenn auch nicht einzeln, so doch in ihrer Gesamtheit jedem Unbefangenen und Vorurteilslosen die Überzeugung beibringen müßten, daß man mit der Homöopathie am Krankenbett mehr leisten könne, als mit den Mitteln der heutigen medizinischen Wissenschaft, wie dieselbe an den Universitäten zur Zeit gelehrt werde. Und der junge allopathische Arzt, der eben erst von der Universität gekommen und damals noch gar keine Praxis hatte, war anmaßend und dreist genug, den viel älteren, erfahrenen homöopathischen Kollegen beim Wort zu nehmen, entweder solle er die 50 Gründe schaffen oder eingestehen, daß er es nicht könne. So entstand das Werk Dr. BURNETTS: „50 Gründe, Homöopath zu sein.“ Es sind 50 Briefe, die er an den allopathischen Kollegen geschrieben hat, und jeder Brief enthält eine Heilungsgeschichte aus BURNETTS eigener Praxis. Interessant ist, wenn man hier — wie allenthalben — die Kampfweise der Allopathen betrachtet, die immer die Richtigkeit der Diagnose anzweifeln, wo die Heilung durch oder nach homöopathischer Behandlung nun einmal nicht weggeleugnet werden kann, umso interessanter, wenn man bedenkt, daß der Allopath ein ganz junger Arzt und BURNETT ein älterer Kollege von bedeutendem Wissen und großer praktischer Erfahrung war. Auf manchen Brief hat der junge Arzt BURNETT eine Antwort zukommen lassen, in der er ihm seine Zweifel äußert, und der folgende Brief BURNETTS nimmt dann oft Bezug auf diese Äußerungen. Ehe BURNETT aber seine Aufgabe beginnt, macht er zur Bedingung, daß der junge Allopath stets bedenken solle, daß BURNETT in diesen Briefen die Rolle eines Lehrers aufgedrungen sei, er habe kein Recht, irgendwelche Einwendungen zu machen, wenn er nicht v o r h e r den betreffenden Gegenstand studiert habe, und BURNETT könne nicht zugeben, daß jemand — und sei er auch ein allopathischer Arzt — über Dinge spreche bzw. absprechend urteile, die er nicht verstehe!

---

*) Es handelt sich dabei um ein Jahr in der 2. Hälfte des vorigen Jahrhunderts.

1. Grund

Lieber Herr Kollege! Vor Jahren, an einem trüben, regnerischen Nachmittage, an welchem ich mich damit beschäftigt hatte, im Krankenhaus verschiedene Totenscheine zu schreiben, fühlte ich plötzlich etwas über mich kommen, zum 50. Male in jener Periode meines Lebens. Ich konnte nicht dagegen an, denn es war das Unbefriedigtsein mit meinen Erfolgen am Krankenbett. In meinen Studienjahren hatte ich anfangs die größte Begeisterung für meinen Beruf gehabt, aber ein böser Professor hatte mit seiner Skepsis mir all meinen Glauben an Arzneiwirkungen genommen, und übermäßige Beschäftigung in Krankenhäusern mit großer Verantwortung hatten auch nicht dahin gewirkt, mir den Beruf angenehmer zu machen. erregt ging ich in meinem Zimmer auf und nieder, warf mich zuletzt aufs Sofa und dachte — wie ein Traum aus fernen Zeiten — an meine Jugendjahre zurück, wo wir im Freien Spiele veranstalteten, Vogelnester suchten oder Fische fingen. In diesem Augenblick wurde gerade eine Leiche am Fenster vorbeigetragen, und ich fragte den alten Wärter, indem ich mich zu einem lustigen Tone zwang: „Nun Tim, wer ist denn da wieder gestorben?" Die Antwort lautete: „Der kleine Georg, Herr Doktor."

Der kleine Georg war ein Findelkind und gehörte niemandem, aber wir hatten ihn alle gern. Er hatte ein Freibett gehabt und wir hatten ihn gehegt und gepflegt als unseren Liebling. Jedermann freute sich über ihn und gab ihm ein gutes Wort, und selten ist wohl der Tod eines Kranken so aufrichtig von dem ganzen Personal betrauert worden.

Es war nämlich so gekommen: Eines Tages brauchte ich ein Bett für einen neuen, akuten Fall und der kleine Georg mußte das seinige, welches in einer warmen Ecke stand, mit einem anderen, welches am Fenster stand, vertauschen; so kam es, daß er sich erkältete, Rippenfellentzündung bekam, und das Ende — Tims Antwort.

Ich war überzeugt, hätte ich nur das Fieber im Beginn dämpfen können, so würde der Kleine wahrscheinlich nicht gestorben sein. Zu Vieren hatten wir ihn behandelt, wir waren alle vier Krankenhausärzte und waren in bezug auf die Behandlung uns vollständig einig gewesen, aber dem Fieber war Rippenfellentzündung mit wässeriger Ausschwitzung gefolgt und der Patient starb. Der alte Tim war ein harter Mann, ich hatte ihn nie irgendwelche Rührung oder Bedauern äußern gesehen, aber ich glaube wirklich, er war im Andenken an den kleinen Georg vom Weinen nicht weit entfernt; denn seine ganze Aufmerksamkeit galt höchst unnötigerweise, und wie man das bei ihm gar nicht gewohnt war, einzig und allein den Flaschen, welche er eben spülte. Also der kleine Georg war nicht mehr, und ich fühlte es wohl, er hätte nicht sterben dürfen, und dieses Bewußtsein drückte mich nieder.

An demselben Abend besuchte mich ein Kollege vom Königlichen Krankenhause. Ich klagte ihm mein Leid und teilte ihm mit, daß ich halb und halb entschlossen sei, nach Amerika auszuwandern und Farmer zu werden. Dann würde ich doch wenigstens ein gesundes Leben führen und auch andern nützen können.

Der Kollege überredete mich, ehe ich meinen Entschluß ausführe, noch die Homöopathie zu studieren und sie zu widerlegen oder, falls sie mir als wahr erscheine, sie im Krankenhaus anzuwenden.

Nach mannigfachen Befürchtungen und Zweifeln — ich hatte das Gefühl, als ob ich ein Verbrechen zu begehen im Begriff sei — verschaffte ich mir Dr. Hughe's Arzneimittellehre und Therapie, zwei Bücher, welche der Kollege mir zur Einführung in das Studium der Homöopathie empfohlen hatte.

In 8—14 Tagen hatte ich mir die Hauptsachen daraus angeeignet und war zu der Überzeugung gekommen, daß entweder die Homöopathie eine große Wahrheit oder

Dr. HUGHE's ein großer Scharlatan sein müsse. Ein Ignorant konnte er nicht sein; wie konnte er in so beredten Worten sprechen von einer edlen Seele (HAHNEMANN). Die Worte hoben mich ordentlich aus dem Sumpfe der Verzweiflung — aber nur kurze Zeit, dann kam die Reaktion: Hatte ich nicht schon oft neue, gerühmte Mittel und Methoden angewandt nur, um nachher enttäuscht zu werden? Und mein alter Zweifel nahm mich wieder ganz in Besitz. Wie ist das möglich?, so sprach ich bei mir selbst. Es ist einfach unmöglich! An den Universitäten hatte ich studiert und war dort belehrt worden, daß die Homöopathie therapeutischer Nihilismus sei. Nein, Homöopath konnte ich nicht werden, ich wollte die Homöopathie am Krankenbette praktisch erproben, und den erstaunten Kollegen den Beweis liefern, daß sie eine infame Lüge sei!

Infolge des Ablebens des kleinen Georg waren meine Gedanken noch immer auf das Fieber gerichtet; ich sah also nach, was die Homöopathen darüber sagen, und fand, daß einfaches Erkältungsfieber durch Aconit geheilt werde. O, dachte ich, wenn das wahr ist, so würde dieses Mittel, gleich im Anfang gegeben, dem kleinen Georg das Leben gerettet haben.

Fieber und Erkältungen kamen damals in unserem Krankenhause sehr häufig vor, und ich selbst hatte noch dazu einen großen Saal unter mir, wo solche Kinder vorläufig Aufnahme fanden, bis ihr Zustand sich verschlimmert und die betreffende Krankheit sich voll entwickelt hatte, worauf sie dann in die betreffenden Abteilungen gebracht wurden (Lungenentzündung, Rippenfellentzündung, Rheumatismus, Masern usw.).

Ich verschaffte mir nun etwas Aconit-Tinktur und tat davon einige Tropfen in eine große Flasche voll Wasser. Dann instruierte ich die Wärterin dahin, daß von dieser Flasche nur die Kinder einnehmen sollten, welche auf der e i n e n Seite des Saales lagen, die andere Seite nicht, dieselben wurden vielmehr nach den damals üblichen Grundsätzen behandelt. Am folgenden Tage fand ich fast alle Kinder auf der Aconit-Seite fieberfrei, die meisten spielten in ihren Betten. Nur eines hatte die Masern und kam auf die betreffende Abteilung. Also bei Masern nützt Aconit nicht. Alle übrigen blieben dann noch 1—2 Tage und konnten dann geheilt entlassen werden.

Die Kinder auf der anderen Seite waren entweder schlechter oder in demselben Zustand und kamen auf die betreffenden Abteilungen, die meisten mit lokalisierten Entzündungen, Katarrhen usw.

Und so ging es Tag für Tag. Wer Aconit bekam, war gewöhnlich nach 24—48 Stunden in der Besserung, ausgenommen die verhältnismäßig seltenen Fälle, wo das Fieber der Vorläufer einer akuten Krankheit, wie Masern, Scharlach, Rheumatismus war. Aber die große Mehrzahl der Fälle waren einfache Erkältungen und der größte Teil derselben wurde durch Aconit coupiert, wenn auch die Kleinen gewöhnlich bloß waren und viel geschwitzt hatten.

Die Wärterin wußte nichts von dem Inhalt der Flasche, aber sie hatte dieselbe sehr bald „Dr. Burnetts Fieberflasche" getauft.

Eine Zeitlang war ich einfach betäubt über diesen Erfolg und brachte einen großen Teil der Nacht mit dem Studium der Homöopathie zu; denn am Tage hatte ich dazu keine Zeit.

Eines Tages konnte ich das Krankenhaus nicht besuchen. Als ich dann wieder den Saal betrat, kam die Wärterin auf mich zu und sagte mit eigentümlich triumphierender Miene, daß alle Kinder entlassen werden könnten.

„Wie?", fragte ich. „Nun, Herr Doktor", antwortete sie, „als Sie die letzten Tage nicht kamen, gab ich Ihr Fiebermittel allen, und ich kann wahrhaftig Ihre grausamen Experimente nicht länger mehr mit ansehen, Sie sind wie alle die jungen

Ärzte, die hierher kommen — Sie machen nur Experimente mit den Kranken!" Ich antwortete nur: Meinetwegen, geben Sie nur allen Kindern, die eingeliefert werden, davon."

Dies geschah, bis ich meine Stellung an dem Krankenhaus aufgab. Der Erfolg dieses Aconit-Gebrauchs war meistenteils schnelles Sinken der Temperatur und baldige Heilung. War jedoch der Magen mit erkrankt, so half Aconit oft erst dann, wenn derselbe durch Erbrechen entleert worden war. Ich verordnete daher in solchen Fällen zuerst ein mildes Brechmittel, und obgleich nun schon viele Jahre Homöopath, halte ich ein mildes Brechmittel für nützlich, wenn der Magen überladen ist und sich nicht von selbst entleeren will.

Doch das nebenbei. Ich habe dies alles so ausführlich mitgeteilt, damit Sie sehen, wie ich den Grund zu meinem homöopathischen Wissen gelegt habe. Sie wissen also jetzt, warum Aconit bei Erkältungsfieber mein erster Grund war und ist, Homöopath zu sein.

Haben Sie einen ebenso triftigen Grund, Allopath zu sein?

2. Grund

Ja, Herr Kollege, das dachte ich mir gleich, daß Sie sagen würden, auch in der Allopathie werde Aconit gebraucht und es sei daher nicht homöopathisch. Wer Aconit gegen Erkältungsfieber gebraucht, der ist ein Homöopath; denn er handelt nach dem Ähnlichkeitsgesetz, ihm selber zum Trotz. Doch nun zu meinem 2. Grund.

In meinen Kinderjahren hatte ich eine linksseitige Rippenfellentzündung und wäre mit Hilfe eines Apothekers und einer Menge Arzneien beinahe gestorben, aber nicht ganz. Von dieser Zeit an hatte ich ein unangenehmes Gefühl in der linken Seite, dessentwegen ich viele bedeutende Ärzte in verschiedenen Teilen Europas konsultiert habe, aber helfen konnte mir keiner. Alle behaupteten übereinstimmend, es müsse an dieser Stelle eine Verklebung des Rippen- und Lungenfelles bestehen, aber keine der vielen und bedeutenden Autoritäten konnte mir helfen. Und doch war mein Glaube an die Herren so groß, um Berge zu versetzen. Aber der Glaube sowohl wie die Arzneien halfen nichts.

Nachdem nun die wissenschaftliche Medizin sich als machtlos erwiesen hatte, ging ich zu den Wasserdoktoren (sie wurden damals Quacksalber genannt!) und wurde mit warmem und kaltem Wasser lange Zeit behandelt. Aber es half alles nichts. Kalte und heiße Packungen, Schlafen in nassen Laken, türkische und russische Bäder, alles ließ mein altes, pleuritisches Leiden in ganz demselben Zustand. Es folgte eine Traubenkur, dann die Schrothsche Kur, alles vergebens, die strengste Trockendiät bewirkte nichts.

Als ich aber bei dem Studium der Homöopathie an die *Bryonia alba* kam und ihre Verwandtschaft zu den serösen Häuten kennenlernte, was tat ich da? Ich kaufte mir ein Fläschchen Bryonia und nahm das Mittel nach Vorschrift ein und siehe da! In 14 Tagen war meine linke Seite in Ordnung und hat mich seither nie wieder geschmerzt.

Das, Kollege, ist mein 2. Grund, Homöopath zu sein, und sollte ich jemals aufhören, dem alten Vater HAHNEMANN für seine Bryonia dankbar zu sein, so möge mich mein altes, pleuritisches Leiden wieder an die Wahrheit seiner Lehre erinnern. Was Sie und die ganze Welt davon denken, das ist mir ganz einerlei, ich lobe die Brücke, die mich hinübertrug!

Ich verlange von einer Arznei nur eins, das ist, daß sie hilft. Von euren besten Methoden kann ich nur sagen, mir helfen sie nicht, sie mögen so schön sein, wie sie wollen.

3. Grund

Sie können ja über meine alte, pleuritische Affektion denken, wie Sie wollen, Herr Kollege, ich litt an ihr, bis ich Bryonia einnahm und seitdem ist sie nicht wiedergekehrt. Ich für meine Person bin sehr befriedigt von meinem 2. Grund, Homöopath zu sein. Daß das Mittel zuerst von den Homöopathen angewandt wurde, habe ich nicht behauptet. Sie werden es mir gewiß aufs Wort glauben, daß ich, seit ich die Homöopathie kennen gelernt, viele Fälle von Rippenfellentzündungen zu behandeln gehabt habe. Aconit und Bryonia sind dagegen die Hauptmittel, aber ich muß bemerken, es ist nur die rheumatische Rippenfellentzündung, bei der sie angezeigt sind. Lassen Sie mich einen solchen Fall als 3. Grund anführen.

Vor einigen Jahren wurde ich eilig zu einem Kaufmann gerufen, welcher 2 Tage vorher abends auf dem Nachhauseweg sich erkältet hatte, und fand einen Fall von exquisiter, rheumatischer Rippenfellentzündung.

Die Gattin des Patienten teilte mir mit, sie sei sehr beunruhigt, da alle ihre Bekannten sie heftig drängten, doch in einem so schweren Fall keine Homöopathie zu gebrauchen. Für Frauen und Kinder, sagte sie, sei die Homöopathie ja gewiß ganz ausgezeichnet, aber sie wolle doch nicht das Leben des teuren Gatten mit der Homöopathie riskieren, nein, sie wollte den Dr. X haben, der ganz in der Nähe wohnte. Aber mag auch die Regel lauten: „Der Mann denkt und die Frau lenkt!", hier war es umgekehrt, der Gatte wollte nur Homöopathie haben, daher meine Anwesenheit. Er lag da in hohem Fieber, hatte die heftigsten Schmerzen und stöhnte nur in einem fort: „Doktor, helfen Sie mir und schaffen Sie mir Schlaf."

Ich verordnete Aconit und Bryonia in tiefer Potenz. Tags darauf war er schon ein bißchen besser, doch war er ungeduldig und sagte: „Doktor, einer meiner Freunde hat, wie ich höre, dasselbe Leiden wie ich, nur sitzt der Schmerz etwas mehr nach der Schultergegend hin. Er hat mir Botschaft gesandt, ich solle Sie aufgeben und s e i n e n Arzt nehmen, der ein sehr bedeutender Mann sein soll. Was soll ich ihm antworten?" „Sagen Sie ihm", gab ich zurück, „daß Sie in einigen Tagen die Arbeit in Ihrem Büro wieder aufnehmen, dann auf dem Nachhauseweg ihn besuchen und ihn noch immer krank finden würden, dann können Sie ihm ja erzählen, wie ich Sie behandelt habe und Ihre gegenseitigen Erfahrungen vergleichen."

Und so kam es. In wenigen Tagen — ich kann nicht genau angeben, wieviel — ging mein Patient wieder ins Geschäft, arbeitete eine Zeitlang und besuchte dann seinen Freund, der noch immer in großen Schmerzen lag und auch noch längere Zeit krank blieb.

4. Grund

Sie schreiben, der letzte Fall sei keine wahre Rippenfellentzündung gewesen.

Nehmen Sie einen Mann, der selber 2mal Rippenfellentzündung hatte, der 12 Wochen damit das Bett hüten mußte, der seine ganze Studentenzeit hindurch an den Folgen zu leiden hatte, der alles, was er in der Literatur über das fragliche Thema auftreiben konnte, durchstudiert hat, der mit ganz besonderem — weil persönlichem — Interesse die Vorlesungen SKODAS über den Gegenstand gehört hat, der in der Hospitalpraxis Tausende von Fällen von Rippenfellentzündung gesehen und behandelt hat, der zufällig im Staatsexamen über den Gegenstand befragt wurde und der in seiner späteren Privatpraxis eine große Anzahl solcher Fälle behandelt hat — der Mann bin ich!

Doch zu meinem 4. Grund. Der in meinem letzten Briefe erwähnte Herr, der Freund meines Patienten, konsultierte, als er von seiner Rippenfellentzündung geheilt war, einen Spezialarzt für Gicht; denn er litt immer noch an Steifheit der Schulter und Seite, so daß er seine Berufsgeschäfte nicht verrichten konnte. Dann blieb er noch längere Zeit treu in der Behandlung seines Hausarztes, konnte aber nicht genesen, so daß er zuletzt zu mir kam. Und was tat ich? Gab ihm *Bryonia alba, Chelidonium majus* und *Sulphur,* und in wenigen Wochen war er kuriert.

Es scheint mir, daß Aconit und Bryonia allein, wenn genau studiert und richtig angewendet, die ganze Welt zur Homöopathie bekehren müßten, wenigstens sehe ich keinen andern Ausweg für einen ehrlichen, vorurteilsfreien Mann.

Aber fast allmächtig ist das Vorurteil. BOLINGBROKE sagt sehr richtig: „Es klingt seltsam, aber es ist dennoch wahr und trifft für viele Fälle zu, daß für den, der weniger gelernt hat, der Weg zur Wahrheit kürzer und leichter ist. Es ist tatsächlich leichter, vom Nichtswissen zur Wahrheit durchzudringen, als vom Falschwissen und vom Irrtum. Wer im Irrtum befangen ist, muß zuerst umlernen, ehe er etwas Ordentliches lernen kann, und der erste Teil dieser zwiefachen Aufgabe ist in mannigfacher Beziehung am schwierigsten. Aus diesem Grunde sehen wir, daß diese Aufgabe nur selten gelöst wird."

5. Grund

Ich muß es Ihnen überlassen, die Wirkungen von Aconit beim Fieber und die vorbeugende Wirkung sowie die spezifische Verwandschaft der Bryonia in bezug auf örtliche Entzündungen, zu den serösen Häuten zu studieren, welche Sie in dem mich selbst betreffenden Fall sowie in den letzten beiden gesehen haben. Kommen wir also jetzt zum 5. Grund. Er ist folgender: Die Homöopathie hebt mich aus der abhängigen Stellung eines gewöhnlichen Arztes heraus und macht mich zu einem Meister in der Heilkunst. Lassen Sie mich dies durch ein Beispiel erläutern und einen schon früher von mir veröffentlichten Fall nochmals hier anführen unter dem Titel: „Über die Wirkung des Chloralhydrates *) bei Schlafsucht." Wer alte Chloralesser

---

*) Chloralum hydratum D 2 (stark wirkendes ältestes Schlafmittel)

behandelt hat, wird beobachtet haben, daß dieselben allmählich träge, schläfrig und schlafsüchtig werden. Zuletzt tritt ein Zustand von fettiger Entartung ein, der sich aber nur ganz allmählich entwickelt, und es ist ein ganz eigenartiger Tod, der schließlich daraus resultiert. Ich habe einen Fall gesehen, wo die Betreffende tagelang im Sterben lag, ihr Zustand war mehrere Tage ein derartiger, daß es die größte Schwierigkeit machte, festzustellen, ob sie noch lebte oder nicht. Es war eine Dame, welche lange Zeit hindurch große Mengen des Mittels gebraucht hatte, Ihr Sohn, ein Kaufmann, besorgte ihr das Mittel in großen Flaschen beim Drogisten! Der Arzt hatte es verschrieben.

Gelegentlich kommen uns in der Praxis Fälle von Schlafsucht vor, und dann müssen wir an die Narkotica (betäubende Mittel) denken.

Ich will in Kürze 2 Fälle aus meiner eigenen Praxis anführen.

Fall 1

Eine Dame, 45 Jahre alt, stattliche Erscheinung, vom blühendem Aussehen, Mutter einer zahlreichen Familie, war infolge ihres apathischen Gemütszustandes und ihrer anhaltenden Müdigkeit und Schläfrigkeit ein Gegenstand der Aufmerksamkeit von seiten ihrer Angehörigen geworden. Ihre Schwäche war so groß, daß es ihr kaum möglich war, über die Straße zu gehen. Sie befand sich fast fortwährend im Schlaf. Wenn sie nach guter Nachtruhe morgens aufstand und sich ankleidete, konnte sie sich wie zufällig hinsetzen, aber sowie sie saß, fiel sie dann gleich in Schlaf. Dieser Zustand dauerte nun schon Wochen und Monate, und ihr Arzt gab sich alle Mühe, doch vergebens. Als sie in meine Behandlung kam, versuchte ich zuerst Arnica, dann Opium, aber mit nur geringem Erfolg. Da fiel mir plötzlich die große Ähnlichkeit des Falles mit dem Zustande eines mir bekannten alten Chloralessers auf. Chloralhydrat in niedriger Verdünnung heilte meine Patientin, sie wurde wieder frisch, munter und gesund.

Fall 2

Im April 1881 kam eine ältere Dame, auch wegen Trägheit, Schläfrigkeit und Gleichgültigkeit, in meine Behandlung.

Verordnung: *Chloralhydrat* D 2, alle 3 Stunden eine Dosis. Nach 14 Tagen Bericht, und ich finde in meinem Journal folgende Notiz: „Ist ein ganz anderer Mensch geworden, ganz bedeutende Besserung, weniger Trägheit und ganz entschieden weniger Mattigkeit." Sie bekam nun die 3. Potenz, nur 2 Dosen täglich, und weitere Behandlung war dann nicht mehr nötig.

Verstehen Sie jetzt, was ich sagen will: Es waren Fälle, die in keine der bekannten Kategorien von Krankheiten passen, Fälle also, wie sie bis dahin unbekannt waren, und doch konnte ich sie mit bestem Erfolg behandeln. Solch therapeutische Unabhängigkeit liebe ich und sie ist in der Tat ein sehr triftiger Grund, Homöopath zu sein.

Hätte ich nicht noch so viele Gründe mehr anzuführen, so würde ich mich über diesen ungeheuren Vorteil, den uns die Homöopathie gewährt, noch weiter verbreiten. D a s Ä h n l i c h k e i t s g e s e t z i s t u n s e r F ü h r e r a u c h i n d e n d u n k e l s t e n u n d s c h w i e r i g s t e n F ä l l e n.

6. Grund

Ich muß noch etwas länger verweilen bei dem, was ich in meinem 5. Grunde gesagt habe, damit Sie mich recht verstehen. Ich sagte, die Homöopathie hebt uns aus der abhängigen Stellung eines gewöhnlichen Arztes heraus und macht uns zu Meistern in der Heilkunst.

Sie wissen vielleicht, daß vor einigen Jahren *Condurango* als ein Mittel gegen Krebs in der allopathischen Schule gerühmt wurde. Aber es dauerte nicht lange, da war das Mittel wieder vergessen!

Condurango, so sagte ich mir, heilt gewiß nur eine ganz besondere Art von Krebs, nicht aber jeden Krebs. Wie sollte man aber nun ausfindig machen, welche bestimmte Art Krebs das Mittel heilt? Denn die klinische Erfahrung sagt uns, daß Condurango in gewissen Krebsfällen, besonders bei Magenkrebs, oft günstig wirkt. HAHNEMANN hat uns gelehrt, daß wir, um die Wirkungssphäre eines Mittels kennenzulernen, dasselbe am gesunden Menschen prüfen müssen.

Daher verschaffte ich mir Condurango-Rinde, machte einen Aufguß und nahm ihn ein. Sie können das genaue Resultat der Prüfung in ALLEN's „Encyclopädie der reinen Arzneimittellehre" nachsehen, wenn Sie wollen. Ich fand also unter anderem auch, daß das Mittel gesprungene Mundwinkel hervorruft.

Bald danach kam eine Frau in mittleren Jahren mit Krebs d e r l i n - k e n Brust zu mir, die Patientin hatte merkwürdigerweise auch einen tiefen Riß im Mundwinkel der linken Seite, mit dick geschwollenen und verhärteten Rändern, also wahrscheinlich auch Epithelkrebs in der Lippe. Ich bin überzeugt, hätten Sie den Fall gesehen, Sie würden meiner Diagnose beigestimmt haben. Ich kalkulierte nun so: Wir wissen, daß Candurango unter Umständen Krebs heilen kann, ich weiß ferner durch das Experiment an mir selber, daß das Mittel Risse in den Mundwinkeln bewirkt, die Homöopathen haben das Gesetz aufgestellt: „Ähnliches heilt Ähnliches", ergo muß Condurango hier helfen. Nehmen Sie daher diese Krebsheilung als meinen 6. Grund, Homöopath zu sein. Und wie stolz und erhaben fühlt man sich da! Natürlich ist es nicht „wissenschaftlich", nein, das ist es nicht!

7. Grund

Auch dieser Fall soll die Meisterschaft der Homöopathen illustrieren.

Seit dem Jahre 1878 habe ich wiederholt *Vanadium* in gewissen Fällen angewendet, denen man ebenfalls ohne Kenntnis der Homöopathie ratlos gegenübersteht, nämlich bei Atherom der Arterien (Verhärtung der Pulsadern) und fettiger Degeneration. Früher hatte ich in ähnlichen Fällen Phosphor, Antimon und Arsen gebraucht, war aber mit den Resultaten nicht immer zufrieden gewesen, denn mich befriedigt nur die völlige Heilung eines Falles.

So studierte ich weiter und fand das Gesuchte in Vanadium, dessen physiologische Wirkungen in den „Mitteilungen der königlichen Gesellschaft" ausführlich beschrieben waren. Auch war mir ein Artikel im „Journal of Physiology" von Dr. D o w d e s w e l l betitelt „Der Einfluß der Vanadium-Salze auf die Strukturveränderungen in der Leber", sehr wertvoll. Das Vanadium zerstört namentlich die Zelle, das Pigment schwindet und die Leber wird hart. Ich hatte damals einen Fall von fettiger Degeneration der Leber, Atherom der Arterien, Schmerzen im Verlauf der Basilararterie (Kopfschmerzen), großen, tiefdunkel pigmentierten Flecken an der Stirn, großer Schwäche usw. in Behandlung.

Also, meine Patientin war damals über 70 Jahre alt und im Begriff, den Weg in das Land anzutreten, aus dem noch keiner zurückgekommen ist. Durch den Gebrauch von Vanadium (des löslichen Ammonium-Salzes), in homöopathischer Potenz, gewählt nach dem Ähnlichkeitsgesetz, wurde die Betreffende völlig wiederhergestelllt und befindet sich noch in bester Gesundheit trotz ihrer 80 Jahre.

Das nenne ich Meister sein in der Kunst des Heilens, und damit Sie die völlige Unabhängigkeit und Selbständigkeit meines Vorgehens recht verstehen, will ich Ihnen noch sagen, daß (wenigstens soviel mir bekannt) dieses Mittel bisher noch niemals in der Medizin am Krankenbette angewendet worden ist.

Natürlich, da Sie Allopath sind, würden Sie sich niemals so weit vergessen haben, ein Mittel nach dem Ähnlichkeitsgesetz zu wählen.

Nehmen Sie aber die Heilung eines Falles von fettiger Entartung der Leber durch den Gebrauch des von mir zuerst klinisch geprüften Vanadiums als meinen siebenten Grund, Homöopath zu sein.

Mit meinen anderen Vanadium-Fällen will ich Sie nicht belästigen, sie beweisen alle nur dasselbe. Dazu habe ich Ihnen ja noch 43 Gründe zu geben.

8. Grund (leicht gekürzt)

Im Juli 1882 kam eine Dame wegen eines schmerzhaften, nagenden Gefühls in der linken Seite zu mir, zuweilen wurden die Schmerzen heftig, schneidend und schießend, sie saßen gerade unterhalb der Rippen in der Milzgegend, und waren am schlimmsten nachts nach Warmwerden im Bette. Nebenbei war das linke Auge affiziert (angegriffen) und die Tränenpunkte waren stark gerötet. Ein verhältnismäßig einfacher Fall, doch zeitweilig sehr schmerzhaft, und die Betreffende wollte Heilung. Ich heilte den Fall mit einer Essenz der gewöhnlichen europäischen Walnuß. Gesegnet sei unser guter Walnußbaum! Wir nennen das Mittel *Juglansregia* und 3mal täglich wurden 5 Tropfen der 1. Centesimale genommen.

Kennen Sie den wissenschaftlichen Grund, weshalb dieses Mittel hier hilfreich war? Allein die Homöopathie und die Schriften des verstorbenen Dr. Clotar MÜLLER können es Ihnen sagen.

Sie sehen hier wieder, daß das Ähnlichkeitsgesetz uns zu Meistern in der Heilkunst macht und mir zugleich meinen 8. Grund liefert, kein Allopath und „Mann der Wissenschaft" zu sein.

9. Grund (leicht gekürzt)

Sie beschweren sich über meinen gereizten, oft beleidigenden Ton. Bedenken Sie, allopathischer Kollege, daß Sie es waren, der zuerst beleidigend wurde. Wie haben Sie sich im Hause Ihres Onkels damit gebrüstet, ein „Mann der Wissenschaft" zu sein und wie haben Sie von Ihrer Höhe der Wissenschaft herab mit Verachtung von den Homöopathen als tief unter Ihnen stehend gesprochen! Sie wollten ja meine 50 Gründe haben. Ich gebe Ihnen dieselben, so schnell es mir möglich ist, und wenn ich hier und da in einen spottenden Ton verfalle, so will ich Ihnen sagen, daß ich die allertiefste, unaussprechlichste Verachtung hege für Ihre Unwissenheit, von deren höchstem Gipfel herab Sie mit unverschämtester Anmaßung die Homöopathen Quacksalber genannt haben!

Ich habe Ihnen einen Fall von Schmerz in der linken Seite mitgeteilt, der durch Juglans regia geheilt wurde. Wenige Wochen später kam eine junge Dame mit einem ganz ähnlichen Leiden zu mir, nur saß der Schmerz in der rechten Seite im Unterlappen der rechten Lunge. Sie hatte es schon seit 3 Monaten und war davon sehr angegriffen, schwach und blutarm geworden. *Chelidonium majus*, 1. Potenz, 2mal täglich 5 Tropfen, heilte sie in 14 Tagen.

Ich würde Ihnen gern die Gründe mitteilen, weshalb ich in dem einen Fall Juglans regia und im anderen Chelidonium gab, aber ich habe dazu keine Zeit, so muß ich hiermit meinen 9. Grund abschließen.

10. Grund

Sie haben mich vollständig mißverstanden, wenn Sie sagen, daß das, was mich, „wie ich mich ausdrücke", zum Meister in der Heilkunst mache, nur eine höchst beschränkte Anwendung finde. Gerade das Gegenteil ist der Fall! Wie stände es sonst mit der Meisterschaft?! Das homöopathische Ähnlichkeitsgesetz ist ein sicherer Führer unter fast allen Umständen. Das beweist auch folgender Fall:

Wenn Sie über schwerere Fälle von Schluckauf noch keine Erfahrung haben, so können Sie Ihren Herrn Kollegen (der Adressat betrieb die Praxis mit einem älteren Arzt zusammen als dessen Compagnon) danach fragen, welcher Ihnen sagen wird, daß solche Fälle sehr quälend sein können und in der Regel auch ziemlich hartnäckig sind. Schluckauf ist wieder ein Leiden, welches sich nur schwer in eine der verschiedensten Krankheitskategorien einfügen läßt.

Anfang 1883 wurde eine junge Dame zu mir gebracht, welche an einer ganzen Reihe von Beschwerden litt, deren hervorstechendstes Symptom der Singultus (Schluckauf) war. Sie hatte täglich 4 Anfälle, jeder ungefähr von der Dauer einer halben Stunde. Mit Bezug auf die Begleitsymptome — Ausbleiben der Periode, weißer Fluß, Durst, starker Speichelfluß — mußte ich annehmen, daß der Schluckauf ein Reflexsymptom von seiten der Gebärmutter sei. Meine Ansicht über die Impfung und meine Theorie der Vaccinosis (chronische Impfvergiftung), über die ich andernorts geschrieben habe, sind Ihnen ja bekannt. Aufgrund dieser Annahme gab ich *Thuja* D 30, aber ohne Erfolg. Es folgte *Sepia*, ein klassisches Mittel in der Homöopathie gegen Weißfluß, ebenfalls ohne Erfolg. Was nun? Das Ähnlichkeitsgesetz und HAHNEMANN, der Prophet, mußten mir als Führer dienen. Wir hatten folgende Symptome: Durst, Zungenbelegtheit, Übelkeit, Speichelfluß, Kopfschmerzen, viel Gähnen, Schluckauf, große allgemeine Schwäche und Mattigkeit in allen Gliedern, ein Zustand, der mit den Prüfungssymptomen des *Cyclamen*, wie HAHNEMANN sie in seiner reinen Arzneimittellehre beschreibt, große Ähnlichkeit hat. Wenn also HAHNEMANNs Schriften nur etwas wert waren, so mußte dies Mittel hier helfen und — es half auch. Die 3. Dezimalpotenz heilte meine Patientin beinahe, aber nicht vollständig, so ging ich herunter zur zweiten, wobei die Periode erschien. Doch die 2. Potenz wirkte weniger gut als die dritte, ich kam also auf die dritte zurück. Darnach, als der Schluckauf noch immer nicht ganz verschwinden wollte, ging ich herunter auf die erste Dezimale und dann aus demselben Grunde hinauf zur 30. Centesimale, wonach — Sie dürfen es aber nicht weitersagen! — keine weitere Arznei nötig war.

Empfangen Sie also hiermit meinen 10. Grund, Homöopath zu sein; denn die Homöopathie befähigt mich, Schluckauf auf schnelle und angenehme Weise zu heilen. In obigem Falle war *Cyclamen* mein Mittel.

11. Grund

Gestatten Sie mir, verehrter Kollege, Ihnen als 11. Grund noch einen einfachen Fall von Schluckauf vorzutragen. Derselbe ist bereits in meiner Schrift über Natrium muriaticum veröffentlicht und lautet folgendermaßen:

Die Gattin eines Geistlichen, 50 Jahre alt, konsultierte mich am 20. Februar 1878. Sie litt an schweren Verdauungsstörungen mit verschiedenen Natrium-muriaticum-Symptomen. Da ich große Eile hatte, so konnte ich den Fall nicht eingehend aufnehmen. *Natrium muriaticum*, sechste Verreibung, aber war meine Verordnung. Binnen 3 Tagen war ein chronischer Schluckauf von mindestens 10jähriger Dauer geheilt. Die Anfälle kamen täglich 3mal, nämlich morgens, mittags und abends. Ursache derselben war der Gebrauch des Chinins in allopathischen Dosen. Der Schluckauf war nicht sehr geräuschvoll, aber er war mit großer Körpererschütterung verbunden. Die Anfälle dauerten 10 Minuten und waren sehr quälend.

„Woher wußten Sie, daß das Chinin die Ursache des Schluckaufs war?" fragte ich meine Patientin. Sie antwortete: „Ich habe 3mal, und zwar zu verschiedenen Zeiten meines Lebens wegen Gesichtsneuralgie Chinin bekommen und jedesmal stellte sich Schluckauf darnach ein. Beim 1. und 2. Mal verlor er sich allmählich wieder, aber das 3. Mal nicht. Als ich das Mittel zum 3. Mal nehmen sollte, bat ich meinen Arzt, mir ein anderes Mittel zu verschreiben, da ich nach Chinin stets Schluckauf bekäme, aber er bestand darauf. Ich nahm also wieder Chinin ein und hatte darnach den Schluckauf, bis ich Ihre Pulver bekam; ich habe länger als 10 Jahre daran gelitten."

Die Heilung des Schluckaufs war von Dauer.

Die Patientin ist eine gläubige fromme Christin, deren Wahrheitsliebe über allen Zweifel erhaben ist. Sie ist Anhängerin der Homöopathie seit vielen Jahren, ist seit reichlich 3 Jahren ab und zu meine Patientin gewesen, und ich habe sie während dieser Zeit wegen chronischen Rachenkatarrhs, Schwindel, Herzklopfen und einmal wegen Schwermut behandelt. Sie hatte auch den Schluckauf schon früher mir gegenüber erwähnt, ich hatte aber nicht mehr daran gedacht, und dieses Mal, als ich Natrium muriaticum verschrieb, sprach sie gar nicht davon.

Ich aber mußte zum 1000. Male über die HAHNEMANNsche Potenzierungstheorie nachdenken und dieser Fall konnte meinen Glauben an den Meister nur stärken.

Schluckauf ist ja eine bekannte Wirkung des Chinins. Wir lernen also aus dem Fall folgendes:

1. Die Wirkung des Chinins, gegen Neuralgie einer Dame in allopathischer Dosis gegeben, kann länger als 10 Jahre dauern.

2. Natrium muriaticum in 6. Verreibung ist ein Gegenmittel gegen diese Chinin-Wirkung.

3. Dagegen hat dieselbe Substanz in rohem, d. h. nicht potenziertem Zustande, namentlich unser gewöhnliches Kochsalz, mögen wir es auch 10 Jahre lang in verschiedenen Mengen zu den Speisen genießen, keine Wirkung.

4. Es muß also die Verreibung eine Substanz so verändern, daß dadurch ganz neue Kräfte entwickelt werden.

5. HAHNEMANNS Lehre von der Potenzierung ist kein leerer Wahn, sondern eine Tatsache, welche jeder nachprüfen kann.

6. Die Hahnemannsche Art der Arzneibereitung ist keine bloße Auflösung oder Verdünnung, sondern ein Prozeß, welcher Kräfte zur Entwicklung bringt d. h. eine wirkliche Potenzierung oder Dynamisation.

Ein besserer Fall, dieses zu beweisen, dürfte sich nicht leicht finden lassen. Ich habe aber noch andere Fälle in meinem Journal, die dasselbe erhärten und zugleich noch mehr lehren können.

Ehe wir weitergehen, sei noch erwähnt, daß die betreffende Patientin im Laufe dieser 10 Jahre noch anderen Einflüssen unterworfen war, welche das Leiden hätten modifizieren können, war sie doch auch an der See gewesen und hatte sie doch täglich in den Speisen Salz gegessen — aber der Schluckauf bestand fort, bis potenziertes Salz gegeben wurde.

Ehe ich zu diesen Schlüssen kam, trachtete ich auf jede mögliche Weise, sie wegzudisputieren. Ich habe mich lange dagegen gesträubt, aber ich muß sie anerkennen, selbst wenn ich nicht will. Es zeugt obendrein von größerer Skepsis (Zweifelsucht), wenn man nicht glauben wollte.

Ich befinde mich so in einem Dilemma: Entweder ich muß die Potenzierungstheorie als wahr anerkennen oder bewiesene Tatsachen ableugnen, und das wäre ja Wahnsinn. Oder kannst Du, kritischer Leser, mit mehr Skepsis mir aus dem Dilemma heraushelfen? Ich wünschte, Du könntest es, denn die Potenzierungslehre nimmt uns ja fast den Boden unter unseren Füßen und läßt uns in der Luft schweben.

Das war ein ziemlich langer Bericht über einen Fall von Singultus (Schluckauf), aber er hat mich vieles gelehrt, und das muß mich entschuldigen.

12. Grund

Da Sie mit meinem letzten Briefe nicht einverstanden waren, so will ich noch einen 3. Grund von Schluckauf anführen, und das soll mein 12. Grund sein, daß ich Homöopath bin.

Am 29. März 1887 kam ein junges Mädchen in meine Behandlung, das an einer ganzen Reihe von Beschwerden litt, namentlich Blutarmut, Apathie, gastrischen Störungen, Rachenkatarrhen, Übelkeit, Ohnmachten, Stirnkopfschmerz, Mattigkeit am Morgen, Gedächtnisschwäche, Mundgestank, Aufsteigen im Halse, Schluckauf, blasser und zu schwacher Periode und Schmerz in der linken Seite beim Steigen. Bei der Untersuchung fand ich ein Geräusch am Herzen und eine beträchtliche Milzvergrößerung. Die Patientin konnte keine Kälte ertragen, war nur einmal geimpft und hatte Varicellen (Windpocken) und Masern gehabt.

Sie wissen, daß ich die Impfung als ein Krankmachen des Körpers ansehe, ich habe diesen Zustand Vaccinosis (chronische Impfvergiftung) genannt und eine Abhandlung darüber geschrieben. Doch das geht uns hier nichts an; denn wir haben es jetzt mit einem viel größeren und bedeutenderen Gegenstande, nämlich der Homöopathie, zu tun, welche auf dasselbe Mittel führt, wie meine Theorie der Vaccinosis. *Thuja occidentalis* D 30 in seltenen Gaben heilte den Schluckauf, reduzierte die Milz auf ihre halbe Größe und — merkwürdig genug — auch das Herzgeräusch schwand.

Es liegt mir daran, Ihre Aufmerksamkeit auf die Heilung des Schluckaufs durch Thuja zu lenken. Ich habe Ihnen also nun 3 Fälle von Schluckauf beschrieben, deren jeder durch ein anderes Mittel, Cyclamen europaeum, Natrium muriaticum und Thuja occidentalis geheilt wurde. Diese Verschiedenheit der Mittel gegen ein und dasselbe Symptom zeigt uns klar und deutlich den Geist der Homöopathie und zugleich ihre Meisterschaft den Krankheiten gegenüber. Nichtsdestoweniger bildet die Verschiedenheit der arzneilichen Maßnahmen gegen ein und dasselbe Krankheitssymptom für den Uneingeweihten, der für die Homöopathie kein Verständnis besitzt, einen großen Stein des Anstoßes und ist der Grund, daß viele, die sich mit ihr beschäftigt haben, sie nicht begriffen, und doch liegt gerade hierin ihre Stärke, wenn auch die Ausübung der homöopathischen Praxis dadurch sich sehr schwierig gestaltet. Es kommt bei uns nur an auf Kenntnis der Arzneimittellehre. Fleißig allerdings müssen wir sein, um ohne Krücken gehen zu lernen. Und wenn ich Ihnen auch 3 Fälle von Schluckauf habe mitteilen können, welche durch ebensoviele verschiedene homöopathische Mittel geheilt wurden, so würde ich auf die Frage, welches Mittel man gegen Schluckauf versuchen solle, nur antworten können, das Mittel (nicht notwendigerweise eins von meinen dreien), welches in seinen Prüfungssymptomen dem zu heilenden Schluckauf-Fall am ähnlichsten ist.

13. Grund

Sie haben ganz recht, Herr Kollege, ich habe auch gar nicht gesagt, daß der Schluckauf eine Krankheit zum Tode sei. Was ich aber behauptet habe und auch aufrechthalten muß, ist das, daß nämlich der Singultus häufig ganz außerordentlich quälend ist, und daß er mit Homöopathie leicht und sicher zu heilen ist. Mehr als eine angenehme und sichere Heilung verlange ich von keinem medizinischen System.

Nun zu meinem 13. Grund:

Stimmlosigkeit geheilt durch Arnica.

Ein bekannter Tenorsänger kam zu mir wegen Stimmlosigkeit, es bestand zugleich ein Rachenkatarrh. Sie haben vielleicht gehört, daß in der Homöopathie die Arnica sehr gerühmt wird wegen ihrer guten Eigenschaften bei Verwundungen, Quetschungen, überhaupt bei Verletzungen im allgemeinen. Verschiedene Mittel hatte ich ohne Erfolg angewandt, da wurde es mir allmählich klar, daß das Leiden wahrscheinlich in einer Überanstrengung der Stimmbänder seine Ursache habe. *Arnica* also heilte den Fall.

Sie werden mir wahrscheinlich entgegnen, daß auch totale Heiserkeit keine tödliche Krankheit sei. Ein für allemal sei hier konstatiert, daß es eine ganz falsche Vorstellung ist, welche sowohl unter dem Volke grassiert, als auch unter den Ärzten von Generation zu Generation vererbt wird — daß nämlich die Homöopathen behaupten sollen, sie könnten das Unheilbare heilen! Das behaupten die Homöopathen nicht, sondern: Die Homöopathie heilt alles Heilbare auf eine viel bessere Art und Weise, als irgend ein anderes medizinisches System. Die Homöopathen behaupten nicht, daß andere Systeme wertlos seien oder daß das homöopathische System unfehlbar sei, sondern nur, daß in der Homöopathie die beste Art der Kunstheilung zu finden sei.

Auf alle Fälle ist die Heilung eines veralteten Falles von Stimmlosigkeit mit Arnica bei einem Sänger ein guter Grund, Homöopath zu sein, wenigstens ist es mein dreizehnter.

Wenn ich gesagt habe, die Homöopathie behaupte nicht, das Unheilbare heilen zu können, so habe ich damit die Frage der Heil- oder Unheilbarkeit offen gelassen. Die Homöopathie behauptet allerdings nicht, ein Fall sei unheilbar, weil gewisse Ärzte das vielleicht erklärt haben. Unfähigkeit des betreffenden Arztes macht doch einen Fall noch nicht zu einem unheilbaren. Ich bitte, hiervon gütigst Notiz nehmen zu wollen, daß das, was ihr „Männer der Wissenschaft" für unheilbar erklärt, deshalb nicht notwendigerweise auch von den Homöopathen für unheilbar angesehen werden muß. Mein altes pleuritisches Leiden wurde von der ganzen Fakultät als unheilbar erklärt, und doch — Bryonia alba heilte es.

14. Grund

Ein alter Fall von Rose, geheilt durch Arnica

Vor mehreren Jahren schrieb mir ein Herr, daß er seit einer Reihe von Jahren zu verschiedenen Zeiten Anfälle von Gesichtsrose bekäme. Ich verordnete *Arnica* in hoher Potenz und seltenen Dosen, worauf die Anfälle verschwanden. Nach längerer Zeit schrieb er mir einen Brief, der von Dankbarkeit überfloß und mir viel unverdientes Lob spendete wegen meiner Kenntnis der Gesetze, welche der Allmächtige zum Wohle seiner armen, kranken Kinder aufgestellt hat.

Von Ihnen selbst weiß ich, daß Arnica Rose hervorrufen kann. Ich bezweifle das keinen Augenblick. Nehmen Sie jetzt von mir die Versicherung, daß Arnica Rose heilt, und das muß mein 14. Grund sein. Sie kennen die böse Eigenschaft der Arnica, Rose zu erzeugen, ich erzähle Ihnen etwas von den guten Eigenschaften des Mittels, daß es namentlich Rose heilt und das Glied, welches hier die Kette schließen muß, ist das Ähnlichkeitsgesetz, dessen Entdeckung Gott einem gewissen SAMUEL eingab, damit er es der Welt verkünden sollte.

15. Grund

Aber Herr Kollege, Sie müssen sich über meinen letzten Grund nicht so ärgern, war ich es doch nicht, der die Arnica wachsen ließ. Nicht ich habe sie mit den Kräften ausgestattet, Rose zu erzeugen, nicht ich habe das Ähnlichkeitsgesetz entdeckt. Ich benutze dieses Gesetz nur zum Wohle meiner Patienten, wie ich auch die nützliche Erfindung, genannt Löffel, dazu benütze, um Suppe damit zu essen. Für mich ist es nur Mittel zum Zweck, weiter nichts.

Als ich neulich dabei war, meinen letzten Grund zu Papier zu bringen, wurde ich plötzlich durch eine Depesche abgerufen zu einem ganz besonders schweren Fall von Mandelentzündung. Ich begab mich eilends zu der Patientin und fand, daß bereits verschiedene Mittel ohne Erfolg gegeben worden waren. Die Patientin lag in großer Qual, denn seit 12 Stunden war sie gänzlich unfähig, auch nur einige Tropfen Flüssigkeit zu schlucken. Nicht einmal die Arznei konnte sie nehmen und eine Operation schien unvermeidlich. Ich gab die 3. Centesimalverreibung eines Mittels, welches Ihnen unbekannt sein wird, aber welches die verdrehten Homöopathen *Baryta carbonica* nennen und welches als das kohlensaure Salz des Baryums jetzt allgemein bekannt ist. In 12 Stunden war die Patientin imstande, etwas Milch und Brot zu essen. Oft habe ich mit demselben Mittel Mandelentzündungen geheilt, und tausendmal, glauben Sie mir, haben andere dasselbe getan — nichtsdestoweniger mag es Ihnen als 15. Grund dienen, und wahrhaftig, kein schlechter! wie die Patientin dankbar anerkannte.

16. Grund

Sie erinnern sich vielleicht noch des Falles von Schluckauf, der durch *Natrium muriaticum* geheilt wurde. Lassen Sie mich heute eine andere Heilung mit eben demselben wunderbaren Mittel als 16. Grund anführen. Derselbe hat gewisse Beziehungen zu dem Schluckauf-Fall.

Herr H., Seemann, 29 Jahre alt, konsultierte mich am 21. April 1878 wegen Wechselfieber und Milzschwellung. Er hatte im September 1877 in Kalkutta 3 Anfälle täglich, verbunden mit wässerigem Erbrechen. Er war deswegen 3 Wochen im dortigen Krankenhause und bekam Brechmittel, Chinin und sogenannte stärkende

Mittel. Nach 3 Wochen wurde er geheilt entlassen, aber ehe er das Hospital ganz hinter sich hatte, kam das Fieber wieder, oder er bekam einen neuen Anfall und die 5monatige Reise nach Liverpool stand vor der Türe. Während der ersten 3 Monate der Reise hatte er wöchentlich 2—5 Fieberanfälle und bekam dagegen vom Kapitän eine ziemliche Menge eines Pulvers, welches nach seiner Beschreibung wahrscheinlich Chinin war, denn die Fieberanfälle hörten schließlich auf, und es stellte sich folgender Zustand ein: Schmerz in der rechten Seite unterhalb der Rippen, kann nicht auf der rechten Seite liegen, beide Waden sehr empfindlich gegen Berührung, hart und steif, linkes Bein im Knie halb gebeugt, Streckung unmöglich. In diesem Zustande brachte er noch 2 Monate auf See und 2 Wochen an Land zu, und in diesem Zustande humpelte er endlich, schwer auf einen Stock gestützt, in mein Sprechzimmer. Urin trüb und rötlich, Stuhl regelmäßig, Hautfarbe dunkelgelb, Augenweiß gelb.

Trinkt täglich 3 Maß Bier. Ich riet ihm, vorläufig seine Lebensweise nicht zu ändern, aber nach seiner völligen Genesung weniger zu trinken. Den 1. Teil dieser Verordnung befolgte er, wie ich von seinem Bruder erfuhr, was den 2. Teil betrifft, so bin ich darüber nicht orientiert.

Die Ähnlichkeit des Schluckauf-Falles mit diesem ist außerordentlich, denn wir haben hier einen Fall von Malaria (Tropenfieber, Wechselfieber), der mit Chinin — nicht geheilt, sondern — u n t e r d r ü c k t worden ist. Daher verordnete ich *Natrium muriaticum* 6. Verreibung, vierstündlich eine Dosis.

27. April: Die Schmerzen in der Seite und in den Waden verschwanden in 3 Tagen, auch der Urin wurde klar, aber am 4. Tage kehrte der Schmerz in der Wade zurück, wenn auch nur in der linken allein, welche jetzt rot, empfindlich, geschwollen, mit einem Wort entzündet ist und heftig schmerzt. Kann trotzdem ohne Stock gehen.

Verordnung: Dieselbe Medikation.

4. Mai: Fast gesund, hat nur noch wenig Schmerz in der linken Wade beim Gehen, Aussehen und Befinden gut, kann mit Leichtigkeit ohne Stock gehen. Vor einigen Tagen hat er nachts einen Schüttelfrost gehabt, nachts stets starken Schweiß, solange wie er das Fieber gehabt hat.

Dieselbe Medikation.

11. Mai. Gesund.

Ich möchte Ihnen raten, das Salz einmal eingehend zu studieren, der Umstand, daß es in kleinen Dosen ein so mächtiger Wärmeerzeuger ist, und daß es diesen schweren Fall von Tropenfieber und Milzschwellung heilen konnte, ist doch ein sehr triftiger Grund, Homöopath zu sein, denn einzig und allein die Homöopathie kann uns die Anwendungsweise des Mittels in solchen Fällen lehren.

17. Grund

Vor nicht gar langer Zeit litt die Tochter eines Londoner Herrn an heftiger G e s i c h t s n e u r a l g i e , sie hatte dieselbe schon seit Jahren und alles Mögliche war bereits dagegen versucht worden. Der Hausarzt war Homöopath, trotzdem hatte er den Fall nicht heilen können, es hatten sogar Konsultationen über Konsultationen mit anderen Kollegen stattgefunden, alles vergeblich. Ich fand, daß der Schmerz bei kaltem Wetter am schlimmsten war, schlimmer an der See, besser im Inlande, d. h. von der Seeküste möglichst weit entfernt, während des Anfalls Tränen der Augen.

Natrium muriaticum 6. Verreibung heilte das Übel in drei Wochen, und diese Heilung einer Neuralgie mit Salz sei hiermit mein 17. Grund.

18. Grund

Sie schreiben, wenn die Homöopathie so große Dinge verrichten könne, wie es dann möglich sei, daß die homöopathischen Ärzte sich an Zahl so sehr in der Minderheit befinden? Ich bin der Meinung, in der Minderheit sein, ist nicht notwendigerweise dasselbe wie im Unrecht sein.

Sie glauben doch wohl auch, daß die Erde sich bewegt? Es gab bekanntlich eine Zeit, wo diejenigen, welche diesen Glauben teilten, sehr in der Minderheit und sogar dem Galgen nahe waren, wenn sie diese Überzeugung zu äußern wagten.

Sie selbst, Herr Kollege, haben ja die Krankheiten der Kreislauforgane eingehend studiert und Sie behaupten, wie ich wenigstens aus Ihren Reden entnehmen muß, hierin mehr zu verstehen als die meisten Kollegen. Gab es nicht eine Zeit, wo diejenigen, welche an HARVEY's Entdeckung (vom Blutkreislauf) glaubten, von ihren Kollegen mit dem Spottnamen „Circulator" belegt wurden trotz der vielgerühmten „Freiheit der Wissenschaft"? Dieser Spottname hatte damals denselben Klang, wie der Name Homöopath heutzutage, und ich habe eines Tages einen großen Redner gehört, der sein ärztliches Publikum dadurch in Aufregung versetzte, daß er ausrief: „Sklaven sind es, die nicht wagen, ihre Überzeugung öffentlich zu bekennen, weil nur wenige sie teilen!" Ihr Argument von der Minderheit ist nicht stichhaltig.

Bezüglich der erwärmenden Wirkung des Natrium muriaticum wünschen Sie ja zu wissen, ob es auf ein bestimmtes Zentrum wirke. Die Antwort auf diese Frage muß ich Ihnen schuldig bleiben, aber ich weiß aus Erfahrung, daß das Mittel sehr oft Frostgefühl heilt und das ist nichts Geringes!

Vor einigen Jahren behandelte ich das Kind einer Witwe in der Nähe Londons, und da der Fall schön und glatt heilte, wollte mich die Dame auch wegen ihres eigenen Zustandes konsultieren. Während des sich dann entspinnenden Gesprächs sagte sie mit einem Male: „Ich glaube, es hat keinen Zweck, mit Ihnen über meine Frostanfälle zu reden, die hat noch kein Arzt beseitigen können." Die Sache war nämlich die: Wenn sie abends zu Bett gehen wollte, fing sie an zu frieren und nach dem Hinlegen trat ein solcher Schüttelfrost ein, daß die Zähne klapperten und das ganze Bett heftig erschüttert wurde. Sie litt daran schon seit Jahren, hatte viele Ärzte konsultiert, aber stets ohne Erfolg. Sie bezeichnete mir fünf bekannte homöopathische Ärzte, welche sich vergebens daran versucht hatten. Einer von diesen fünf hatte sogar danach die Homöopathie an den Nagel gehängt, um wieder in den Schoß der „Wissenschaft" zurückzukehren und ist jetzt einer der ärgsten Spötter über die Homöopathie. Trotz alledem: potenziertes, homöopathisch potenziertes Kochsalz heilte diese alten Frostanfälle prompt und dauernd. Nach längerer Zeit schrieb mir die betreffende Patientin, daß sie noch immer ein Fläschchen mit besagter Arznei im Schlafzimmer habe, für den Fall, daß sie es wieder nötig haben sollte, aber dieser Fall ist bis jetzt nicht eingetreten.

Ich nenne daher Natrium muriaticum meinen „Wärmeerzeuger".

19. Grund

Sehr richtig, unser *Natrium muriaticum* ist Ihr Natriumchlorid oder Chlornatrium, das bekannte Salz, welches wir in unsern Speisen täglich genießen, und es wundert mich gar nicht, wenn Sie an eine Heilwirkung dieses Mittels nicht glauben können. Sind doch viele Homöopathen derselben Meinung. Aber was haben wir mit dem Glauben zu tun, wo die Tatsachen sprechen! Eine nicht unbeträchtliche Zahl von Fällen habe ich mit Natrium muriaticum geheilt, nämlich Frost, Milzschwellungen, Gicht, Verstopfung und Neuralgien.

Ich will Ihnen nun noch einen weiteren Fall mitteilen, der mit Natrium muriaticum geheilt wurde, und welcher sehr seltsam und doch auch wiederum sehr wichtig ist. Dann will ich Sie auch nicht länger mit meinem attischen Salz belästigen.

Der Fall ist schnell erzählt. Die Frau eines Offiziers kam von Indien herüber, um sich von mir behandeln zu lassen. Sie wäre gern der Einladung ihrer Verwandten gefolgt, welche in Sussex nahe der Seeküste ein Gut hatten. Aber sie konnte nie an der See sein. Dort war sie stets, wie auch während der Reise, furchtbar elend. Also Natrium muriaticum D 6 änderte den Zustand der betreffenden Patientin so, daß sie fürderhin ohne Störung ihres Wohlbefindens an und auf der See leben konnte.

Dieses ist mein 19. Grund, Homöopath zu sein, und wenn Sie ihn nicht anerkennen wollen, so verspreche ich Sie nicht länger mit Chlornatrium oder — wie die Homöopathen es nennen — Natrium muriaticum behelligen zu wollen.

20. Grund

Im Sommer 1877 konsultierte mich die junge Frau eines Gutsbesitzers wegen schwerer Kopfschmerzen, an denen sie nun schon über ein Jahr litt. Die Schmerzen saßen im Hinterkopf waren klopfend, sie wachte stets damit auf und während der Periode litt sie auch an Stirnkopfschmerz. Linker Eierstock etwas geschwollen und empfindlich. Thuja occidentalis in ziemlich hoher Potenz und in seltenen Dosen heilte sie. Sie wartete 3 Monate, um zu sehen, ob die Heilung auch standhalten werde, dann schrieb sie mir einen dankbaren Brief.

Nehmen Sie also, verehrtester Herr Kollege, diesen Fall von Kopfschmerzen, geheilt durch Thuja D 30, als meinen 20. Grund, Homöopath zu sein.

21. Grund

Gebärmutterblutung, geheilt durch Phosphor

Die betreffende Patientin war 51 Jahre alt und hatte seit 15 Jahren an zu starker menstrueller Blutung gelitten. Periode im übrigen noch regelmäßig. Ursache war eine Fehlgeburt. Bei den anderen Entbindungen hatte sie immer nur so in ihrem Blute geschwommen. Phosphor in 200. Potenz heilte sie. Sie wurde in der Taille sehr viel schlanker und sagte, sie fühle sich jetzt wie ein junges Mädchen. Sie erhielt von mir noch andere Mittel, Lachesis, Ferrum, Thuja und Arnica, aber Phosphor heilte die Blutung. Ich mußte 3mal auf dieses Mittel zurückgreifen, und jedesmal lag ein Zeitraum von mehreren Monaten dazwischen. Das letzte Mal verschrieb ich Phosphor in 100. Potenz.

Ich habe diesen Fall erwähnt, weil er rein homöopathisch ist, und doch, viele homöopathische Praktiker „glauben" nicht an Hochpotenzen, wenngleich der Fall durch die Hochpotenz geheilt wurde. Daraus folgt, daß entweder sie oder ich mich im Irrtum befinden müssen. Die Dame, welche durch die Hochpotenzen (200. und 100.) von ihrer Blutung geheilt wurde, würde Ihnen ins Gesicht lachen, wenn Sie fragen würden, ob sie von mir nicht sehr kräftig und stark wirkende Arzneien erhalten habe. Und in der Tat, die Mittel waren äußerst wirksam. Nehmen Sie dagegen die großen Dosen Arsen-Tropfen und sogenannte stärkende Mittel, die die Patientin während dieser 15 Jahre ohne Erfolg gebraucht hatte!

22. Grund

Sie schreiben, Sie hätten mich bis jetzt immer für einen Tiefpotenzler und Makrodosisten *) gehalten, und der Phosphor, den ich einstmals für Ihre Frau Tante in einer Tasse Wasser zurechtmachte, habe sogar noch geraucht.

Ganz recht, ich kann mich mit Ihnen natürlich nicht in eine Diskussion über die Potenzfrage einlassen, aber ich will Ihnen sagen, was ich mir zur Regel gemacht habe: Die Potenz hängt von dem Grad der Ähnlichkeit ab, je größer die Ähnlichkeit, um so höher die Potenz und um so seltener die Gabe. Je geringer der Grad der Ähnlichkeit, um so tiefer die Potenz und um so häufiger die Wiederholung der Gabe. In gewissen Fällen gebe ich alle 8 Tage einige Körnchen der 200., sogar der 1000. Potenz, in andern wieder 4mal täglich 10 Tropfen der Urtinktur [versteht sich: nur bei indifferenten (ungiftigen) Mitteln].

Die Potenz ist oft ebenso wichtig (zum Simillimum gehört nicht allein das richtige Mittel, sondern auch die richtige Potenz) wie das Mittel, und die Tiefpotenzler — das sind solche, die ausschließlich tiefe oder mittlere Potenzen geben — sowohl wie die Hochpotenzler, welche ausschließlich hohe Potenzen verordnen, sind nur Einäugige, obgleich Könige unter den Blinden.

Mein 22. Grund, Homöopath zu sein, ist ein Fall, den ich vor mehreren Jahren veröffentlicht habe unter dem Titel:

„Exostosis an der rechten Ferse, geheilt durch Lava vom Hekla."

Dr. Garth WILKINSON machte einstmals eine Ferienreise nach Island, wo er bemerkte, daß das Vieh, welches weidete, wo die feinere Asche vom Hekla lag, ungeheure Exostosen (Knochenauswüchse) am Oberkiefer und an anderen Knochen aufwies. Als Anhänger der wirklich wissenschaftlichen Heilkunst, wie selbige von Samuel HAHNEMANN für uns entdeckt wurde, nahm

---

*) Makrodosist: Ein Arzt, der hohe Dosen verordnet.

er etwas Lava vom Hekla mit nach Hause und hat dieselbe schon öfters mit Erfolg gegen das Leiden angewendet, welches die Lava hervorzurufen imstande ist.

Am 3. Juli 1880 kam ein Mädchen von 15 Jahren in meine Behandlung. Sie hatte eine Exostose an der rechten Ferse, etwas kleiner und flacher als eine halbe Walnuß. Die Exostose war zuweilen schmerzhaft. Die Patientin befand sich im übrigen in guter Gesundheit, nur hatte sie schlechte Zähne. Im Winter hat sie stets viele Frostbeulen an Händen und Füßen, besonders aber an den Händen.

Verordnung: Heklae Lava, 2. Verreibung, 3mal täglich eine Messerspitze.

17. Juli. Exostosis kleiner, schmerzt nicht mehr.

Dieselbe Arznei weiter.

25. September. Exostosis verschwunden, der Vergleich beider Haken miteinander ergibt keine Differenz.

Die Lava des Hekla besteht aus Silicea, Alumina, Kalzium, Magnesia und Eisenoxyd. Es darf uns daher nicht wundernehmen, wenn sie Exostosen erzeugen und solche auch heilen kann.

23. Grund

Meinen Bemerkungen über den Punkt, daß viele homöopathische Praktiker nicht an die Wirkungen der Hochpotenzen glauben, muß ich noch einiges hinzufügen, da ich aus Ihrem Briefe ersehe, daß Sie mich mißverstanden haben. Ich sage nicht, daß kein Homöopath an Hochpotenzen glaubt, sondern nur, daß diejenigen, welche es tun, in der Minderzahl sind, es mag vielleicht von den englischen homöopathischen Ärzten der 4. Teil sein. Ferner ist meine Heilung der Blutung mit Phosphor durchaus kein isoliert dastehender Fall, sondern nur einer von vielen. Ähnliche Fälle sind in unserer Literatur dutzendweise zu finden. Sie vergessen, daß ich meine Fälle nicht der Literatur entnehmen darf.

Und sollten Sie dasselbe über den Fall von Exostosis, der mit Lava von Hekla geheilt wurde, denken, so will ich Ihnen sagen, daß Sie noch mehr solche Fälle in der Literatur finden können, sogar noch schlagendere, denn — Sie müßten denn sagen wollen, der Glaube habe es getan! — ein Dubliner Arzt hat sein Pferd mit demselben Mittel von einer großen Exostose geheilt!

Als 23. Grund nehmen Sie einen Fall von

Exostosis am Schädel, geheilt durch Gold.

Der Fall ist schon vor langer Zeit von mir veröffentlicht worden, daher will ich Sie nicht mit Einzelheiten belästigen. Es mag genügen, zu sagen, daß der betreffende Patient, an dessen Schädel der Knochenauswuchs saß, mit metallischem Gold in homöopathischer Potenz befreit worden ist. Auch dieses ist natürlich kein einzig dastehender Fall. Andere Kollegen haben vor meiner Zeit oft genug ähnliche Fälle geheilt, nicht allein während der letzten 50 Jahre, sondern auch vordem schon.

24. Grund

Ich möchte Ihnen den Unterschied zeigen zwischen einer empirischen (auf Erfahrung beruhend) und einer wissenschaftlichen (im wahren Sinne des Wortes) oder homöopathischen Heilung; ein Aufsatz, den ich einstmals über *Aralia* veröffentlicht habe, wird dies tun und soll zugleich mein 24. Grund sein. Ich ziehe diesen Aufsatz hier heran, weil es scheint, als ob Sie meine letzten Fälle für „isoliert" halten.

Der Husten von Aralia

Aralia racemosa ist nur ein unvollständig geprüftes Mittel und Dr. Allen hat die kleine Prüfung von Dr. Jones im Anhang seiner Enzyklopädie aufgeführt. Auch Dr. Hughes erwähnt das Mittel nur im Supplementband zu seiner Arzneimittellehre. Das Mittel ist also wie das Veilchen, welches im Verborgenen blüht. In klinischer Beziehung ist mir nicht mehr darüber bekannt, als was Hale in seiner Therapie angibt.

In den Vereinigten Staaten scheint aber Aralia einen großen Ruf als Hustenmittel zu haben und Professor E. M. Hale sagt, es habe eine spezifische Verwandtschaft zu den Respirations- (Atmungs-) Organen. Auch wird es dort als Hausmittel gegen Husten verwendet. Dr. Jones geht schon einen Schritt weiter, er prüfte das Mittel nämlich im Jahre 1870, und so wurden wir in den Stand gesetzt, ein bisher nur empirisches Mittel jetzt auf wissenschaftlicher Basis Hahnemannscher Induktion anwenden zu können.

Ich las die Dr. Jones'sche Prüfung vor 6—7 Jahren in Hales „Neuen Mitteln" und war ganz frappiert über den Charakter des Hustens. Was auf mich einen so tiefen Eindruck machte, war der Umstand, daß ich kurz vorher eine Dame wegen Husten behandelt hatte, welcher immer bald nach dem Hinlegen abends auftrat. Ich hatte den Husten nicht heilen können, Hyoscyamus, Digitalis und andere Mittel waren ohne Erfolg geblieben. Die Patientin verlor danach das Vertrauen zu ihrem Arzte und fing an, Volksmittel zu gebrauchen. Infolgedessen machte ich mich mit Fleiß über die Arzneimittellehre, denn daß der Husten heilbar sein mußte, war klar, da die eingehendste physikalische Untersuchung nur ganz wenig feuchtes Rasseln zu Gehör brachte.

Fehler sind oft sehr lehrreich.

Gerade als mir die betreffende Patientin ihre Rechnung bezahlt hatte, las ich Hales neue Mittel und fand Dr. Jones Prüfung der Aralia racemosa. Er sagt da: „Um 3 Uhr nachmittags nahm ich 10 Tropfen der Urtinktur in einer halben Tasse Wasser ein", und fährt fort, daß er um Mitternacht sich zur Ruhe gelegt habe. Er habe sich dabei, wie immer, vollkommen wohlgefühlt, aber sobald er sich gelegt, habe er einen Asthmaanfall bekommen. Ich legte das Buch hin und sagte zu mir selbst: „Das ist Frau N's Husten, sie legt sich hin und sofort beginnt der Husten und die Kurzatmigkeit."

Fall 1

Bald darauf wurde ich aufgefordert, eines der Kinder dieser an Husten leidenden Dame zu besuchen. Bei dieser Gelegenheit fragte ich dieselbe, wie es mit ihrem

Husten stehe. „Oh", antwortete sie, „er ist so schlimm wie je, ich habe alles versucht, aber nichts hilft mir." Ich verschrieb *Aralia racemosa* D 2 und es half sofort, aber nicht etwa, weil Aralia ein Hustenmittel ist und eine spezifische Wirkung auf die Atmungsorgane hat, sondern — weil es die Fähigkeit besitzt, einen Husten hervorzurufen, der mit dem zu heilenden die größte Ähnlichkeit hat.

Das war vor 6 oder 7 Jahren. Ich habe seitdem etwa 40—50mal diese Art Husten zu behandeln gehabt und ihn jedesmal prompt geheilt.

Fall 2

Vorigen Sommer kam eine Dame in meine Behandlung. Sie wohnt in London Westend und ist in guter homöopathischer Behandlung gewesen, aber ihr Husten hat sie nicht verlassen, so daß sie im Begriff stand, nach dem Süden zu gehen, wo sie geboren ist. Denn ihre Angehörigen wie auch sie selbst befürchteten, es könne ein schweres Lungenleiden daraus entstehen. Ihr Husten war nicht derselbe wie im vorigen Fall. Der Unterschied lag darin, daß der Anfall erst nach einem ersten Schlaf von kurzer Dauer auftrat. Die Patientin legte sich (wie auch Dr. JONES und Frau N.) in völligem Wohlsein zu Bette, schlief ein und erwachte bald darauf mit dem Hustenanfall der eine Stunde und länger andauerte.

Aralia D 3 heilte sie in wenigen Tagen und sie gab jeden Gedanken an eine Reise nach dem Süden auf.

Fall 3

A r a l i a - H u s t e n. Ein 6jähriges Kind bekommt bei feuchtem Wetter einen croupartigen Husten, welcher in der Regel auf Dulcamara zu weichen pflegt: Einmal jedoch blieb ein nächtlicher Husten zurück wie in Fall 2; es geht zu Bett, legt sich hin, schläft ein und erwacht bald darauf an einem heftigen Hustenanfall. Ehe ich auf Aralia kam, hatte ich ohne Erfolg Hyoscyamus, Gelsemium, Aconit, Spongia, Hepar, Dulcamara, Phosphor und Bryonia gegeben. Da der Husten immer früh in der Nacht, d. h. kurz nach Hinlegen auftrat, so kam ich auf Aralia, welches ihn prompt heilte.

Fall 4

Ein Herr von 50 Jahren ist wegen Asthma und Lungenemphysem (Lungenblähung) lange in meiner Behandlung gewesen. Anfangs bekam er nur nach körperlichen Anstrengungen Anfälle von Kurzatmigkeit, er litt aber auch nachts an Asthmaanfällen und Husten. Eine länger dauernde, konstitutionelle Behandlung hat ihn endlich fast geheilt, aber sowie er sich erkältet, bekommt er sofort einen Luftröhrenkatarrh mit nächtlichem, kurz nach Niederlegen eintretenden Husten! Es würde zu weit führen, Ihnen die ganze Behandlung des Falles auseinanderzusetzen. Es mag genügen, daß selbige hauptsächlich in Darreichung von Antipsoricis (Mitteln gegen Psora) und Lebermitteln bestand.

Eines Tages wünschte dieser Herr eine Medizin für seinen Husten, die er stets auf seinem Nachttisch stehen haben wollte, denn sowie er sich erkältete, bekam er nach einem kurzen Schlafe den bekannten Aralia-Husten. Ich verschrieb ihm Pulver, die mit je einem Tropfen von Aralia D 3 armiert waren. Als ich kurz darauf den Herrn wieder traf, fragte ich ihn nach seinem Husten. „Die Pulver hätten mich fast umgebracht", rief er aus, „denn als ich das erste genommen, bekam ich abends einen so furchtbaren Hustenanfall wie noch nie. Doch dauerte derselbe nur kurze Zeit, bei weitem nicht so lange wie sonst, und ist seitdem nicht wiedergekehrt."

Es sind das ja alles einfache Fälle, aber wir lernen viel aus ihnen.

Wir sehen also, daß Aralia — obgleich kein neues Mittel — ein verhältnismäßig alter Freund von mir ist, und ich kann es empfehlen gegen Husten, der in der ersten Hälfte der Nacht auftritt, entweder unmittelbar nach Hinlegen oder — und das ist das häufigere — nach einem kurzen Schlaf.

Prof. Samuel JONES bekam den Anfall gleich nach dem Hinlegen; wir dürfen dabei aber nicht vergessen, daß er nicht vor 12 Uhr ins Bett ging, während alle meine Patienten, soviel ich weiß, dies taten. Meine Erfahrung mit dem Mittel berechtigt mich zu dem Schluß, daß sowohl die Zeit des Auftretens als auch die horizontale Lage des Patienten die Hauptindikation bilden.

Das Mittel hilft nicht bei Husten, der zu jeder beliebigen Zeit nach Hinlegen entsteht, ebensowenig wenn eine Verlängerung des Zäpfchens die Ursache ist. Eine Verletzung der Lunge selbst wird auch von dem Mittel nicht beeinflußt, nur Reizung und Katarrh der Luftröhrenäste. Tritt der Husten oder das Asthma erst nach Mitternacht, so um 2 oder 3 Uhr auf, so ist das Mittel ebenfalls nutzlos. In solchen Fällen habe ich es versucht, aber keinen Erfolg damit zu erzielen vermocht. Aber gegen die oben beschriebene Art des Hustens ist es ein wirklich probates Mittel. Wir sehen hier zum 1000. Male die Homöopathie als eine exakte Wissenschaft. Endlich zum Schluß meinen Dank an Prof. HALE, der das Mittel in die Wissenschaft eingeführt, und meinen noch größeren Dank an Prof. JONES für die Prüfung desselben. Als Homöopathen sind wir allen Arzneiprüfern den größten Dank schuldig.

25. Grund

Vor nun 3 Jahren hatte ich meine Ansicht über einen schweren Krankheitsfall abzugeben. Es war ein Herr in den besten Jahren, welcher in London wohnte und dem Tode nahe sein sollte. Sein Glaube an Ärzte oder an irgendein medizinisches System war nicht groß, war er doch jahrelang wegen schweren Herzleidens und nicht minder schwerer Verdauungsstörungen von einem Arzt zum andern gelaufen. Die Allopathie half ihm noch am besten, wie ihm schien, aber die günstigen Wirkungen hielten nur nicht stand. Nach den Rezepten, welche er mir vorlegte, mußte sein Zustand richtig diagnostiziert sein und auch die Behandlung war — vom allopathischen Standpunkt — keine schlechte gewesen. Er hatte Herzmittel, Jodpräparate, säuretilgende und sogenannte stärkende Mittel bekommen, aber das Herzleiden — Aneurysma der Aorta (Erweiterung der großen Schlagader) — wurde langsam und allmählich schlimmer.

Homöopathische Ärzte hatten ihn nach den Symptomen behandelt (er hatte viele Symptome) und 1—2mal hielt er sich wirklich für hergestellt, aber das dauerte nur 1—2 Tage, dann war er wieder so krank wie je, und sein Aneurysma wurde zusehends größer.

Als ich ihn zum ersten Male sah, schien er bereits im Sterben zu liegen und hatte die letzte Ölung empfangen. Nachdem ich den Fall aufs genaueste untersucht und den Zustand der Organe und Gewebe, auch die Größe des Aneurysmas erwogen, gab ich meine Meinung dahin ab, daß, soweit sich das nach einer ersten Untersuchung feststellen lasse, der Kranke langsam und allmählich besser und mit der Zeit völlig geheilt werden könne.

Nach seiner Wiederherstellung hat sich der Betreffende dann verheiratet und das Aneurysma, wenngleich noch nicht völlig geheilt, wird unter dem Einfluß der homöopathischen Mittel immer kleiner. Die Hauptmittel, welche er bekam, waren Aurum metallicum, Chelidonium majus, Carduus Mariae-Ceonothus americanus, Spiritus glandium quercus, Aconitum, Ferrum, Cactus grandiflorus und Baryta muriatica, deren erstes und deren letzte drei spezifisch heilend wirkten. Die Kenntnis der Anwendung des Bariums verdanke ich Dr. FLINT und dies ist nicht etwa der 1. oder 2. Fall, der ein Aneurysma durch die Homöopathie geheilt wurde.

Vor einigen Tagen sah ich den Betreffenden mit seiner Frau auf der Straße und erstaunte über sein gesundes, blühendes Aussehen.

Die Macht der Homöopathie über Aneurysmen liefert mir meinen 25. Grund und damit habe ich gerade die Hälfte des Weges, den ich mir vorgezeichnet, zurückgelegt. Haben Sie, Herr Kollege, jetzt etwas mehr Achtung vor der Homöopathie bekommen, oder können Sie alle meine Gründe wegdisputieren? Jedenfalls werden Sie soviel gesehen haben, daß meine Ausführungen im Hause Ihres Onkels nicht leere Prahlereien waren, sondern auf Tatsachen beruhten.

26. Grund

Vor 6 Jahren fing eine bis dahin stets gesunde, blühend aussehende junge Dame in den Zwanzigern, welche in einer bedeutenden Provinzialstadt wohnte, an zu kränkeln. Sie litt an eigentümlichen Halsbeschwerden, Störungen in den Unterleibsorganen, Schwäche und Abmagerung. Man wußte nicht, was mit einem Mal über sie gekommen war. Sie ist eines jener bekannten Geschöpfe, die sich nicht geben, sondern wenn die Pflicht ruft, solange arbeiten, bis sie faktisch nicht mehr können.

Im gemeinen Leben werden sie gewöhnlich verkannt und, weil sie oft genug Großes leisten, glaubt der Unkundige nur zu leicht, sie seien, wenn sie schließlich einmal zusammenklappen, nur faul und träge.

Oh, sie hat doch wochenlang ihre Nichten pflegen können, des Nachts kam sie nie aus den Kleidern heraus und nun will sie uns glauben machen, sie sei krank und könne nichts tun! Das ist doch die reine Anstellerei!" Aber es ist keine Anstellerei. Wenn man ihren Kopf untersucht, so wird man die animale Sphäre fast gänzlich fehlend finden.

Dr. M. TUTTLE sagt über diesen Punkt folgendes:

„Es gibt Menschen, welche mit Leichtigkeit Dinge vollbringen, die andere zu leisten einfach unfähig wären. Dies gilt nicht nur von körperlicher, sondern auch von Geistesarbeit. Ein Mann wie GLADSTONE kann zum Beispiel so viel leisten wie wenig andere. Er hat ein großes Gehirn mit hoch komplizierten Windungen und dazu sind die Organe der animalen Sphäre gesund und kräftig genug, um die Energie zu produzieren, welche ein solches Gehirn zur Umsetzung in intellektuelle Tatkraft bedarf."

Bei der jungen Dame ist die intellektuelle Sphäre ausgezeichnet entwickelt, sie besitzt einen wundervollen Gehirnbogen, aber in der animalen Sphäre besteht ein Manko. Sie war also in treuer Erfüllung ihrer häuslichen Pflichten schließlich zusammengebrochen.

Ein herzensguter, lieber, edler allopathischer Arzt behandelte sie und konstatierte eine chronische Nierenentzündung. Er sagte also zur Mutter der jungen Dame: „Ich bedaure unendlich, Ihnen sagen zu müssen, daß das gnädige Fräulein an einer unheilbaren Krankheit leidet, es ist Brightsche Niere. Sie muß sorgfältig in acht genommen werden, muß wollene Unterkleidung tragen und darf bei kaltem und feuchtem Wetter nicht ausgehen. Auf diese Weise kann sie uns noch lange erhalten bleiben, aber Heilung ist leider ausgeschlossen."

Lange hielt man Familienrat, und da die Aussichten düster und hoffnungslos waren, wurde die Dame zu mir gebracht.

Homöopathie heilte sie in 8 Monaten, worauf sie sich verheiratete. Sie ist jetzt Mutter gesunder Kinder und fühlt sich vollständig wohl. Seit 5 Jahren hat sich keine Spur von Eiweiß mehr im Urin gezeigt. Welches Mittel heilte sie? *Mercurius vivus*, wovon sie 2mal täglich eine Gabe erhielt. Ich muß allerdings bekennen, daß ich nicht sofort auf dieses Mittel kam, denn ich versuchte zuerst zwei andere ohne Erfolg.

Dies ist mein 26. Grund, Homöopath zu sein, und wahrhaftig, er allein wäre vollkommen hinreichend! Und wenn es der Wille des Höchsten ist, daß ich noch länger leben soll, so ist es meine Pflicht, das fühle ich, alle Kräfte einzusetzen im Kampfe für die Homöopathie; täte ich es nicht, so wäre ich nicht wert, daß mich die Sonne beschiene.

27. Grund

20jährige Kopfneuralgie soll mein 27. Grund sein.

Dieser Fall, welcher im Januar 1882 in meine Behandlung kam, ist von mannigfachem Interesse. Die betreffende Patientin, eine Dame von Rang, war über 50 Jahre alt und hatte im Laufe vieler Jahre fast alle Londoner Augenärzte aufgesucht. Das Leiden bestand in Anfällen von furchtbarsten Schmerzen im Innern des Kopfes hinter den Augen, dieselben dauerten tagelang, manchmal sogar 6 Wochen. Etwas Schmerz jedoch war stets vorhanden, völlig schmerzfrei war sie nie. Fast alle bedeutenden Spezialärzte für Augenkrankheiten hatten sie untersucht, aber keiner konnte die geringste Abnormität im Innern der Augen entdecken, daher erklärten sie einstimmig das Leiden für eine Neuralgie. Natürlich waren ungezählte stärkende, schmerzstillende, umstimmende Mittel angewandt worden. Die Augenärzte schickten sie zu den praktischen Ärzten, und diese wieder zu den Augenärzten zurück. Der verstorbene Dr. QUIN sowie andere bedeutende Homöopathen hatten sie auch behandelt, aber helfen konnte keiner.

In den letzten Jahren hatte sie nichts mehr dagegen getan, wenn ein Anfall kam, zog sie sich zurück, verdunkelte das Zimmer, hüllte den Kopf warm ein und beweinte ihr Schicksal. Als ich sie untersuchte, wich sie aus: Mein ganzes Leben ist eine fortwährende Kreuzigung!

Ich muß erwähnen, daß die Neuralgie stets von katarrhalischen Symptomen, der Influenza ähnlich, begleitet war. Diese Anfälle von Influenza und Neuralgie hinter dem Auge zwangen sie, ungefähr das halbe Jahr im Bette zu verbringen. Im übrigen war sie von blühendem gesundem Aussehen, vielleicht etwas zu kräftig. Einer ihrer Bekannten war in meiner Behandlung von einem chronischen Leiden befreit worden, daher wandte sie sich endlich an mich, in äußerster Verzweiflung. Dies ist die einfache Erzählung des Falles. Nun das Mittel. Die Heilquellen der medizinischen Wissenschaft, die der Allopathie, waren erschöpft, und ich muß bekennen, ich hatte absolut kein Vertrauen dazu. Homöopathie, gute Homöopathie noch dazu (die betreffenden Kollegen waren Homöopathen von Ruf), war ebenfalls schon angewandt worden. Nichtstun, zur Zeit viel im Schwung (die sogenannte exspektative Methode der Allopathen), hatte auch nichts geholfen. Ich kalkulierte so: Die Dame war 5—6mal geimpft und litt demzufolge an Vakzinosis. Ich verschrieb daher *Thuja* D 30. Das Mittel half, und die Heilung hat standgehalten.

Langsam und allmählich schwand die Neuralgie. Nach ungefähr 6 Wochen konnte ich in mein Journal eintragen: „Die Augen sind gesund."

Ich hatte lange nichts von der Patientin gehört und schrieb an sie, um mich nach ihrem Befinden zu erkundigen.

Natürlich ist dadurch, daß Thuja D 30 den Fall heilte, nicht der Beweis geliefert, daß die Patientin wirklich an Vakzinosis litt; daß Thuja die 20jährige Neuralgie heilte, kann aber nicht bestritten werden, und meine Hypothese von der Vakzinosis führte mich auf das Heilmittel. Mehr kann nicht aufrechterhalten werden. Auf alle Fälle haben wir hier einen klinischen Triumph der Thuja in 30. Potenz, das ist absolut sicher.

Nun die Antwort der Dame:

Den 1. Januar 1883. Seit ich aus Ihrer Behandlung bin, fühle ich mich viel besser. Der ganze Körper ist anders geworden, und abgesehen davon, daß der alte Feind 1—2mal den Versuch gemacht hat, wiederzukehren, bin ich völlig gesund."

Nach dem Verschwinden der Neuralgie hat die Dame, wie ich hinzufügen muß, wegen Verdauungsstörungen noch einige andere Mittel von mir bekommen.

28. Grund

Gestatten Sie jetzt einen Fall von seit 9 Jahren bestehenden c h r o n i - s c h e n   K o p f s c h m e r z e n.

Frl. G., 19 Jahre alt, kam am 12. März 1881 wegen besagten Leidens in meine Behandlung. Sie sagte, ihr wäre bald so, als wenn der Hinterkopf in einem Schraubstock stecke, bald auch sei der Schmerz wieder in der Stirn, klopfend und wie zum Bersten. Aussehen sehr blaß, Stirn glänzend und mit braunen Flecken.

Die Anfälle von Kopfschmerzen kamen wöchentlich 1—2mal.

Neigung zur Verstopfung, Periode regelmäßig, am linken Auge ein altes Hagelkorn, wenig Appetit, Ekel vor Fleisch, Leber etwas vergrößert, hatte gegen Ende 1880 mehrere Furunkel.

Kalte Füße, leidet oft an Frostbeulen, kann seit Jahren nicht im Wagen fahren, weil ihr dann übel wird, im Winde wird die Haut rauh, Lippen gesprungen, häufig Ohnmachtsanfälle.

Graphit D 30.

13. April. Appetit und Stimmung besser, aber sonst keine Änderung; nach der Dauer der Anfälle gefragt, antwortete sie, der vorletzte habe 3 Wochen gedauert der letzte 3 Tage. Über dem rechten Auge eine gerötete, empfindliche Stelle, im Gesicht 2 oder 3 kleine Aknepusteln.

Mit 3 Monaten zum ersten Male geimpft und mit 7 Jahren revakziniert (wiedergeimpft), ebenso mit 14 Jahren, hat vor ungefähr 10 Jahren die Blattern gehabt.

Thuja D 30, morgens und abends 5 Tropfen in Wasser.

13. Mai. Bedeutende Besserung, hat nur einen, dazu sehr leichten Anfall von Kopfschmerzen gehabt, die Stelle an der Stirn ist nicht mehr empfindlich, auch keine Ohnmachten mehr. Lippen noch gesprungen, Pusteln im Gesicht verschwunden, Gesichtshaut rein und gesund.

Thuja D 12, abends 1 Tropfen im Wasser.

17. Juni. Gestern vor 14 Tagen wurde sie krank und bekam Magenschmerzen, Fieber, Übelkeit und Schweißausbruch. Darauf traten kleine Blüten auf der Haut auf, acht im Gesicht, je eine am Daumen und Handgelenk, eine am Fuß und zwei auf dem Rücken. Sie füllten sich mit Serum, dauerten 5 Tage, wurden dann eitrig und verschwanden. Ihre Mutter sagte, es sei gerade so gewesen wie damals, als sie die Pocken hatte.

1. Juli Wohlbefinden.

27. Juli. Die Kopfschmerzen sind nicht wiedergekehrt.

24. Februar 1882. Die Heilung ist von Dauer; denn sie hat keine Kopfschmerzen mehr und fühlt sich wohl. Sie bekam später noch einige Mittel wegen des kleinen Hagelkorns am Auge und wegen einer unbedeutenden Exostose am Unterkiefer. Aber als die Kopfschmerzen verschwanden, hatte sie kein anderes Mittel bekommen als allein Thuja.

Einige Monate später kam die Mutter nochmals mit ihrer Tochter, um mir zu zeigen, daß sie gesund sei und um endgültig Abschied zu nehmen. 2 Jahre später erfuhr ich von ihrer Mutter, daß sie gesund sei; also ist die Heilung von Dauer.

Interessant in diesem Fall ist der merkwürdige Anfall Anfang Juni. Ich erkläre mir ihn so, daß es eine Prüfung der Thuja war oder eine Reaktion des Organismus auf das Mittel, daher gab ich öfters die 30. Potenz dieses Mittels, wenngleich ich gelegentlich die 3. Potenz von besserer Wirkung gefunden habe.

Doch darauf kommt es hier nicht an. Dieser Fall ist durch die Tiefpotenz geheilt (12.) und wenn die niederen Potenzen helfen, vielleicht nicht immer angenehm, aber doch sicher, so brauchen wir die höheren nicht, zumal da man ja bei den niederen sich mit Bezug auf den Glauben nicht überanzustrengen hat.

29. Grund

Drüsenschwellungen und Spitzenkatarrh

Ein Knabe von 11½ Jahren kam am 18. August 1881 in meine Behandlung. Er hatte einen Husten, der sich stets um ½8 Uhr abends verschlimmerte, er hustete aber auch tagsüber und ebenso nachts, aber er wachte nicht davon auf. Profuser Schweiß, besonders nachts und am Kopfe. Über der oberen Hälfte der rechten Lunge feuchtes Rasseln. Nackendrüsen linkerseits verhärtet. Gewicht 74 Pfund. Er war auf seinem linken Arm geimpft, und die Drüsen über der rechten Lungenspitze waren nicht fühlbar. Verhärtung der Nackendrüsen an derjenigen Seite, auf der die Impfung stattgefunden hat, kommt sehr häufig vor. Es ist die Regel, wie jedermann beobachten kann, wenn er sich die Mühe nehmen will, ein g e s u n d e s Kind vor der Impfung und beliebig lange nachher zu untersuchen. B e l i e b i g l a n g e n a c h h e r, sage ich, denn die Drüsenschwellungen pflegen, wenn keine Kunstheilung eintritt, sehr lange zu bestehen.

Thuja D 30, 3mal täglich eine Dosis.

27. August. Husten weg, aber immer noch Nachtschweiße. Bekommt vorläufig keine weitere Arznei.

6. September. Die sorgfältigste Untersuchung kann kein Rasseln mehr nachweisen, kein Husten, Nachtschweiß hat gänzlich aufgehört, Lymphdrüsen nicht mehr

fühlbar. Gewicht 78 Pfund, hat also seit der Thuja-Medikation 4 Pfund zugenommen.

Der Knabe war wegen seines hartnäckigen Hustens und der allgemeinen Symptome vom Schularzt zu seinen Eltern nach Hause geschickt worden. Es schien mir Schwindsucht im 1. Stadium zu sein. Die Gewichtszunahme kann auch infolge der Befreiung vom Schulbesuch erfolgt sein, daran braucht notwendigerweise die Arznei nicht schuld zu sein, auch das ungebundene Leben zu Hause hätte möglicherweise allein die allgemeine Ernährung bessern sowie den Spitzenkatarrh, Husten und die Schweiße beseitigen können. Wie steht es aber mit dem Verschwinden der Drüsen?

30. Grund

Als 30. Grund, Homöopath zu sein, will ich noch einen Thuja-Fall anführen, nämlich A k n e p u s t e l n i m G e s i c h t u n d a n d e r N a s e m i t E n t z ü n d u n g d e r H a u t d e r N a s e.

Am 28. Oktober kam ein junges Mädchen von 20 Jahren in meine Behandlung. Sie hatte eine sehr rote, mit Ausschlag bedeckte Nase, es war aber nicht die Trinkernase, auch nicht die Nase, wie sie aus Verdauungsstörungen infolge zu festen Schnürens resultiert, sondern eine ekzematöse, schuppende Entzündung, welche auf die Wangen übergriff, hier jedoch mehr in Form von Pusteln auftrat. Selbstverständlich war dieser Zufall bei einem sonst gesunden und wohlgebauten, jungen Mädchen von 20 Jahren ihr selbst sowie den Angehörigen sehr fatal und wohl geeignet, ihre Aussichten für die Zukunft in sehr ernster Weise zu beeinflussen, zumal das Leiden bereits 6 Jahre bestand und keine Anzeichen dafür vorhanden waren, daß es in absehbarer Zeit verschwinden werde. Dazu bestand h a r t n ä c k i g e V e r s t o p f u n g. Die Blüten auf Nase und Wangen hatten gewöhnlich kleine weiße, eitrige Köpfe. Thuja D 30.
30. November. Pusteln auf den Wangen besser, Nase weniger rot. Verstopfung nicht besser. Thuja D 100.
3. Januar 1883. Gesicht rein. Ich frage das junge Mädchen, welche Pulver die besten gewesen und sie antwortete: „Die letzten." Haut der Nase normal, aber die Verstopfung jetzt noch ebenso, daher bleibt sie in Behandlung. Daß Thuja das Ekzem heilte, ist unbestreitbar.

31. Grund
Neuralgie des rechten Auges

Herr X., ein Herr von Stand und Rang, 50 Jahre alt, konsultierte mich am 28. Juni 1882 wegen seines rechten Auges.
Seit Weihnachten 1881 hatte er einen fast konstanten Schmerz im rechten Auge. 1866 hatte er an Neuralgie im Kopf und an der rechten Schulter gelitten und dieserhalb von einem Allopathen in Schottland soviel Morphium bekommen, daß er beinahe gestorben wäre. 7—8 Stunden lang war es zweifelhaft, ob er sich wieder erholen werde. An beiden Schienbeinen und zwischen den Zehen hatte er einen braunen, ekzematösen, nachts juckenden Ausschlag. Die Neuralgie im rechten Auge,

derentwegen er kommt, quält ihn Tag und Nacht, ist aber nachts am schlimmsten. 2 Augenspezialisten hatten das Auge untersucht und normal befunden, es mußte also eine Neuralgie sein.

Als ich ihn fragte, wann er zuletzt geimpft sei, schien er im höchsten Grade verärgert und stieß in großer Erregung hervor: „Wieder impfen lasse ich mich auf keinen Fall." „Warum nicht?" antwortete ich. —

Nach meiner letzten Impfung war ich einen Monat ganz elend", und wieder fing er an, aufs energischste gegen eine nochmalige Impfung zu protestieren. Die Impfung, die ihn so elend gemacht, hatte 1852 oder 53, also vor 29—30 Jahren stattgefunden.

Der Fall schien mir eine Vakzinosis-Neuralgie, d. h. Neuralgie infolge chronischer Impfvergiftung zu sein. Ich gab also *Thuja* D 30 in seltenen Gaben. Das geschah am 28. Juni 1882.

8. Juli. Nur noch ganz wenig Schmerz seit dem ersten Pulver. Dieselbe Medikation. Die Heilung hielt stand.

Der Fall ist interessant, da er zeigt, wie schnell unter Umständen das Simillimum heilen kann.

32. Grund

Ein Fall von Erkrankung der Nägel

Am 22. Dezember 1882 kam ein junges Mädchen von 26 Jahren wegen böser Fingernägel in meine Behandlung. Natürlich kann einem jungen Mädchen in ihrem Alter der Zustand ihrer Nägel nicht gleichgültig sein. Die Nägel sind ziemlich tief eingekerbt und zu diesen Einkerbungen finden sich noch schwarze Flecke auf der unteren Seite der Nägel, welche bis ins Fleisch gehen. Manchmal ein wenig Weißfluß. Mit 11 Jahren hatte sie Frieseln. Auf den Schultern ist ein Ausschlag von rundlichen Stellen mit Eiterköpfen. Die schwarzen Flecke in den Nägeln bestehen seit 1¹/₂ Jahren.

Ich verordnete *Thuja* D 30, jeden 5. Abend ein Pulver.

19. März 1883. Hat fast 3 volle Monate hindurch Thuja genommen, und zwar mit dem Erfolg, daß nach 14tägigem Gebrauch der Arznei die schwarzen Flecke anfingen zu verschwinden. Sie sind z. Z. nicht mehr vorhanden.

Nun will ich Sie auch mit weiteren Thuja-Fällen nicht länger quälen. Sie wünschen zu wissen, ob es mein Ernst ist, wenn ich sagte, daß grauer Star durch Homöopathie geheilt werden könne. Sie wissen, daß ich dies schon seit Jahren behauptet habe, und ich werde nunmehr darauf zurückkommen.

33. Grund

Als 33. Grund, Homöopath zu sein, will ich Ihnen einen Fall von K a t a r a k t (S t a r), der durch homöopathische innere Mittel geheilt wurde, mitteilen. In einem Ihrer Briefe schrieben Sie ja neulich, Sie möchten wohl den Mann sehen, der einen Greisenstar mit inneren Arzneien auflösen und aufhellen könne. Nun, ich will Ihnen ausführlich erzählen, wie ich dazu kam. Für die Heilbarkeit bzw. Unheilbarkeit gewisser Krankheiten gibt es keine festliegenden Grenzpunkte, über welche hinaus also die Unheilbarkeit anfinge, denn was heute noch unheilbar ist, das ist vielleicht morgen schon heilbar, und was die heutige Generation für unheilbar hält und erklärt, wird eventuell die folgende Generation mit Leichtigkeit heilen können. Als ich seinerzeit die Kliniken noch besuchte, hörte ich, daß es bei Star keinen anderen Ausweg gebe, als nur die Operation, und um dieses Thema weiter zu verfolgen, ging ich kürzlich in eine bedeutende Londoner Augenklinik, fand aber, daß noch immer die Ansicht der „Autoritäten" war, wenn man an Katarakt leidet, so muß man erst so lange warten, bis man fast blind ist. Der Star muß „reif" werden, wie der technische Ausdruck lautet, und dann muß man sich einer Operation unterziehen, um dadurch die getrübte Linse zu entfernen.

Am 28. Mai 1875 hatte ich eine Dame, die an akuter Augenentzündung litt, zu besuchen. Sie erklärte mir, daß ihr früherer Arzt Dr. MAHONY in Liverpool ihr empfohlen hatte, bei Wiederauftreten ihrer Augenentzündung es mit der Homöopathie zu versuchen und sie an mich gewiesen. Sie schien sich etwas zu schämen, daß sie sich an einen Homöopathen gewandt hatte, und suchte die ganze Schuld dafür auf Dr. MAHONY zu schieben, denn, sagte sie, „ich weiß nichts von der Homöopathie". Das Zimmer war ganz verdunkelt, so daß ich die Patientin nicht deutlich sehen konnte. Ich erfuhr aber bald, daß sie die Frau eines Offiziers in Indien sei, daß sie viele Jahre in Indien gelebt und dort sehr häufig Augenentzündungen gehabt habe, so 1—2mal jährlich oder noch öfter. Es dauerte gewöhnlich mehrere Wochen und dann wurde es besser, ärztliche Behandlung schien fast ganz ohne Einfluß zu sein. Ob ich glaube, daß sie von der Homöopathie Besserung zu erwarten habe? — Ich antwortete, daß wir es versuchen wollen.

Ich versuchte, eine Untersuchung des Auges vorzunehmen, aber die Lichtscheu und der Lidkrampf waren so intensiv, daß ich nur soviel sah, daß das rechte Auge eine rote geschwollene Masse, das linke jedoch nur leicht beteiligt war. Eine eingehende Untersuchung war einfach unmöglich, da die Schmerzen zu groß waren, und die Patientin beim leichtesten Versuch, die Lider auseinander zu ziehen, laut aufschrie. Ich merkte mir die Hauptsymptome, besonders daß das rechte Auge am meisten behaftet war, ging nach Hause und studierte den Fall, um nach der VON BÖNINGHAUSENschen Methode das Simillimum zu finden. Es lag mir daran, hier einen Erfolg zu erzielen, und so brauchte ich eine halbe Stunde dazu. Endlich entschied ich mich für *Phosphor*. Die Patientin bekam 12 Pulver, jedes $^1/_{100}$ eines Grans Phosphor enthaltend, also pro Dosis 0,0006 g Phosphor, alle Stunden ein Pulver in Wasser.

Tags darauf, 18 Stunden nach meinem ersten Besuch, machte ich den zweiten. Meine Patientin öffnete mir selber die Tür, wobei sie die Hand etwas über die Augen hielt, mäßiges Licht konnte sie gut ertragen. Die Entzündung des rechten Auges war fast gewichen, am folgenden Tage war sie ganz verschwunden. Das Erstaunen der Patientin war in der Tat groß. 20 Jahre lang hatte sie immer diese Augenentzündungen gehabt, hatte viele Schmerzen ausgestanden und viele Ärzte, auch Londoner Augenärzte, konsultiert, aber ohne Erfolg. Und doch war sie mit starken, kräftig wirkenden Mitteln behandelt worden. Es hatte nicht an Arzneien gefehlt, auch nicht an ärztlicher Geschicklichkeit, Blutegel waren nicht gespart worden, aber gefehlt hatte es an dem einen, was notwendig war: Dem homöopathischen Ähnlichkeitsgesetz.

Wie ging es zu, daß ich, ohne Spezialkenntnisse vom Auge und seinen Krankheiten und mit einer nur alltäglichen praktischen Erfahrung auf diesem Gebiet, berühmte Spezialisten und Männer von Ruf so aus dem Felde schlagen konnte?

War es vielleicht größere Geschicklichkeit oder ein sicherer Einblick in das Wesen der Krankheit oder sorgfältigere Untersuchung des Falles? Nichts von alledem, es war nur das Ähnlichkeitsgesetz, in die Praxis übersetzt.

Meine Patientin war natürlich sehr dankbar und sagte: „Wenn das Homöopathie ist, so möchte ich wohl wissen, ob Sie meinen Star heilen können." Bei den Untersuchungen der Augen konnte man jetzt mit Leichtigkeit Trübungen der Linsen entdecken, und zwar war wiederum die rechte Auge am meisten behaftet. Die Patientin sagte mir dann, daß sie seit mehreren Jahren schon an Star leide und immer noch darauf warte, daß derselbe reif werden solle, um sich dann operieren zu lassen. Sie war bei zwei Londoner Augenärzten gewesen und beide hatten dieselbe Diagnose gestellt. Sie hatte ein Jahr gearbeitet und war wieder zu diesen Augenoperateuren gegangen, um zu hören, daß alles seinen guten Gang gehe, wenn auch sehr langsam, daß aber der Star nicht reif sei und sie also noch warten müsse. Es könne vielleicht noch 2 Jahre dauern, ehe an eine Operation zu denken sei. Ihr Sehvermögen war allmählich immer schlechter geworden, sie konnte schon den Scheitel auf ihrem Kopfe im Spiegel nicht mehr sehen, ebensowenig die Schilder über den Läden und an den Omnibussen, sie sah besser in der Dämmerung als bei hellem Tage. Auf ihre Frage, ob ich ihren Star mit Homöopathie heilen könne, antwortete ich, daß mir eigene Erfahrung dieser Sache nicht zu Gebote stehe und daß der Natur der Sache nach eine Beeinflussung des Leidens durch innere Arzneien kaum zu erwarten sei. Doch hätten einige wenige Homöopathen solche Fälle geheilt und auch andere Ärzte hätten aufgrund solcher Veröffentlichungen mit Erfolg Stare behandelt. Ich fügte hinzu, daß die betreffenden Homöopathen ehrenwerte Leute seien und ich daher kein Recht habe, ihre diesbezüglichen Behauptungen anzuzweifeln, einfach darum, weil ich selber solche Erfahrungen noch nicht gemacht oder weil die Sache allem Anschein nach unmöglich sei. Schließlich willigte ich auf den dringenden Wunsch der Patientin ein, den Versuch zu machen, den Star mit homöopathischen Mitteln zu heilen.

Ich muß gestehen, daß ich nicht umhin konnte, über meine eigene Überlegenheit zu lächeln. Doch tröstete ich mich damit, daß diese Behandlung ihr ja keinen Schaden bringen konnte, wo sie doch darauf wartete, erst zu erblinden und dann sich operieren zu lassen. Schlimmstenfalls würde ich diesen Ausgang nicht verhindern können.

So wurde ausgemacht, daß die Patientin alle 4 Wochen zu mir kommen und neue Verordnungen haben solle.

Vom 29. Mai bis 19. Juni 1875 bekam sie *Calc. carb.* D 30 und *Chelidon.* D 1 abwechselnd 3mal täglich ein Körnchen. Sie nahm also einen Tag 2 Dosen Calc. und eine Dosis Chelid., den andern Tag umgekehrt.

Für beide Mittel waren Indikationen da, daher die Abwechslung mit denselben. Ich hoffe, jetzt weniger oft Doppelmittel zu gebrauchen.

Es folgten *Asa foetida* D 6 und *Digit.* D 3. Dann *Phosphor* D 1, dann *Calc. carb.* D 30 und *Chelid.* D 1 (Nach Phos. D 1 folgte *Sulfur* D 30).

So fuhr ich fort mit Phos., Sulfur, Chelid., Calc. carb., Asa foet. und Digit. bis Anfang 1876.

Am 17. Februar 1876 verschrieb ich *Gelsemium* D 30, 3mal täglich 1 Körnchen 1 Monat hindurch.

Darauf: *Silicea* D 30, 14 Tage, *Bellad.* D 3, 14 Tage, *Sulfur* D 30, 3mal täglich 1 Woche lang und *Phos.* D 1, 14 Tage.

Am 20. März 1876 hörte ich eines Morgens sehr lautes Sprechen im Hausflur, worauf sogleich meine Patientin sehr aufgeregt ins Zimmer stürzte und laut zu mir rief, daß sie beinahe schon so gut sehen könne, wie je. Es habe ihr schon neulich so geschienen, als ob sie die Gegenstände und Personen auf der Straße besser unterscheiden könne, aber sie hätte es nur für Einbildung gehalten, bis sie heute früh die Entdeckung machte, daß sie den Scheitel im Haar erkennen konnte. Sie habe sich sofort aufgemacht, um mich davon in Kenntnis zu setzen und habe unterwegs bemerkt, daß sie wieder die Namen auf den Ladenschildern lesen könne, was ihr bis dahin unmöglich gewesen.

34. Grund

Sie fragen, ob die homöopathischen Ärzte insgesamt meine Behauptungen über die Heilbarkeit des Stares anerkennen. Ich muß sagen, einige tun es, einige wieder nicht, aber das ist ja ganz einerlei. Einen Star zu heilen, ist sehr schwer und nicht jeder Homöopath bringt es fertig. Die höheren und höchsten Leistungen, deren die Homöopathie fähig ist, sind von dem Wissen und den Fähigkeiten des betreffenden Arztes abhängig. Wenn ich behaupte, die Homöopathie könne den Star heilen, so sage ich das, weil ich es mit Hilfe der Homöopathie getan habe. Einige Kollegen bringen vielleicht noch größeres fertig, andere weniger.

Als 34. Grund, Homöopath zu sein, will ich Ihnen die Behandlung eines Falles von Katarakt (grauer Star) ausführlich mitteilen. Dieselbe dauerte von Mai 1884 bis Mai 1886.

Frau V., 66 Jahre alt, kam im Mai 1884 in meine Behandlung. Sie kam auf den Rat einer Freundin, welche an Star von mir behandelt und geheilt worden war.

Ihre Geschichte ist folgende: Im November 1882 und im April 1883 war sie wegen Star auf dem rechten Auge operiert worden. Es kam aber zur Entzündung, und das Auge war verloren. Jetzt hat sie linksseitig den Star. Die Linse hat ein graues Aussehen, und ihr Sehvermögen ist bedeutend herabgesetzt. Die Patientin trägt eine Brille, kann aber trotzdem nicht mehr nähen, auch keine Nadel mehr einfädeln. Ihr Vater und ihre Schwester hatten beide Star gehabt. Ihr Teint ist unrein, mit Schuppen und Blüten bedeckt. Sulfur D 30, morgens und abends fünf Tropfen.

30. August. Sandte ihr kürzlich eine Arznei, aber habe nicht notiert, welche. Sie meint, daß sie besser sieht. Calc. carb. D 30.

29. Oktober. „Es freut mich, sagen zu können, daß ich besser sehe, aber ich bin sehr nervös, ein kleines Geräusch schon läßt mich zusammenfahren." Thuja D 30.

2. Dezember. Das Sehen wird besser. Causticum D 100.

1. Januar 1885. „Bin sehr erfreut, daß ich viel besser sehen kann, kann mit der Brille ausgezeichnet lesen und schreiben, und meine häuslichen Arbeiten verrichte ich mit Leichtigkeit ohne Brille." Causticum D 100.

25. März. Etwas lichtscheu, das linke Auge tränt stark. Psorinum D 100.

28. April. Erkältet. Pulsat. D 1.

2. Mai. An diesem Tage kommt die Patientin zum zweiten Male in meine Sprechstunde und die Notiz in meinem Krankenjournal lautet: „Linke Linse entschieden weniger milchig getrübt, kann soviel sehen, um eine Nadel einzufädeln." Pulsat. D 1.

2. Juli. „Mein Auge ist nicht ganz so gut." Silic. D 30.

27. August. Keine Änderung. Caustic. D 100.

3. Oktober. Allgemeinbefinden und Sehen, beides besser. Caustic. D 100.

18. Januar 1886. Derselbe Zustand. Caustic. D 100.

9. März. Derselbe Zustand wie vor einem Vierteljahr. Pulsat. D 1.

18. Mai. Bedeutende Besserung, kann lesen, schreiben und alles gut sehen und an der Linse ist auch nicht die leiseste Trübung mehr zu entdecken.

Im Oktober 1887 hörte ich von meiner Patientin, daß ihr Sehvermögen ganz ausgezeichnet ist. Sie ist jetzt 70 Jahre alt.

Sie sehen also, daß nach der Staroperation ein Auge verlorengegangen war und trotzdem der danach im anderen Auge auftretende Star durch homöopathische Mittel geheilt wurde. Ich kann nicht sagen, daß die Linse im Mittelpunkt so klar ist, wie Ihre und meine, aber der Star ist geheilt und der kleine Rest behindert das Sehen in keiner Weise.

35. Grund

Es ist geradezu albern, daß Sie die Richtigkeit meiner Diagnose anzweifeln und sagen, es sei wohl kein richtiger Star gewesen! Aber ich bin in der Lage, wenn Ihnen das Spaß macht, die größten Autoritäten hier auf meiner Seite zu haben, denn die Fälle waren von den bedeutendsten Augenärzten Londons untersucht und für Star erklärt worden. Was also ist Ihr nächster Einwand? Daß es kein Greisenstar war? Dann lesen Sie, was ich in der „Homöopathischen Welt" im Oktober 1881 veröffentlicht habe. Ich will es wörtlich abschreiben: „Katarakt bedeutend gebessert durch innere Mittel."

In einer kleinen Monographie habe ich die Behauptung aufgestellt und verteidigt, daß Katarakt durch innere Arzneien oft geheilt und noch öfter gebessert werden könne. Das Gros der Ärzte natürlich ignoriert die Sache vollständig — was ich auch nicht anders erwartet habe. Einige wenige, hellere Köpfe, lobten die kleine Schrift als einen ehrlichen Versuch, ein noch unvollkommenes Beginnen, das aber doch der soliden Grundlage nicht entbehre. Noch andere schüttelten die Häupter in althergebrachter, ehrbarer Skepsis und murmelten etwas, was so klang, wie falsche Diagnose und nicht ohne inneres Behagen mit Bezug auf ihre eigene Überlegenheit in dieser Beziehung war.

Seit meiner Veröffentlichung, betitelt „Die Heilbarkeit des Stares mit inneren Arzneien" habe ich die Hände nicht in den Schoß gelegt, sondern dieses Thema weiter verfolgt, ungeachtet aller Verhöhnungen und Spöttereien. Ich habe nur ganz wenige Fälle behandelt, weil ich die Behandlung nur dann beginne, wenn der Patient sich willig zeigt, dieselbe wenn nötig 1—2 Jahre fortzusetzen, und das wollen die wenigsten.

Es ist kein Wunder, daß man ungläubig den Kopf schüttelt, wenn es heißt, man könne das Stroma (Grundgewebe) einer getrübten Linse verändern; denn es ist in der Tat sehr schwer, und ich fehle dabei nur zu oft, jedoch nicht immer, und ich bin überzeugt, daß die Sache eine große Zukunft hat.

Wem es als ein Ding der Unmöglichkeit erscheint, eine getrübte Linse durch innere Mittel aufzuhellen, der sieht in der Regel den Greisenstar als fast absolut hoffnungslos an.

Nichtsdestoweniger kann ich einen Fall anführen, der beweist, daß sogar ein 80jähriger bedeutend gebessert werden und eine recht beträchtliche Dosis normalen Sehvermögens wieder erlangen kann. Es ist dies der älteste Patient, den ich je behandelte, und derselbe hat einige Spötter zu aufmerksamen Hörern gemacht. Ich will nicht die ganze Behandlung, sondern nur die Hauptsachen hier anführen.

Frau X, 81 Jahre alt, kam Ende 1880 in meine Behandlung wegen Star an beiden Augen, diagnostiziert von verschiedenen Ärzten und Augenärzten. Sehen äußerst behindert, Lesen unmöglich, kaum, daß sie die Vorübergehenden auf der Straße oder die Bilder in meinem Zimmer erkennen konnte. Da ich mit Rücksicht auf ihr hohes Alter den Fall zuerst für hoffnungslos hielt, ging ich nicht so genau darauf ein, wie ich es sonst getan haben würde, sondern gab *Chelidonium majus* D 1, morgens und abends 5 Tropfen, weil die Leber nicht normal war.

2. Februar 1881. Patientin kommt und berichtet mir, daß sie sich in ihrem Munde bedeutend besser fühlt, Zunge weniger hart und steif, Sehvermögen dasselbe. In dem Gedanken, daß noch ein Schimmer von Hoffnung für die ehrwürdige Dame vorhanden sei und daß wenigstens absolute Blindheit möglicherweise abgewendet werden könne, untersuchte ich den Fall jetzt genauer. Ich fand, daß gelegentlich Doppeltsehen vorhanden war, und die Gegenstände ihr weiter entfernt schienen als sie wirklich waren. Aber was sie lange Zeit sehr gequält hatte, war folgendes: Morgens, beim Erwachen, war ihre Zunge hart und steif wie ein Brett. Daß dieses Symptom irgendeinen Zusammenhang mit den erkrankten Linsen haben könne, war nicht ersichtlich, und doch war es ein konstantes, eigentümliches und charakteristisches Symptom. Ich schlug ein Nachschlagewerk auf und entschied mich endlich für *Sulfur jodatum*. Mit Bezug auf den Allgemeincharakter des Mittels und die Pathologie des Falles ließ ich jeden Abend eine Messerspitze der 4. Centesimalverreibung nehmen.

21. März. Die Notiz, welche ich an diesem Tag in mein Journal eintrug, lautet: „Härte und Steifigkeit der Zunge verschwunden. Sie litt 2 Jahre daran und es war sehr quälend. Sehen entfernterer Gegenstände bedeutend besser.“

Die Patientin war mit der Bahn zur Stadt gekommen, um mich zu konsultieren, und eine hier verheiratete Tochter pflegte sie am Bahnhof abzuholen. Als sie zum erstenmal zu mir gekommen war, hatte sie ihre Tochter auf dem Bahnsteig nicht erkennen können, heute aber sah sie sie schon von weitem, auch erkannte sie sofort die Bilder an der Wand. Dieselbe Medikation.

Juli. Sehvermögen bedeutend gebessert, kann schon die Zeitung lesen. Jod. D 30.
August. Die Tochter berichtet mir, daß ihre Mutter jetzt so gut sehen könne, daß sie die Behandlung aufgeben wolle. Sie liest mit Leichtigkeit nicht zu kleinen Druck.

15. September. Eine Freundin meiner ehemaligen Patientin, die mich zu konsultieren kommt, erklärt mir auf Befragen: „Oh, Frau X liest jetzt täglich $1^1/_2$—2 Stunden lang die Zeitung.“

Sie ist jetzt 82 Jahre alt. Das ist mein 35. Grund, Homöopath zu sein.

36. Grund

Sehr richtig, Herr Kollege, mein letzter Fall war keine vollständige Heilung, aber ich bitte gütigst zu bedenken, daß ich das auch nicht behauptet habe. Jedenfalls war die Kur genügend, denn was braucht eine 80jährige mehr zu lesen als täglich ihre Zeitung?

Als 36. Grund will ich noch einen Fall von Katarakt mitteilen, der diesesmal so völlig geheilt wurde, daß die Patientin lesen kann. Ist das gut genug?

Die betreffende Dame besuchte mich zuerst im Juni 1884. Sie war damals 58 Jahre alt und — logisch denkend, hartköpfig und skeptisch, wie Sie gesehen haben. Die Diagnose war von einem bedeutenden Augenarzt gestellt worden, dessen Meinung Sie nicht im Traum zu bezweifeln wagen würden. Ist er doch ein so prächtiger, auf die Worte des Meisters schwörender Mann der Wissenschaft! Ich sah mir die Linsen an, alle beide und fand sie in gleicher Weise milchig-trübe. Aber da ich kein Augenarzt, sondern noch dazu ein Homöopath bin, wird es Ihnen jedenfalls sehr gleichgültig sein, wie die Linsen mir erschienen. Wohl im Juli 1887 wurde sie geheilt entlassen und war imstande, alles zu lesen.

Wie ich schon vorher fragte — ist das gut genug? Jedenfalls ist es mein 36. Grund, Homöopath zu sein. Und nun wollen wir den Starfällen Adieu sagen.

P. S. Für den Fall, daß Ihnen vielleicht daran liegen könnte, zu hören, welche Mittel die Betreffende bekam, füge ich die Liste bei, nämlich: Urea D 6 und danach D 12. — Psorin. D 100. — Calc. carb. D 100. — Sulfur ∅. Silic. D 30. — Thuja D 100. — Calc. carb. D 30. — Caustic. D 100. — Silic. D 100. — Caustic. D 30. — Lapis alb. D 30. — Sulfur D 30. — Conium D 1. — Calc. fluor. D. 30. — Graphit D 30. — Chelidon. ∅. — Hepar D 3. — Die Indikationen für die einzelnen Mittel kann ich hier nicht geben, aber die Linsen der Patientin sind zur Zeit so klar, daß sie Nadeln einfädeln kann.

37. Grund

Sie nehmen Anstoß an der großen Zahl von Mitteln, die in meinem letzten Fall gebraucht wurden und fragen mich, welches von ihnen den Fall geheilt habe.

Nehmen Sie einmal eine große Leiter, stellen Sie dieselbe an Ihr Haus, steigen nun auf dieser Leiter durchs Fenster der höchsten Etage hinein, und wenn Sie dann, ohne Arme und Beine zu brechen, oben angekommen sind, so setzen Sie sich hin und teilen mir mit, welche Sprosse der Leiter Sie die Tat habe vollbringen lassen.

Ihr Einwurf ist übrigens so übel nicht. Auch ich nahm einst an dieser Tatsache großen Anstoß. Ob dieselbe irgendwo in der homöopathischen Literatur erklärt ist, kann ich nicht sagen, denn ich habe nirgends eine Erklärung dafür gefunden und muß mir also selber eine machen. Ich kalkuliere so: in schwierigen, chronischen, komplizierten Krankheitsfällen brauchen wir nicht nur ein Mittel, sondern eine Reihe von Mitteln, deren jedes für sich allein den Fall nicht heilen kann, aber doch in seinem Teil dazu beiträgt, so daß die Gesamtwirkung aller Mittel in der Heilung des Falles endet. So heile ich Star und viele andere chronische Krankheiten, welche das Gros der Ärzte, einerlei welcher Richtung sie angehören, für unheilbar hält. Die Benutzung einer ganzen Reihe von Mitteln zur Heilung schwieriger chronischer Fälle kommt natürlich erst in zweiter Linie, Hauptsache ist und bleibt immer das Ähnlichkeitsgesetz, auf Grund dessen die verschiedenen Mittel zu wählen sind. Dr. DRYSDALE in Liverpool machte mich zuerst darauf aufmerksam und sprach dabei von einer „Reihe von Mitteln". Solche Heilungen schwieriger Fälle vergleiche ich gern mit einem Schachspiel, wo es König, Königin, Türme, Springer, Läufer und Bauern gibt. Man muß zuerst die Züge dieser verschiedenen Figuren sich einprägen, ehe man Schach spielen kann.

Sie werden mir zugeben, daß man nicht Schach spielen kann, ohne vorher das Spiel gelernt zu haben. Wohl aber scheint es, daß Sie glauben, homöopathisch behandeln und über die Homöopathie ein Urteil abgeben zu können, ohne Kenntnis der Grundlehren dieser Wissenschaft zu haben.

Doch nun zu meinem 37. Grund.

Vor mehr als 12 Jahren hatte ich im Norden Englands eine sehr reiche Dame wegen akuter Manie zu behandeln. Ihre Anverwandten hatten die Absicht — und der Ortsarzt hielt dies auch für das einzig richtige — sie in einem Irrenhaus unterzubringen. Dem widersetzte ich mich aber ganz energisch, da ich überzeugt war, daß sie, einmal im Irrenhaus, zeitlebens darin bleiben würde. Ich habe seinerzeit auch an psychiatrischen Heilanstalten hospitiert und weiß wohl, daß jeder, der ins Irrenhaus kommt, mit Bezug auf eine richtige, wirklich heilende Behandlung, verloren ist. Sie werden natürlich mit großer Liebe dort behandelt, alles Unangenehme und Aufregende wird ängstlich ferngehalten, aber Heilung? — Gute HAHNEMANNsche Homöopathie würde die Hälfte aller Bewohner unserer Irrenhäuser heilen! Sie bezweifeln das natürlich, aber es bleibt die reine, lautere Wahrheit. Sie können sich selbst davon überzeugen, wenn Sie einen Blick in unsere homöopathische Literatur werfen, wo die Sache nicht allein theoretisch behandelt, sondern oft genug in der Praxis erprobt ist. Homöopathische (und andere) Ärzte werden oft durch die Umgebung eines Kranken betrogen, welche die ärztlichen Anordnungen nicht befolgt. — In ein Nest von Ungläubiger zu geraten, um einen verzweifelten Fall zu heilen, ist wahrlich keine angenehme Lage, wie jeder homöopathische Arzt nur zu gut weiß.

Die betreffende Dame hatte eine Dienerin, welche meine Wenigkeit mit verächtlichen Blicken maß, und sofort wußte ich ganz instinktiv, daß diese meine Bemühungen zur Heilung des Falles vereiteln würde, wenn ich ihr nicht zuvorkäme. Ich sagte also, daß ich den Fall nur dann übernehmen könne, wenn zuerst sie entlassen würde, oder sie müsse mir die feierliche Versicherung geben, alle meine Anordnungen strikte zu befolgen. „Denn", sagte ich, „Sie glauben wohl nicht an die Homöopathie?" — „Gott sei Dank, nein", war die Antwort, und dabei traf mich ein Blick voll Hohn und Verachtung.

Dank *Baptisia* und anderen homöopathischen Mitteln wurde die Patientin vollständig wiederhergestellt und hatte nie einen Rückfall.

Dies ist mein 37. Grund, Homöopath zu sein, und sollte ich je meinen Verstand verlieren und tobsüchtig werden, dann, allmächtiger Vater im

Himmel, sende mir einen homöopathischen Arzt, der mich behandeln wird, wie ich Frau B. behandelt habe.

38. Grund

Wenn Sie wirklich den aufrichtigen Wunsch haben, diese Mittel kennen zu lernen, welche Frau B. heilten, so brauchen Sie nur einen Blick in die homöopathische Literatur zu tun, aber — ohne Vorurteil, und es darf Sie dabei kein anderer Gedanke leiten, als lediglich der Drang nach Wahrheit!

Kurze Zeit, nachdem der vorige Fall geheilt war, saß ich eines Tages in meinem Sprechzimmer, als die Dienerin der betreffenden Dame erschien und mir sagte: „Herr Doktor, da Sie Frau B. geheilt haben, so dachte ich, Sie könnten vielleicht auch meine Schwester heilen, welche wegen Manie in einem Irrenhause ist, sie ist aber sehr schwer krank und die Ärzte sagen, sie sei unheilbar, da sie schon so lange an Tobsucht leidet."

Ich stellte einige Fragen und sagte dann, daß sie wahrscheinlich durch Homöopathie geheilt werden würde.

Die Sache wurde dem Oberarzt der Anstalt mitgeteilt, welcher mir in seinem Zorn einige sehr harte Namen gab, und sagte, ich sei ein Schwindler, der als Arzt sehr gut wisse, daß der Fall unheilbar sei. Mit Hilfe von 3 oder 4 Mann wird dann die rasende Patientin in einen Wagen gesteckt und nach Hause gefahren und furchtbar war dort ihre Raserei noch lange Zeit.

Länger als 12 Jahre ist dieses Mädchen nun eben so gesund wie Sie auch, und hat während dieser ganzen Zeit stets ihre häuslichen Pflichten erfüllen können.

Wollen Sie wissen, welche Mittel sie heilten, so sehen Sie bitte in er britischen homöopathischen Zeitung nach, wo der ganze Fall vor etwa 12 Jahren ausführlich mitgeteilt ist.

Als die betreffende Patientin geheilt war, machte sie mit ihrer Mutter dem Anstaltsarzt, der sie vordem behandelte, einen Besuch, aber derselbe sah sich dadurch nicht veranlaßt, weder seine gemeinen Beschimpfungen gegen mich zurückzunehmen (soviel ich wenigstens erfahren habe) noch auch Homöopathie zu studieren, um die Wissenschaft kennen zu lernen, durch welche ein Fall geheilt wurde, den er selber eingestandenermaßen nicht hatte heilen können und welcher Fall mein 38. Grund ist, Homöopath zu sein.

39. Grund

Wir haben heute schlechtes Wetter, daher kommen nicht viele Patienten; Kranke können bei solchem Wetter nicht ausgehen, und wir Ärzte haben dann Zeit zum Schriftstellern. Doch war eben ein Herr von 79 Jahren hier, den ich zur Homöopathie bekehrt habe, und sein Fall soll mein 39. Grund sein. Derselbe ist kurz und schnell erzählt.

Der betreffende Patient kam vorigen August zu mir und was mir sofort auffiel, war seine große Ähnlichkeit mit Lord Cairns, der nebenbei gesagt ein Anhänger der Homöopathie war wie auch Erzbischof Whately, der hochgebildete Mann der Wissenschaft. Daß so hochangesehene und gebildete Männer der besten Stände Anhänger der Homöopathie sind, möchte ich besonders herausstellen.

Nun, mein Patient war wegen eines Leidens, welches er selbst als Blähungsbeschwerden bezeichnete, bei vielen der hervorragendsten Ärzte Londons gewesen. Fast fortwährend hat er heftige Schmerzen; viel Winde, viel Durchfall, oft sogar mit unfreiwilligen Stühlen, machen ihm das Leben sauer.

Wenige Monate genügten, um eine ganz bedeutende Besserung zustande zu bringen, und die betreffenden Mittel waren Arsen. D 5, Nux vom. D 5, Sulfur D 5, Lycopod. D 12 und Colocynthis D 3.

Das sind doch Arzneien im wahren Sinne des Wortes, sagte der alte Herr, und er hatte recht.

40. Grund

Am 13. November 1886 kam ein Offizier mit seiner 12jährigen Tochter zu mir, welch letztere ein Gewächs unter der Zunge hatte. Vor 1 Jahr hatte sie ein ähnliches Gewächs gehabt, welches vom Hausarzt weggeschnitten worden war. Ein halbes Jahr später war es wieder gekommen und hatte sie sehr beim Essen behindert, da die Zunge sich an den Zähnen fing und anfing zu bluten. Diesesmal unterband der Arzt es vollständig, das Gewächs fiel ab und hinterließ ein Loch an der Stelle, wo es gesessen hatte. Dabei sprach der Arzt die bestimmte Hoffnung aus, daß die Geschwulst jetzt mit Stumpf und Stiel ausgerottet ›sei. Zur Zeit war die Geschwulst neben besagtem Loche wieder im Wachsen. Bei der Untersuchung des Mundes zeigt sich links am Zungenbändchen ein warziges, fleischiges, hahnenkammartiges Gewächs, an der Basis ¼ Zoll breit und ungefähr ebenso hoch. Zähne gesund, Zunge belegt, Gesichtsfarbe blaß. Verordnung: *Thuja* D 30 innerlich in seltenen Gaben, und Thuja-Tinktur als Mundwasser, nämlich 2 Tropfen in 1 Kinderlöffel voll Wasser zum Ausspülen des Mundes morgens und abends. Es soll möglichst lange im Munde behalten, aber nicht hinuntergeschluckt werden. Hierdurch wurde die Geschwulst in einiger Zeit bis auf die Größe einer Erbse reduziert, und die Patientin trat aus der Behandlung aus. Aber bei verschiedenen Anlässen ereignete es sich, daß sie auf die Geschwulst biß, worauf dieselbe wieder zu wachsen anfing, und als ich die Patientin im Januar 1887 sah, hatte das Gewächs die Größe einer Bohne. Verordnung: *Sabina*, ebenso zu gebrauchen wie vordem die Thuja. Unter Sabina bekam die Patientin ein gesundes Aussehen, und die Geschwulst schwand bis auf ein kleines Stück. Ich gab nun *Cupressus Lawsoniana* in gleicher Weise wie vorher Thuja und Sabina. Das war im März 1887, und ich sah dann die Patientin nicht wieder. Aber im Oktober sah ich ihren Vater in anderer Veranlassung und erfuhr, daß die Geschwulst völlig geschwunden, aber das Loch geblieben sei.

Wenn Sie also je eine kleine hahnenkammartige Geschwulst im Munde in Behandlung bekommen sollten, so behandeln Sie dieselbe homöopathisch, denn das ist, wie Sie sehen, viel besser als chirurgische Entfernung, und es wird dann kein Loch an der betreffenden Stelle zurückbleiben.

41. Grund

Taubheit ist etwas sehr Unangenehmes für den, der damit behaftet ist, aber die Homöopathie ist auch hier, wie immer, der „Wissenschaft" überlegen. Ich habe in den Ohrenkliniken großer Krankenhäuser hospitiert und die Werke bedeutender Ohrenärzte studiert, aber ich habe nie finden können, daß etwas Ordentliches dabei herausgekommen sei, außer bei der Hinwegräumung mechanischer Hindernisse. Und sogar in der Homöopathie will es mir scheinen, als ob unsere Ohrenspezialisten noch viel zuviel schneiden, kratzen und spritzen.

Sehr oft habe ich mit Hilfe der Homöopathie Taubheit geheilt, wenn auch die meisten Fälle eine ganze Reihe von Mitteln zu ihrer Behandlung erfordert haben.

Eine Dame in den 60er Jahren, von altem, katholischem, englischem Adel kam im Dezember 1886 zu mir, nachdem ich ihre Tochter von einer Neuralgie geheilt hatte. Dieselbe hatte eine schwere, rechtsseitige Gesichtsneuralgie gehabt, deren Ursache Erkältung im Winde war. Sie war den Winter 1885/86 in Nizza gewesen und saß eines Tages neben einem Herrn an der Table d'hote, den ich (dank der Homöopathie) von ganz derselben Neuralgie geheilt hatte, an der er lange Jahre schwer gelitten.

Eigentlich hatte ich den Fall von Taubheit hier anführen wollen, aber ich will meinen Plan ändern und die Heilung der Neuralgie nehmen.

Die betreffende Dame also war 40 Jahre alt und kam im April 1886 in meine Behandlung, Nizza hatte nichts genützt, der Schmerz war rechtsseitig, saß in Gesicht, Augenbraue, Ohr und Hals und bestand seit November 1885. *Thuja* in hoher Potenz und seltenen Dosen heilte sie in wenigen Wochen und sie wurde durch diese brillante Kur zur Homöopathie bekehrt.

Und wenn eine Kur den Erfolg hat, den Patienten zur Homöopathie zu bekehren, so ist sie jedenfalls auch gut genug, um einer meiner 50 Gründe, und zwar mein 41., zu sein.

42. Grund

Jetzt zu dem Fall von Taubheit.

Die Patientin kam im Dezember 1886 in meine Behandlung und führte sich mit den Worten ein: „Sie haben meine Tochter von ihrer Neuralgie geheilt, da werden Sie gewiß auch meine Taubheit heilen können."

Es war ein chronischer Fall, der schon lange Zeit von den berühmtesten Ohrenärzten behandelt worden war, sie hatten ausgespritzt, Luft eingeblasen und ihr Bestes getan, dadurch allerdings zeitliche Besserung erzielt, aber doch das Grundleiden nicht gebessert, welches in chronischer Entzündung und Schwellung der Wände der äußeren Gehörgänge links und rechts bestand. In 5 Monaten war die Dame vollständig geheilt und die Mittel waren *Thuja, Psorinum, Sabina, Ceanothus* und noch ein fünftes, welches mir aber entfallen ist.

Auch diese Dame zählt jetzt zu den Anhängern der Homöopathie und gebraucht den ihr zunächst wohnenden Homöopathen als Hausarzt. Ihre Heilung sei mein 42. Grund.

43. Grund

Lassen Sie mich jetzt die Heilung einer kleinen Geschwulst anführen. Enchondrom am Zeigefinger, geheilt durch *Calc. fluor.* allein.

Ein junges Mädchen von 16 Jahren kam am 13. Oktober 1883 zu mir: Sie hatte seit 1½ Jahren eine glänzende Anschwellung am Zeigefinger. Der Knoten war hart und schmerzhaft und so groß wie eine kleine halbe Walnuß, nur etwas flacher. Die Patientin war sehr nervös und niedergeschlagen. Verordnung: *Calc. fluor.* D 3, 4mal täglich soviel wie eine Bohne groß, trocken zu nehmen.

27. Oktober. Ganz bedeutende Besserung. Dieselbe Arznei weiter.

3. November. Die knorpelige Natur der Geschwulst ist jetzt mit absoluter Sicherheit festzustellen. *Calc. fluor.* D 3.

10. November. Geschwulst weicher.

17. November. Besserung schreitet vor, die Geschwulst ist weicher und kleiner, an der Mittelfingerseite ist eine Entzündung, Hitze, Röte und stärkere Schwellung entstanden, die den Anschein hat, als ob sie aufbrechen wollte.

24. November. Geschwulst weicher und kleiner, die Patientin kann den Finger wieder beugen, was vorher unmöglich war. Calc. fluor. D 3 weiter zu nehmen.

1. Dezember. Besser.

14. Dezember. Die Färbung der Haut des Fingers nähert sich immer mehr dem Normalzustande. Patientin nahm das Mittel eine Zeitlang ins neue Jahr hinein. Ich sah sie zuletzt Ende Dezember 1883, wo sie nahezu hergestellt war.

Wenn ich mich recht erinnere, so war Dr. von Grauvogl der erste, welcher den Gebrauch der Calc. fluor. gegen Knorpelgeschwülste empfahl.

Dieser Fall ist weniger wegen der Geschwulst an sich merkwürdig, die ja nicht größer war als eine halbe Walnuß, sondern deswegen, weil nur ein einziges Mittel angewandt wurde und sonst nichts, weder in bezug auf Diät noch auf äußerliche Behandlung. Die junge Dame hatte 1½ Jahre lang eine harte Geschwulst am Finger, sie nahm Calc. fluor., auf welches Mittel die Kenntnis der Homöopathie führte, und die Geschwulst verschwand — was zu beweisen war.

44. Grund

Bereits vor längerer Zeit habe ich vor Ihnen die große Unabhängigkeit hervorgehoben, welche die Homöopathie dem Praktiker gewährt. Unter anderen beweist das folgender Fall: Traumatische (Trauma: Verletzung) Schwellung der rechten Brust, geheilt durch *Bellis perennis* allein. Ich führe diesen Fall hier an, um die schnelle und sichere Wirkung dieses Mittels bei Geschwülsten zu zeigen.

Kein erfahrener Praktiker wird die große Wichtigkeit von Quetschungen und Verletzungen bei der Entstehung von Geschwülsten und Krebsen leugnen, daher sollten unsere Antitraumatika (d. h. Mittel, welche solche durch Verletzungen entstandene Schäden heilen können) viel häufiger in solchen Fällen angewandt werden, als es im allgemeinen geschieht, und ich muß sagen, daß ich einen großen Teil meiner Erfolge bei Krebs und anderen Geschwülsten einer genauen Kenntnis dieser Mittel sowie auch der Kenntnis von der vorhergegangenen und bei Entstehung der betreffenden Geschwulst mitwirkenden Verletzung verdanke.

L. C., 13 Jahre alt, kam Ende Juli 1879 in meine Behandlung. Vor 8 Wochen hatte sie eine Prellung der rechten Brust erlitten, wonach dieselbe anschwoll und heftig zu schmerzen anfing, bis die Patientin zuletzt gar nicht mehr auf der rechten Seite liegen konnte. Ihre Mutter war brustleidend, ebenso ihr Bruder, und die Erfahrung hat mich gelehrt, daß solche Patienten, die aus einer brustleidenden Familie stammen, stets besonders schwer an den Folgen äußerer Verletzungen zu leiden haben.

Anfangs schenkte man den Klagen der Patientin wenig Beachtung, aber Woche um Woche verging, und die Brust wurde immer schlimmer. Ob Hausmittel angewandt worden waren, kann ich nicht sagen, aber zuletzt sandte man nach mir, da die Leute anfingen, von Geschwulst und Krebs zu sprechen und so die Eltern unruhig wurden. Die rechte Brust war bedeutend größer als die gesunde, stark geschwollen und sehr empfindlich.

Verordnung: *Bellis perennis* D 3, 4mal täglich 3 Tropfen.

Die Wirkung des Mittels war, daß Schmerz und Schwellung schnell verschwanden, in 14 Tagen konnte die Patientin wieder auf der rechten Seite liegen. Und einige Tage später zeigte eine Untersuchung, daß die Anschwellung gänzlich beseitigt war.

Außer dem Mittel wurde nichts angewandt, keine Umschläge, keine Änderung in der Diät oder sonst etwas, und da die Brust 8 Wochen erkrankt gewesen war, so kann die Wirkung der Bellis in diesem Fall nicht geleugnet werden, was ich nochmals besonders hervorheben möchte, denn es ist in der Tat sehr schwer, die Wirkung irgendeines bestimmten Mittels bei Geschwülsten zu beweisen, wenn dieselben sich zu einer echten Neubildung ausgewachsen haben. Zu viele meiner Fälle beweisen dies.

45. Grund

Hier noch ein anderer Fall einer Neubildung als 45. Grund. Sie werden sehen, daß der Allgemeincharakter eines Mittels uns oft hilft, wenn unser Ähnlichkeitsgesetz nicht anwendbar ist. Es ist eine Geschwulst im Halse.

Eine verheiratete Dame von 54 Jahren kam am 8. August 1883 in meine Behandlung.

Links im Rachen fand sich eine h a r t e G e s c h w u l s t von Hühnereigröße, nur etwas flacher. Sie hatte schon sehr lange Zeit bestanden und dabei fiel auch große Empfindlichkeit im Halse auf. Die Geschwulst saß an der linken Seite und hinter dem Kehlkopf. Ob sie aber mit dem Kehlkopf oder der Speiseröhre verwachsen war, konnte ich mit Sicherheit nicht feststellen. Sie stieg mit dem Schlingakt auf und ab. Verordnung: *Sulfur jod.* D 3, 3mal täglich soviel wie eine Bohne groß.

22. August. Keine Änderung. *Psorinum* D 30.

5. Oktober. Der Hals, d. h. die Völle, Empfindlichkeit, Schmerz und Qual im Halse ist bedeutend besser und die Geschwulst kleiner. *Thuja* D 30.

1. November. Geschwulst um die Hälfte kleiner als anfangs. *Psorinum* D 30.

29. November. Nur noch ein Drittel der Geschwulst vorhanden. Allgemeinbefinden gut. *Thuja* D 30.

21. Dezember. Etwas Kitzeln im Halse. Geschwulst wieder im Wachsen und die Patientin muß wieder viel würgen. Psorinum D 30.

14. Januar 1884. Geschwulst hat abgenommen. *Psorinum* D 100.

8. Februar. Geschwulst noch vorhanden. *Merc. vivus D 5.*

3. März. „Ich fühle die Geschwulst sehr viel weniger, sie muß sich seit der letzten Konsultation um die Hälfte verkleinert haben", sagte die Dame. Sie leidet sehr an Rheumatismus in den Knien und Fußgelenken. *Silic.* D 6.

31. März. Patientin hat eine Freundin besucht, welche an der Schwindsucht leidet, und hat seitdem etwas blutstreifigen Auswurf gehabt, auch noch Kitzeln im Halse. *Psorinum* D 30.

16. April. Acht Tage lang keinen blutstreifigen Auswurf gehabt und darnach nur ganz wenig. Das Kitzeln im Hals ist weniger, aber der Hals ist ganz roh und wie wund. Geschwulst kleiner. *Sulfur jod.* D 3.

30. April. In den letzten 8 Tagen kein blutiger Auswurf mehr, das Kitzeln im Halse bedeutend weniger, aber durch Sprechen wird es hervorgerufen. Die Größe der Geschwulst hat sich in der letzten Zeit nicht verändert, wohl aber ist diese selbst mehr abgegrenzt und man kann nun klar und deutlich erkennen, daß sie mit dem Kehlkopf nicht verwachsen ist. Sie liegt vielmehr im umgebenden Bindegewebe nach links und hinten. Wieder viel Rheumatismus.
Condurango D 1, 3mal täglich 5 Tropfen.

21. Mai. Nicht so wohl, Kitzel im Hals schlimmer. Der Hals ist schlimmer morgens und nach Anstrengung. *Thuja* D 30.

16. Juni. Hals etwas besser, hat den blutigen Auswurf nur noch einmal gehabt, aber die Stimme ist belegt und der Hals sehr schwach. Rheumatismus in Knien und Fußgelenken, schlimmer von Bewegung. Geschwulst etwas kleiner. Urea D 6.

11. Juli. Mehr blutiger Auswurf. Starke Erkältung: Schmerz in allen Gliedern, Jucken, Schwindel, vollständige Stimmlosigkeit, Hals sehr empfindlich, Rheumatismus besser, Urin mit dickem Bodensatz (etwas sehr Ungewöhnliches bei ihr), heftiger Kitzel im Hals mit Rauheit und Trockenheit daselbst, Geschwulst fast gänzlich verschwunden. Halssymptome schlimmer abends und morgens und nach Anstrengung. *Phytolacca decandra* D 1, morgens und abends fünf Tropfen.

6. August. In jeder Beziehung besser. Geschwulst kaum noch zu fühlen. Dieselbe Arznei weiter.

3. September. Wohlbefinden. Nur schwer läßt sich der kleine Rest der Geschwulst noch fühlen. Dieselbe Medikation nur abends.

13. November. Noch etwas Kitzel im Hals. *Sulf. jod.* D 3.

20. November. Fast gesund. *Sulf. jod.* D 3.

31. Dezember. Geschwulst verschwunden, aber die Stimme ist belegt. *Kalium brom.* D 4. Einige Monate sah ich die Patientin nicht mehr, da die Geschwulst verschwunden war und sie sich völlig wohl fühlte. Aber sie kam wieder am 10. April und klagte über Kitzel und Reiz an der alten Stelle. *Psorinum* D 100.

11. Mai. Empfindungen im Hals gebessert, aber die Geschwulst im Hals ist wiedergekehrt. *Sulf. jod.* D 3.

25. November. Geschwulst noch im Wachsen. Psorinum D 100.

Am 15. Februar kam die Patientin wieder und zum letztenmal am 30. April, wo ich sie gesund entlassen konnte. Gelegentlich sah ich ihren Sohn und weiß daher, daß sie dauernd geheilt ist und ein völlig gesundes Aussehen hat.

Ich fange an aufzuatmen, daß ich nur noch fünf Gründe zu bringen habe. Sagen Sie mal aufrichtig, wünschten Sie nicht, daß die Homöopathie in sozialer Beziehung eine andere Stellung einnähme, damit jeder Arzt, der es wollte, sie anstandslos ausüben könnte?

46. Grund

In meinen letzten 3 oder 4 Gründen habe ich Ihnen ziemlich genaue und detaillierte Krankengeschichten gegeben, damit Sie die Art meiner Behandlung erkennen können.

Ich habe nun einmal eine Schwäche für Fälle mit gut erkennbaren Krankheitsbildern, welche man sehen, fühlen, ausschneiden, auf die Waagschale legen und wägen kann! Solche Fälle sind um vieles mehr beweisend als rein symptomatische und funktionelle, wie Kopfschmerzen und Neuralgien, da diese manchmal von selbst verschwinden. Aber im allgemeinen werden Sie mir zugeben, daß eine gute, solide Geschwulst nicht von selbst verschwinden wird.

Gestatten Sie also als 46. Grund einen Fall von einer ziemlich seltenen Erkrankung, nämlich von einer G e s c h w u l s t i n d e r r e c h t e n B r u s t bei einem Manne. Wenn Geschwülste in der weiblichen Brust auch sehr häufig sind, so kommen sie bei Männern bekanntlich äußerst selten vor, und meistens erst in reiferem Alter. So ein Fall ist folgender.

Am 23. April 1881 kam zu mir ein ziemlich großer, aber ziemlich heruntergekommener und ausgemergelt aussehender Herr, ein Londoner Kaufmann von über 70 Jahren, und sagte, er habe im Februar einen großen Ärger gehabt, worauf sich eine Empfindlichkeit in der linken Brustwarze eingestellt habe. Es sei aber bald wieder vorübergegangen und habe die rechte Brust ergriffen, welche noch krank sei. Ich fand in derselben eine harte Geschwulst von Taubeneigröße. Der Patient hatte sie vor vier Wochen zum erstenmal bemerkt. Sie war nicht gerade schmerzhaft, aber doch recht empfindlich. Er konnte nicht rechts liegen, und das machte ihn besorgt.
Psorin. D 30.

7. Mai. Geschwulst noch empfindlich, aber weniger hart, dazu etwas kleiner. Seitdem er die Arznei nimmt, hat er einige Anfälle von Galle-Erbrechen gehabt. Psorin. D 30.

21. Mai. Geschwulst viel kleiner, weniger empfindlich, kann auf der rechten Seite liegen. Psorin. D 30.

28. Mai. Die Empfindlichkeit ist nunmehr auf die Brustwarze allein beschränkt, doch kann er schlafen, wenn er darauf liegt. Verstopfung und dick belegte Zunge. *Hydrastis canad.* D 3.

14. Juni. Immer noch empfindlich, wenn auch bedeutend weniger. Psorin. D 30.

2. Juli. Noch empfindlich, Geschwulst kleiner, auf dem Brustbein in gleicher Höhe mit der Brustwarze ein schuppender Ausschlag, zweimarkstückgroße, gelbliche Schuppen auf rotem Grund. Noch verstopft.
Hydrastis canad. D 6.

23. Juli. Schuppen und Schinnen auf der Kopfhaut, gelbe Schuppen mitten auf dem Brustbein, ebenso an den Händen. Brustwarze nicht mehr empfindlich. Thuja D 30.

13. August. Geschwulst verschwunden bis auf Haselnußgröße, immer noch etwas Ekzem auf dem Sternum. Psorin. D 30.

16. September. Geschwulst verschwunden. Auf der Haut der Brust noch etwas Ekzem. *Chelidon.* D 3.

13. Oktober. Noch etwas Ekzem mitten auf dem Brustbein. Etwas Durchfall. *Natrium sulf.* D 6.

27. Oktober. Gesund, seine Gesichtsfarbe hat gesundes Aussehen bekommen, zu Beginn der Behandlung hatte er ein erdfahles Aussehen.

6 Jahre sind seitdem vergangen, und die Geschwulst ist nicht wiedergekehrt. 2—3mal jährlich besucht mich der Herr, um mir zu zeigen, daß er sich wohl befindet.

Vor Beginn der Behandlung fragten mich einige seiner Bekannten, ob ich auch ganz sicher sei, ihn heilen zu können und ob keine Operation notwendig sei, „was, wie Sie wissen, nach der Meinung von Dr. J. die einzige Rettung ist".

Was sagten diese Herren nachher, als die Geschwulst durch innere, homöopathische Mittel geheilt war? Waren sie dankbar? Vielleicht, sie haben seither so sorgsam vermieden, über die Sache zu sprechen, daß ich nicht weiß, wie sie denken. Trotz alledem, die Geschwulst ist geheilt, und das ist die Hauptsache. Wollen Sie meine Meinung betreffs der Natur der Geschwulst wissen, so war es Scirrhus (ein durch Bindegewebswucherung bedingter Brustkrebs). Wenn ich aber, wie ich es liebe, die Natur der Krankheit des Individuums kennzeichnen soll, so war es Psora-Vakzinosis oder Vakzinosis (chron. Impfvergiftung) in Verbindung mit Psora.

47. Grund

Es gibt kaum eine furchtbarere Krankheit als A n g i n a p e c t o r i s , die B r u s t e n g e oder den H e r z k r a m p f , aber auch hier leistet die Homöopathie Großes. Es wäre jedoch ein großer Fehler, die Fälle alle in gleicher Weise behandeln zu wollen, weil eine ganze Zahl verschiedener Krankheiten dem betreffenden Symptomen-Komplex zugrunde liegen können. Die Fälle müssen daher sowohl in diagnostischer wie in therapeutischer Hinsicht auseinandergehalten und demgemäß behandelt werden, wenn sie radikal geheilt werden sollen.

Vor einiger Zeit hatte ich eine Dame in Belgravia wegen Angina pectoris zu behandeln. Traurige häusliche Verhältnisse, Verlust ihrer Lieben, Schreck, Verlust des Glückes waren die veranlassenden Ursachen.

Außer der Zeit der Anfälle bestand ein chronischer, kontinuierlicher Schmerz in der Herzgegend und von da über die linke Brust ziehend. Jahrelang waren zu verschiedenen Zeiten spanische Fliegen mit zeitweiliger Erleichterung angewendet worden, so lange, bis die Patientin sie nicht länger ertragen konnte. Stimmung äußert melancholisch, traurig und niedergeschlagen. Periode unterdrückt. *Aurum* met. D 3 heilte den konstanten Schmerz binnen 8 Tagen, die Anfälle sind nicht wiedergekehrt, und die Patientin lächelt jetzt und freut sich ihres Daseins. Die Periode ist jedoch noch nicht wieder erschienen, und daher bleibt sie in Behandlung.

Ich verlange nicht von Ihnen, daß Sie die Heilung dieses Falles dem Golde zuschreiben sollen, denn in meinen allopathischen Tagen würde auch ich das nicht geglaubt haben. Wenn Sie also jetzt ähnliche Gedanken haben, so kann ich das verstehen und sage nur, daß dieser Fall mein 47. Grund sein soll.

48. Grund

Unter der Ägide des Ähnlichkeitsgesetzes bin ich öfter im Stande gewesen mit Gold brillante Heilungen zu erzielen, ich habe vor mehreren Jahren ein Buch über dieses Mittel geschrieben, worin u. a. zu lesen ist: Das folgende ist ein Fall von Wassersucht der unteren Extremitäten, welcher vor 2 Jahren in meine Behandlung kam.

Eines Sonntags wurde ich zu einer kranken Frau gerufen, und man fürchtete für ihr Leben. Ich fand eine 50jährige Patientin, deren untere Extremitäten geschwollen und schmerzhaft waren, der Fingerdruck blieb stehen, sie befand sich nachts schlimmer und besser am Morgen. Das Ödem bestand seit 8—14 Tagen, war aber morgens in der Regel ganz verschwunden und hatte daher die Angehörigen wenig beunruhigt, aber jetzt war es trotz der Bettruhe bedeutend schlimmer geworden und natürlicherweise der Grund zu schwerster Besorgnis. Wassersucht ist fast immer etwas sehr Schweres, wenngleich nicht immer. Hier war es aber schwer. Die Patientin war oft und viel krank gewesen und bot folgende Symptome dar:

1. Wassersucht
2. Tiefe Melancholie
3. Asthma
4. Schwacher Puls, Herzschwäche
5. Psora
6. Viel Absonderung aus der Nase, zeitweilig blutig.

Verordnung: Aurum muriat. 3.

Der Fall wurde schnell besser, in kaum 8 Tagen war das Ödem verschwunden. 1½ Jahre später erfuhr ich, daß die Ödeme nicht wieder aufgetreten waren, wenngleich die Patientin noch lange nicht gesund war.

Hier wirkte also Gold als ein wahres Tonikum und ich muß sagen, es war homöopathisch indiziert und die Heilung war eine Homöopathische. Dies ist nun gerade 10 Jahre her, die Betreffende lebt noch und ist gesund, so möge also dies mein 48. Grund sein.

49. Grund

Jeder hat im Leben seine Liebhabereien, nicht allein im häuslichen, sondern auch im ärztlichen Leben, so habe ich eine Vorliebe für gewisse Mittel, deren eines Gold ist.

Ihr Allopathen behauptet, Gold sei überhaupt keine Arznei, weil es ein unlösliches Metall ist! Das haben die bedeutendsten Autoritäten mich gelehrt, aber es ist alles grundfalsch!

Oder über die albernen unsinnigen Sachen, die man auf den Universitäten zu hören bekommen kann! Welch schrecklicher Wust alten Köhlerglaubens!

Denn Gold ist nicht allein ein funktionelles Mittel, es ist sogar ein Organ-Mittel, daher seine brillante Wirkung bei organischen Krankheiten. Die Überfüllung der Blutgefäße von Aurum oder von Belladonna sind 2 sehr verschiedene Dinge. Folgenden interessanten und belehrenden Fall hatte ich einstmals in Behandlung.

Rheumatische Herzentzündung im Verlaufe des akuten Gelenkrheumatismus: Eines schönen Februartages wurde ich von einem Herrn gebeten seine Frau zu besuchen, welche 55—60 Jahre alt war und in der 3. Woche sehr gefährlich an akutem Gelenkrheuma darniederlag. Dieser Herr, seit 30 Jahren ein alter Homöopath, der eine für einen Laien bedeutende Kenntnis der homöopathischen Arzneimittellehre besaß, hatte seine Frau selbst behandelt und das mit Rücksicht auf die Schwere des Falles nicht ganz ohne Erfolg. Doch war der Rheumatismus aufs Herz geschlagen, daher meine Anwesenheit. Die Patientin saß aufrecht im Bett, große Kurzatmigkeit, Bläue der Lippen, Zunge trocken und belegt, ängstlicher Gesichtsausdruck, Geschwulst unter den Augen, feuchtes Rasseln über der ganzen Brust und Husten, Puls beschleunigt leicht unterdrückbar, aussetzend und flatternd, lautes Geräusch am Herzen leichte wassersüchtige Anschwellung der Füße, gänzliche Appetitlosigkeit profuse Schweiße, Glieder geschwollen und schmerzend, Gelenke fast wie ankylosiert, kann sie vor Schmerzen nicht bewegen, Knochen der Hände geschwollen. Diese selbst fast unbeweglich u. äußerst empfindlich. Verordnung: Aurum foliatum 2. in häufiger Wiederholung. Nur das Mittel und sonst keine Anwendungen.

Warum gab ich Aurum? Weil es Herz u. Atmung in ganz ähnlicher Weise affiziert, wie im vorliegenden Fall, u. weil es außerdem noch starke Schweiße, große Schwäche, Appetitlosigkeit und große Angst hervorruft. Zudem waren die Knochen stark in Mitleidenschaft gezogen.

18. Febr: Etwas besser.
19. Febr: In jeder Beziehung besser.
20. Febr: Herzaktion bedeutend gebessert, Atmung frei, ist außer Gefahr.
22. Febr: Fortschreitende Besserung.
24. Febr: Fühlt sich ganz wohl. Mit Aurum fortfahren u. dazu Natrium sulf. 6. abwechselnd. Ich wollte das Gold noch nicht fortlassen und doch waren Symptome aufgetreten, welche Natrium sulf. indizierten.
2. März: Ist außer Bett, sitzt am Kamin. Appetit gut.
6. März: Herz, Gelenke, Knochen und Hände frei von Rheumatismus, sitzt ganz behaglich am Kamin, Appetit gut, Zunge feucht, aber etwas belegt, Füße gegen Abend etwas geschwollen.

Dieser Fall illustriert so vorzüglich die Wirkung des Goldes auf das Herz, daß er mein 49. Grund sein soll. Als ich die Kranke zuerst sah, gab ich eine schlechte Prognose und, wenns nicht das Gold gewesen wäre, so würde sie, fürchte ich, in Erfüllung gegangen sein. Andere Hilfsmittel taten es nicht, denn ich wandte keine an, der Glaube an den Arzt ebensowenig, denn die Patientin kannte mich gar nicht. Sie wurde völlig wieder hergestellt.

50. Grund

Hier bin ich, mein lieber allopathischer Freund, angekommen an meinem 50. Grund Homöopath zu sein. Als 47. Grund teilte ich Ihnen einen Fall von Angina pectoris mit, der durch Aurum geheilt wurde, als 50. und letzten Grund lassen Sie mich einen Fall aus meiner Schrift „Hautkrankheiten sind Konstitutionskrankheiten" anführen, wobei ich gleich vorwegnehmen will, daß das heilende Mittel Sulfur in 30.! Potenz war.

Angina pectoris von unterdrückter Hautkrankheit

Vor 10 Jahren kam eines Sonntags morgens ein Herr mit seiner Frau zu mir, weil dieselbe auf dem Weg zur Kirche einen Anfall von Herzkrampf bekommen hatte. Obgleich nur eben über die dreißig bestanden diese Anfälle schon seit mehreren Jahren. Sie kamen ganz plötzlich u. nagelten sie sozusagen auf der Straße fest, so daß sie nie mehr allein ausging, weil man befürchtete, sie könne in Ohnmacht oder gar tod hinfallen.

Die Untersuchung des Herzens zeigte keine organische Veränderung, nichteinmal eine funktionelle Störung, so daß es mir nicht klar war, wie eine sonst gesunde Dame in so jungen Jahren ein so schweres Leiden haben konnte. Sie hatte bedeutende Ärzte gebraucht, aber ganz ohne Erfolg. Ich verschrieb etwas u. besuchte sie bald darauf in ihrer Wohnung. Ich ließ mir ihre ganze Lebensgeschichte von frühester Kindheit an erzählen. Sie war in ihrem 14. Jahre u. sollte in die große Welt eingeführt werden, aber sie hatte Risse in den Ellbogenbeugen, welche sehr häßlich aussahen, sie hatte selbige von frühester Kindheit an gehabt. Erasmus Wilson (ein Hautspezialist) wurde konsultiert, er gab ihr eine Salbe, die sie in ganz kurzer Zeit herstellte, die Patientin wurde also in die Gesellschaft eingeführt, feierte dort große Triumphe u. verheiratete sich.

Ich gab also meine Meinung dahin ab, daß die Hautkrankheit nicht etwa geheilt, sondern durch die Salbe nur nach innen getrieben sei und daß die Angina pectoris eine Folge davon sei. Aber man glaubte mir nicht. Ich fing an, die Patientin antipsorisch zu behandeln und sehr bald — wenn ich nicht irre, in weniger als 1 Monat — erschienen die alten Schrunden in den Ellbogen wieder und von der Zeit an hörten die Anfälle auf und sie gebar Kinder.

Nicht unbekannt ist mir die große medizinische Literatur der Welt und was sie an Kunstheilungen bietet, aber ich weiß auch, daß außerhalb der Homöopathie solche brillante Kuren überhaupt nicht existieren. Sollte es der Wille des Höchsten sein, daß ich noch länger lebe und gesund bin, so werde ich der Welt noch sehr viel mehr zu sagen haben in Bezug auf die Homöopathie und andere Arten von Heilung, wenn nicht, so sollen diese 50 Gründe mein Testament sein zu Nutzen und Frommen meines Vaterlandes und meiner Kollegen auch darüber hinaus. Ich sage dies, weil ich die Absicht habe, sie zu veröffentlichen, wobei ich natürlich in allem, was auf Ihre Person und Ihren Namen Bezug hat, Diskretion üben werde.

Aber für Sie selber habe ich sehr wenig Hoffnung, denn ich weiß wohl, daß, wenn auch einer von den Toten auferstände, so würdet Ihr Allopathen doch nicht glauben, d. h. an die Homöopathie und daher glaubt Ihr natürlich auch nicht an meine 50 Gründe, Homöopath zu sein.

Adieu, und nicht auf Wiedersehen!

Medikamente und ihre Abkürzungen[1])

Abies-c., Abies canadensis
Abies-n., Abies nigra
Abrot., Abrotanum
Absin., Absinthium
Aca., Acalypha indica
Acet-ac., Aceti acidum
    (Acidum aceticum)
Acon., Aconitum Napellus
Acon-c., Aconitum Cammarum
Acon-f., Aconitum ferox
Act-sp., Actaea spicata
Aesc., Aesculus Hippocastanum
Aesc-g., Aesculus glabra
Aeth., Aethusa
Agar-em., Agaricus emeticus
Agar., Agaricus muscarius
Agar-ph., Agaricus phalloides
Agn., Agnus castus
Ail., Ailanthus
Alco., Alkohol
Alet., Aletris farinosa
All-c., Allium Cepa
All-s., Allium sativum
Aloe, Aloe
Alst., Alstonia constricta
Alumn., Alumen
Alum., Alumina
Alum-sil., Alumina silicata
Alum-m., Aluminium
Ambr., Ambra
Ambro., Ambrosia artemisiaefolia
Ammc., Ammoniacum
Am-be., Ammonium benzoicum
Am-br., Ammonium bromatum
Am-c., Ammonium carbonicum
Am-caust., Ammonium causticum
Am-m., Ammonium muriaticum
Amph., Amphisbaena
Amyg., Amygdalae amarae aqua
Aml-n., Amylium nitrosum
Anač-oc., Anacardium occidentale
Anac., Anacardium orientale
Anag., Anagallis
Anan., Anantherum
Ang., Angustura
Anil., Anilinum
Anis., Anisum stellatum

Anth., Anthemis nobilis
Anthr., Anthracinum
Anthra., Anthracokali
Ant-a., Antimonium arsenicosum
Ant-chl., Antimonium chloricum
Ant-c., Antimonium crudum
Ant-ox., Antimonium oxydatum
Ant-s., Antimonium
    sulfuratum aurantiacum
Ant-t., Antimonium tartaricum
Aphis, Aphis chenopodii glauci
Apis, Apis
Ap-g., Apium graveolens
Apoc., Apocynum cannabinum
Apom., Apomorphinum
Aral., Aralia racemosa
Aran., Aranea Diadema
Aran-s., Aranea scinencia
Arg-c., Argentum cyanidum
Arg-m., Argentum metallicum
Arg-mur., Argentum muriaticum
Arg-n., Argentum nitricum
Arn., Arnica
Ars., Arsenicum album
Ars-h., Arsenicum hydrogenisatum
Ars-j., Arsenicum jodatum
Ars-m., Arsenicum metallicum
Ars-s-f., Arsenicum sulfuratum flavum
Ars-s-r., Arsenicum sulfuratum rubrum
Art-v., Artemisia vulgaris
Arum-d., Arum Dracontium
Arum-m., Arum maculatum
Arum-t., Arum triphyllum
Arund., Arundo mauritanica
Asaf., Asa foetida
Asar., Asarum
Asc-c., Asclepias Cornuti
Asc-s., Asclepias syriaca
Asc-t., Asclepias tuberosa
Asim., Asimina triloba
Aspar., Asparagus
Astac., Astacus fluviatilis
Aster., Asterias rubens
Äther, Äther
Atro., Atropinum
Aur., Aurum
Aur-a., Aurum arsenicum

---

[1]) Die Folge der Abkürzungen in diesem Verzeichnis ist im ganzen Buche angewendet.

Aur-j., Aurum jodatum
Aur-m., Aurum muriaticum
Aur-m-n., Aurum muriaticum
  natronatum
Aur-s., Aurum sulfuratum

Bad., Badiag (Spongilla fluviatilis)
Bals., Balsamum peruvianum
Bapt., Baptisia
Bart., Bartfelder (saure Quelle)
Bar-ac., Baryta acetica
Bar-c., Baryta carbonica
Bar-j., Baryta jodata
Bar-m., Baryta muriatica
Bell., Belladonna
Bell-p., Bellis perennis
Benz., Benzinum
Benz-n., Benzinum nitricum
Benz-ac., Benzoes acidum (Acidum ben-
  zoicum)
Berb., Berberis
Bism., Bismutum subnitricum
Blatta, Blatta orientalis
Bol., Boletus laricis
Bor., Borax
Bor-ac., Boracis acidum (Acidum
  boricum)
Both., Bothrops lanceolatus
Bov., Bovista
Brach., Brachyglottis
Brom., Bromum
Bruc., Brucea antidysenterica
Bry., Bryonia
Bufo, Bufo
Buf-s., Bufo sahytiensis
Burs., Bursapastoris = Thlaspi Bursa
  pastoris

Cact., Cactus
Cadm., Cadmium sulfuricum
Cain., Cainca (Chiocca racemosa)
Caj., Cajeputum
Calad., Caladium
Calc-ac., Calcarea acetica
Calc-ar., Calcarea arsenicosa
Calc., Calcarea carbonica Hahnemanni
Calc-caust., Calcarea caustica
Calc-f., Calcarea fluorica
Calc-j., Calcarea jodata
Calc-p., Calcarea phosphorica

Calc-sil., Calcarea silicata
Calc-s., Calcarea sulfurica
Calend., Calendula officinalis
Calli., Calliandra Houstoni
Calo., Calotropis gigantea
Camph., Camphora
Canch., Canchalagua (Erythraea chilensis)
Cann-i., Cannabis indica
Cann-s., Cannabis sativa
Canth., Cantharis
Caps., Capsicum
Carb-an., Carbo animalis
Carb-v., Carbo vegetabilis
Carb-ac., Carboli acidum (Acidum
  carbolicum)
Carb-h., Carboneum hydrogenisatum
Carb-o., Carboneum oxygenisatum
Carb-s., Carboneum sulfuratum
Card-b., Carduus Benedictus
Card-m., Carduus marianus
Casc., Cascarilla
Cast-v., Castanea vesca
Cast-eq., Castor equi
Cast., Castoreum
Caul., Caulophyllum
Caust., Causticum Hahnemanni
Cean., Ceanothus americanus
Cedr., Cedron (Simaruba Cedron)
Cench., Cenchris contortrix
Cent., Centaurea tagana
Cer-b., Cereus Bonblandii
Cer-s., Cereus serpentaria
Cham., Chamomilla (Matricaria Chamo-
  milla)
Chel., Chelidonium majus
Chen-a., Chenopodium anthelminthicum
Chen-v., Chenopodium vulvaria
Chim-m., Chimaphila maculata
Chim., Chimaphila umbellata
Chin., China officinalis
Chin-b., China boliviana
Chin-a., Chininum arsenicosum
Chin-s., Chininum sulfuricum
Chion., Chionanthus virginica
Chlol., Chloralum
Chl-h., Chloralum hydratum
Chlf., Chloroform
Chlor., Chlorum
Chol., Cholesterinum
Chr-ac., Chromi acidum (Acidum
  chromicum)
Cic., Cicututa virosa

Cimx., Cimex
Cimic., Cimicifuga (Actaea racemosa)
Cina, Cina (Artemisia cina)
Cinch-b., Cinchona boliviana
Cinch., Cinchoninum sulfuricum
Cinnb., Cinnabaris
Cinnm., Cinnamomum
Cist., Cistus canadensis
Cit-ac., Citric acidum (Acidum citricum)
Cit-l., Citrus limonum
Cit-v., Citrus vulgaris
Clem., Clematis
Cob., Cobaltum
Coca, Coca
Cocain., Cocainum
Cocc., Cocculus (Anamirta Cocculus)
Coc-c., Coccus cacti
Coccin, Coccinella septempunctata
Coch., Cochlearia
Cod., Codeinum
Coff., Coffea cruda
Coff-t., Coffea tosta
Colch., Colchicum
Coll., Collinsonia
Coloc., Colocynthis
Colost., Colostrum
Com., Comocladia
Cond., Condurango
Con., Conium
Conv., Convallaria majalis
Conv-d., Convolvulus duartinus
Cop., Copaiva (Copaifera)
Cor-r., Corallium rubrum
Cori-r., Coriaria ruscifolia
Corn., Cornus circinata
Corn-f., Cornus florida
Corn-s., Cornus sericea
Cotyl., Cotyledon Umbilicus
Croc., Crocus
Crot-c., Crotalus Cascavella
Crot-h., Crotalus horridus
Crot-t., Croton Tiglium
Cub., Cubeba
Culx., Culex moscae
Cupr., Cuprum
Cupr-ac., Cuprum aceticum
Cupr-ar., Cuprum arsenicosum
Cupr-m., Cuprum metallicum
Cupr-s., Cuprum sulfuricum
Cur., Curare
Cycl., Cyclamen
Cypr., Cypripedium

Daph., Daphne indica
Der., Derris pinnata
Dig., Digitalis purpurea
Dios., Dioscorea
Dirc., Dirca palustris
Dol., Dolichos pruriens
Dor., Doryphora
Dros., Drosera
Dub., Duboisinum
Dulc., Dulcamara (Solanum Dulcamara)

Echi., Echinacea angustifolia
Elaps, Elaps
Elat., Elaterium
Epig., Epigea repens
Equis., Equisetum
Erech., Erechthites
Erig., Erigeron
Ery-a., Eryngium aquaticum
Eucal., Eucalyptus
Eug., Eugenia Jambosa
Euon., Euonymus europaeus
Eup-per., Eupatorium perfoliatum
Eup-pur., Eupatorium purpureum
Euph., Euphorbium
Euphr., Euphrasia
Eupi., Eupionum

Fago., Fagopyrum
Ferr., Ferrum
Ferr-ac., Ferrum aceticum
Ferr-ar., Ferrum arsenicosum
Ferr-j., Ferrum jodatum
Ferr-ma., Ferrum magneticum
Ferr-m., Ferrum muriaticum
Ferr-p., Ferrum phosphoricum
Ferr-pic., Ferrum picrinicum
Ferr-s., Ferrum sulfuricum
Filix, Filix (Dryopteris filix mas)
Fl-ac., Fluoris acidum (Acidum hydro-
     fluoricum)
Form., Formica

Gad., Gadus Morrhua
Gal-ac., Galli acidum (Acidum gallicum)
Gamb., Gambogia = Gutti (Gummigutt)
Gels., Gelsemium
Genist., Genista
Gent-c., Gentiana cruciata

Gent-l., Gentiana lutea
Ger., Geranium maculatum
Get., Gettysburger Wasser
Gins., Ginseng (Aralia quinquefolia)
Glon., Glonoinum
Gnaph., Gnaphalium
Goss., Gossypium herbaceum
Gran., Granatum
Graph., Graphites
Grat., Gratiola
Grin., Grindelia robusta
Gua., Guaco = Mikania Guaco
Guaj., Guajacum
Guar., Guarana
Guare., Guarea
Gymn., Gymnocladus canadensis

Haem., Haematoxylon
Ham., Hamamelis
Hedeom., Hedeoma
Hekla, Hekla-Lava
Hell., Helleborus niger
Helo., Heloderma
Helon., Helonias dioica
Hep., Hepar sulfuris calcareum
Hipp., Hippomanes
Hippoz., Hippozaeninum
Ho., Homarus
Hura, Hura brasiliensis
Hydrang., Hydrangea arborescens
Hydr., Hydrastis canadensis
Hydrc., Hydrocotyle
Hydr-ac., Hydrocyani acidum (Acidum hydrocyanicum
Hyos., Hyoscyamus niger
Hyper., Hypericum perforatum

Iber., Iberis
Ictod., Ictodes foetida
Ign., Ignatia
Ill., Illicium
Indg., Indigo
Ind., Indium metallicum
Inul., Inula
Ip., Ipecacuanha
Ipom., Ipomoea purpurea
Irid., Iridium
Ir-fl., Iris florentina
Ir-foe., Iris foetidissima
Iris, Iris versicolor

Jab., Jaborandi
Jac-c., Jacaranda Caroba
Jac., Jacaranda gualandai
Jal., Jalapa
Jatr., Jatropha
Jodof., Jodoformum
Jod., Jodum
Jug-c., Juglans cinerea
Jug-r., Juglans regia
Junc., Juncus effusus
Juni., Juniperus virginiana

Kali-ac., Kalium aceticum
Kali-ar., Kalium arsenicosum
Kali-bi., Kalium bichromicum
Kali-br., Kalium bromatum
Kali-c., Kalium carbonicum
Kali-chl., Kalium chloricum
Kali-cy., Kalium cyanatum
Kali-fer., Kalium ferrocyanatum
Kali-j., Kalium jodatum
Kali-ma., Kalium manganicum
Kali-m., Kalium muriaticum
Kali-n., Kalium nitricum
Kali-ox., Kalium oxalicum
Kali-p., Kalium phosphoricum
Kali-s., Kalium sulfuricum
Kalm., Kalmia latifolia
Kaol., Kaolin
Karl., Karlsbader Wasser
Kiss., Kissinger Wasser
Kreos., Kreosotum

Lac-c., Lac caninum
Lac-d., Lac defloratum
Lac-f., Lac felinum
Lach., Lachesis
Lachn., Lachnanthes
Lac-ac., Lactis acidum = Acidum lacticum
Lact., Lactuca virosa
Lam., Lamium album
Lap-a., Lapis albus
Lappa-a., Lappa arctium
Lappa-m., Lappa major
Lath., Lathyrus
Lat-m., Latrodectus mactans
Laur., Laurocerasus
Lec., Lecithinum

Led., Ledum = Ledum palustre
Lem-m., Lemna minor
Lepi., Lepidium bonariense
Lept., Leptandra virginica
Lil-t., Lilium tigrinum
Linu., Linum usitatissinum
Lith., Lithium carbonicum
Lith-m., Lithium muriaticum
Lob-c., Lobelia cardinalis
Lob., Lobelia inflata
Lob-s., Lobelia syphilitica
Lup., Lupulus = Humulus Lupulus
Lycpr., Lycopersicum
Lyc., Lycopodium
Lycps., Lycopus virginicus
Lyss., Lyssinum = Hydrophobinum

Mag., Magnes artificalis
Mag-c., Magnesia carbonica
Mag-m., Magnesia muriatica
Mag-p., Magnesia phosphorica
Mag-s., Magnesia sulfurica
Mag-arct., Magnetis polus arcticus
Mag-aust., Magnetis polus australis
Maland., Malandrinum
Manc., Mancinella = Hippomanes
    Mancinella
Mang., Manganum
Mang-m., Manganum muriaticum
Med., Medorrhinum
Meli., Melilotus
Menis., Menispermum
Ment-pip., Mentha piperita
Meny., Menyanthes = Menyanthes
    trifoliata
Meph., Mephitis mephitis
Merl., Mercurialis
Merc., Mercurius
Merc-c., Mercurius sublimatus corrosivus
Merc-cy., Mercurius cyanatus
Merc-d., Mercurius dulcis
Merc-j-f., Mercurius jodatus flavus
Merc-j-r., Mercurius jodatus ruber
    = Mercurius bijodatus
Merc-n., Mercurius nitricus
Merc-p-r., Mercurius praecipitatus ruber
Merc-sulf., Mercurius sulfuricus
Mez., Mezereum = Daphne Mezereum
Mill., Millefolium
Mit., Mitchella

Morph., Morphinum
Mosch., Moschus
Murx., Murex purpurea
Mur-ac., Muriatis acidum = Acidum
    hydrochloricum
Mygal., Mygale lasiodora
Myric., Myrica cerifera
Myris., Myristica
Myrt., Myrtus communis

Naja, Naja tripudians
Napht., Naphtalinum
Narcot., Narcotinum
Nat-ac., Natrium aceticum
Nat-a., Natrium arsenicosum
Nat-c., Natrium carbonicum
Nat-h., Natrium hypochlorosum
Nat-m., Natrium muriaticum
Nat-n., Natrium nitricum
Nat-p., Natrium phosphoricum
Nat-s., Natrium sulfuricum
Nicc., Niccolum
Nicc-s., Niccolum sulfuricum
Nit-ac., Nitri acidum = Acidum
    nitricum
Nit-s-d., Nitri spiritus dulcis = Spiritus
    nitrico-aethereus
Nit-m-ac., Nitro muriatis acidum =
    Acidum nitromuriaticum
Nitro-o., Nitrogenum oxygenatum
Nuph., Nuphar luteum
Nux-m., Nux moschata
Nux-v., Nux vomica

Oci., Ocimum canum
Oena., Oenanthe crocata
Olnd., Oleander = Nerium Oleander
Ol-an., Oleum animale aethereum
Ol-j., Oleum Jecoris Aselli
Onos., Onosmodium virginicum
Op., Opium
Orig., Origanum Majorana
Osm., Osmium
Ov., Ovinine
Ox-ac., Oxalii acidum = Acidum
    oxalicum
Oxyt., Oxytropis lamberti
Ozon., Ozonum

Paeon., Paeonia
Pall., Palladium
Pareir., Pareira brava
Par., Paris quadrifolia
Pau-p., Paullinia pinnata
Pen., Penthorum sedoides
Peti., Petiveria tetandra
Petr., Petroleum
Petros., Petroselinum
Phal., Phallus impadicus
Phase., Phaseolus nanus
Phel., Phellandrium aquaticum
Phos., Phosphorus
Ph-ac., Phosphori acidum = Acidum
    phosphoricum
Phys., Physostigma venenosum
Phyt., Phytolacca decandra
Pic-ac., Picronitri acidum = Acidum
    picrinicum
Pimp., Pimpinella alba
Pin-s., Pinus silvestris
Pip-m., Piper methysticum
Pip-n., Piper nigrum
Plan., Plantago major
Plat., Platinum
Plat-m., Platinum muriaticum
Plect., Plectranthus fructicosus
Plumbg., Plumbago littoralis
Plb., Plumbum
Podo., Podophyllum peltatum
Polyg., Polygonum Hydropiper
Pop., Populus tremuloides
Poth., Pothos foetida = Dracontium
    foetidum
Prun-p., Prunus Padus
Prun., Prunus spinosa
Psor., Psorinum
Ptel., Ptelea trifoliata
Pulx., Pulex irritans
Puls., Pulsatilla
Pul-n., Pulsatilla Nuttaliana
Pyrog., Pyrogenium
Pyrus, Pyrus americana

Rad., Radium
Ran-a., Ranunculus acer
Ran-b., Ranunculus bulbosus
Ran-s., Ranunculus sceleratus
Raph., Raphanus
Rat., Ratanhia
Rheum, Rheum

Rhod., Rhododendron
Rhus-a., Rhus aromatica
Rhus-g., Rhus glabra
Rhus-r., Rhus radicans
Rhus-t., Rhus Toxicodendron
Rhus-v., Rhus venenata
Rob., Robinia Pseudacacia
Rumx., Rumex Crispus
Ruta, Ruta graveolens

Sabad., Sabadilla
Sabal, Sabal serrulata
Sabin., Sabina
Sac-l., Saccharum lactis
Sacch., Saccharum officinale
Salam., Salamandra maculata
Sal-ac., Salicylici acidum = Acidum
    salicylicum
Sal-n., Salix nigra
Samb., Sambucus nigra
Sang., Sanguinaria canadensis
Sang-n., Sanguinarinum nitricum
Sanic., Sanicula aqua
Sant., Santoninum
Sarr., Sarracenia purpurea
Sars., Sarsaparilla
Scil., Scilla
Scut., Scutellaria lateriflora
Sec., Secale cornutum
Sel., Selenium
Senec., Senecio aureus
Seneg., Senega
Senn., Senna
Sep., Sepia
Serp., Serpentaria
Sil., Silicea
Sin-a., Sinapis alba
Sin-n., Sinapis nigra
Sol-m., Solanum mammosum
Sol-n., Solanum nigrum
Sol-o., Solanum oleraceum
Sol-t-ae., Solanum tuberosum aegrotans
Solid., Solidago Virga aurea
Spig., Spigelia
Spig-m., Spigelia marylandica
Spira., Spiranthes autumnalis
Spong., Spongia tosta
Stach., Stachys Betonica
Stann., Stannum
Staph., Staphisagria = Delphinium
    Staphisagria

Stel., Stellaria media
Stict., Sticta pulmonaria
Still., Stillingia silvatica
Stram., Stramonium = Datura
  Stramonium
Stront., Strontium
Stroph., Strophanthus = Strophanthus
  gratus
Stry., Strychninum
Sulf., Sulfur
Sulf-ac., Sulfuris acidum = Acidum
  sulfuricum
Sulf-j., Sulfur jodatum
Sumb., Sumbulus moschatus
Symph., Symphytum officinale
Symphor., Symphoricarpus racemosus
Syph., Syphilinum

Tab., Tabacum = Nicotiana Tabacum
Tanac., Tanacetum
Tann., Tanninum
Tarant., Tarantula = Lycosa tarantula
Tarant-c., Tarantula cubensis
Tarax., Taraxacum
Tart-ac., Tartari acidum = Acidum
  tartaricum
Tax., Taxus baccata
Tell., Tellurium
Tep., Teplitzer Wasser
Ter., Terebinthina Chios
Teucr., Teucrium Marum = Marum
  verum
Thal., Thallium
Thaspi., Thaspium aureum
Thea, Thea chinensis
Ther., Theridion curassavicum
Thuj., Thuja occidentalis
Til., Tilia europaea
Tong., Tongo
Trif-p., Trifolium pratense
Tril., Trillium pendulum
Trom., Trombidium muscae domesticae
Tub., Tuberculinum

Tus-f., Tussilago fragrans
Tus-p., Tussilago petasites

Upa., Upas = Strychnos Tieuté
Uran., Uranium nitricum
Urt-u., Urtica urens
Ust., Ustilago Maydis
Uva, Uva ursi

Vac., Vaccinium Myrtillus
Valer., Valeriana
Vario., Variolinum
Verat., Veratrum album
Verat-v., Veratrum viride
Verb., Verbascum
Vesp., Vespa crabro
Vib., Viburnum Opulus
Vinc., Vinca minor
Viol-o., Viola odorata
Viol-t., Viola tricolor
Vip., Vipera
Visc., Viscum album

Wies., Wiesbadener Wasser
Wild., Wildungener Wasser
Wye., Wyethia helenoides

Xan., Xanthoxylum

Yuc., Yucca filamentosa

Zinc., Zincum
Zinc-ac., Zincum aceticum
Zinc-m., Zincum muriaticum
Zinc-ox., Zincum oxydatum
Zinc-s., Zincum sulfuricum
Zing., Zingiber
Ziz., Zizia aurea

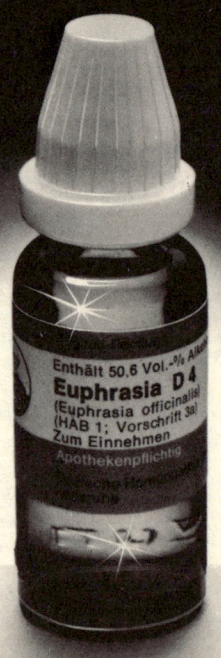

Ein Name steht für Homöopathie

DEUTSCHE HOMÖOPATHIE-UNION

 ARZNEIMITTEL · Postfach 41 02 80 · 7500 Karlsruhe 41